PSYCHIATRIE
ET
SOINS INFIRMIERS

Michel HANUS est docteur en médecine et en psychologie.
Il assure depuis de nombreuses années des enseignements universitaires et des formations professionnelles en France et à l'étranger.

Vincent MARCHAL, infirmier de secteur psychiatrique, est aujourd'hui cadre infirmier, chargé de formation en Institut de Formation en Soins Infirmiers (IFSI).

M. HANUS, V. MARCHAL
Avec la collaboration de Laure Simmonot et de Olivier Louis

PSYCHIATRIE
ET
SOINS INFIRMIERS

Collection dirigée par J.-F. d'Ivernois

MALOINE
27, RUE DE L'ÉCOLE DE MÉDECINE, 75006 PARIS
1997

Chez le même éditeur :

Dans la même collection : « Études et Diplômes infirmiers »

Pharmacologie et rôle infirmier, *J. Chaléon*
Santé publique et santé communautaire, *S. Tessier, J.-B. Andreys, M.-A. Ribeiro*

Collection Cahiers de recherche en soins infirmiers :

La prévention des infections nosocomiales urinaires, *A. Macrez*
La prévention des constipations, vers un protocole infirmier, *M.-M. Bretin*
Prévenir les escarres, protocoles et stratégies,
ouvrage collectif coordonné par *A.-F. Pauchet-Traversat*

Collection Mémento de l'infirmière :

Utilisation des diagnostics infirmiers, *L. Grondin, M. Phaneuf*
Évaluation clinique du patient, *M. O. Hogstel, R. Keen-Payne*
L'infirmière et les urgences (2e édition), *C. Prudhomme, C. Neveu*
Les plans de soins à domicile, *M. S. Jaffe, L. Skidmore-Roth*
Guide poche infirmier, *C. Prudhomme*

Collection Professions de santé :

Manuel de l'ambulancier (2e édition), *Colette Metté*
Diététiciens aujourd'hui, *M.-C. Puissant, M.-F. Six, M.Cabanel, C. Garrault, M. Maitre*
L'infirmière de santé au travail, *M. Carrillo-Larre, A. Lemitres*
L'infirmière scolaire aujourd'hui, *T. Thomann, M. Gabel, E. Senéterre*
Pathologie et soins du pied, *J. Samuel*
Manuel de l'assistante maternelle, *A. Lefèvre, L. Foucault-Haguenauer*

Collection Sciences infirmières :

Personnes âgées, une approche globale, *L. Berger,* M. éd., *D. Mailloux-Poirier,* M. Sc. Inf.
Planification des soins infirmiers, modèle d'intervention autonome, *R. J. Lussier,* M. S., *M. Phaneuf,* M. A., *L. Grondin,* M. éd. *L. Riopelle,* M. N.
Soins infirmiers, apprendre à mieux diagnostiquer, *H. Sylvain*
Diagnostic infirmier et rôle autonome de l'infirmière, *M. Phaneuf,* Ph. D. *L. Grondin,* M. éd.
La pensée infirmière, conceptions et stratégies, *S. Kérouac*
Applications de la démarche de soins et des diagnostics infirmiers, *M. E. Doenges, M. F. Moorhouse, J. T. Burley*
Le résumé de soins infirmiers, *C. Duboys Fresney*

Autres ouvrages :

Dictionnaire Maloine de l'infirmière, *J. Delamare*
Vade-mecum de l'infirmière praticienne, *M. Cahill*

Dépôt légal : juin 1997. ISBN 2-224-02390-1

SOMMAIRE

INTRODUCTION

La réforme des études infirmières de 1992, aboutissant à un Diplôme d'État unique, a eu pour conséquence de renforcer considérablement le programme de formation dans le domaine des soins infirmiers aux adolescents, aux adultes et aux personnes âgées atteints de troubles psychiatriques.

Ces troubles psychiatriques : névroses, psychoses, démences, toxicomanies (alcool, drogues) représentent une part importante de la morbidité et de la mortalité. On estimait, en 1993, en France, à 830.000 adultes et 290.000 enfants et adolescents, les malades pris en charge par la psychiatrie publique.

Il nous a donc paru opportun de proposer aux lecteurs : étudiantes des Instituts de Formation en Soins Infirmiers et professionnelles en exercice, un ouvrage consacré aux soins infirmiers en psychiatrie, qui soit à la fois pédagogique et professionnel.

Tel est le principe de ce livre, dans lequel le Docteur M. Hanus, psychiatre, auteur d'un ouvrage reconnu (Psychiatrie de l'étudiant) s'est associé avec un enseignant infirmier en psychiatrie, Monsieur V. Marchal.

L'ouvrage présente donc à la fois le contenu scientifique, clinique, épidémiologique des maladies psychiatriques et les démarches de soins infirmiers correspondantes ressortant du rôle délégué et du rôle propre de l'infirmière. Un certain nombre d'actes de soins infirmiers, pratiqués indépendamment de la pathologie présentée par les patients font l'objet d'un développement particulier.

De même, l'organisation de la psychiatrie, les différents modes de traitement : psychothérapeutiques, médicamenteux, les diagnostics infirmiers, la législation relative à la prise en charge des malades mentaux sont décrits dans des chapitres spécifiques.

Le souci des auteurs a donc été d'offrir aux étudiants le moyen d'aborder de façon complète le domaine des troubles mentaux tels qu'ils sont définis et pris en charge actuellement par des équipes multidisciplinaires mais aussi de mettre à la disposition des infirmières praticiennes un outil de travail, un document de référence.

L'Éditeur

Chapitre 1

GÉNÉRALITÉS

A – DÉFINITION DE LA PSYCHIATRIE

La psychiatrie est la médecine de l'âme, la médecine de l'esprit. Elle s'intéresse donc essentiellement à l'étude des maladies mentales, à leur description et formes cliniques, à leur diagnostic, à leur évolution, à leur pronostic et à leur traitement.
Mais elle se penche également sur leur ou leurs origines et entretient alors, dans ce domaine, des liens étroits avec la pathologie neurologique et générale et tout autant avec la psychopathologie, c'est-à-dire l'ensemble des perturbations psychologiques.
Elle est maintenant une discipline charnière où se retrouvent au contact du patient les connaissances en neurosciences, nécessaires à la psycho-pharmacologie et celles en psychologie qui se sont beaucoup enrichies des apports de la psychanalyse. Ces deux aspects de la psychiatrie se retrouvent dans la thérapeutique où se trouve souvent indiquée l'association d'un traitement médicamenteux psychotrope et d'une psychothérapie.
Les limites de la psychiatrie ne sont pas faciles à établir. Du côté de l'organique, les démences qui représentent l'extrême de la folie relèvent autant du champ de la neurologie du fait de leur substratum dégénératif cérébral. Sur le versant psychologique, la limite entre le normal et le pathologique est loin d'être linéaire.
La médecine ne s'intéresse pas tant aux maladies qu'aux malades. A ce titre, la psychiatrie a pour vocation de soulager les souffrances de l'âme, de l'esprit, les souffrances psychologiques qui sont loin de relever toutes de la pathologie, celles du deuil par exemple.

B – ORGANISATION DE LA PSYCHIATRIE

LA PSYCHIATRIE PUBLIQUE – LA SECTORISATION

L'organisation actuelle de la psychiatrie publique est désignée sous le terme de « SECTORISATION ».

La sectorisation est définie par la circulaire du 15 mars 1960 comme le découpage de chaque département français en zones géographiques de 70 000 habitants.

Chaque zone géographique correspond à un service de soins psychiatriques. Chaque service est lui-même un dispositif composé de plusieurs structures :

- les unes : INTRA-HOSPITALIÈRES permettant l'accueil des patients à temps complet.
  Toutes les structures intra-hospitalières sont en principe regroupées dans un même établissement que l'on appelle Établissement Public de Santé (EPS)*. Il existe un EPS par département français ;
- les autres : EXTRA-HOSPITALIÈRES, alternatives à l'hospitalisation, situées au sein des communes respectives de chaque secteur permettant l'accueil des patients à proximité de leur domicile. La création de ces structures est motivée par plusieurs raisons :
  1) lutter contre l'hospitalo-centrisme dont l'effet est « d'hyper protéger » le malade mental au point qu'il éprouve d'énormes difficultés à se réadapter à son milieu social au moment de sa sortie;
  2) réduire les distances entre l'usager et les services;
  3) organiser une prévention efficace.

Sous le terme EXTRA-HOSPITALIER se regroupent les structures suivantes.

1. DISPENSAIRE D'HYGIÈNE MENTALE (DHM) OU CENTRE MÉDICO-PSYCHOLOGIQUE (CMP)

Le but des dispensaires d'hygiène mentale

- Le dépistage précoce des troubles mentaux;
- la prise en charge des malades mentaux à leur sortie de l'hôpital psychiatrique et de plus en plus de l'hôpital général : ce sont les soins de postcure;
- le traitement ambulatoire de malades ne nécessitant pas une hospitalisation.

* La circulaire ministérielle du 14 mars 1990 prévoit le rattachement des services de psychiatrie aux hôpitaux généraux. Ainsi la psychiatrie redeviendrait une discipline médicale au même titre que les autres et perdrait le caractère péjoratif ou marginal engendré notamment par la séparation des lieux de soins.

Le fonctionnement pratique de ces consultations repose sur une activité d'équipe qui comprend toujours le psychiatre consultant, une assistante sociale spécialisée et une secrétaire. Souvent l'équipe s'enrichit de la présence d'un psychologue, éventuellement d'une infirmière.

L'activité des dispensaires est complexe

1. *Médicale au premier chef :* traitement psychothérapique et chimiothérapique du malade en postcure ou non, indication et mise en œuvre des mesures d'hospitalisation ou d'assistance.

2. *Sociale :* essayant d'aborder l'ensemble des difficultés du malade dans sa famille (par exemple la prise en charge des enfants), dans son travail (chômage, reclassement professionnel), dans ses relations sociales (sécurité sociale, problèmes de voisinage, difficultés avec la police, la justice).

3. *Administrative :* la consultation d'hygiène mentale, dépendant du service d'hygiène social de la préfecture, reçoit, au sujet des malades, des communications :

- des hôpitaux psychiatriques ;
- des hôpitaux généraux ;
- de la préfecture de police ;
- de la préfecture du département (par exemple dans le cadre de la loi de 1954, pour les alcooliques dangereux) ;
- de la mairie, essentiellement par l'intermédiaire des assistantes sociales du secteur.

Les soins de postcure sont dispensés en collaboration avec le secteur hospitalier qui a soigné le malade. Une copie du dossier est envoyée par l'hôpital psychiatrique à la consultation où le malade doit être suivi.

2. LES CENTRES D'ACCUEIL ET DE CRISE (CAC)

Ces centres, d'origine récente, ont la fonction des urgences des hôpitaux généraux pour les problèmes de santé mentale.

Ils ont pour fonction d'accueillir toutes les demandes de soins, de les examiner et ensuite de proposer une réponse qui évite, chaque fois que possible, d'avoir recours à l'hospitalisation à temps plein.

Bon nombre de ces centres s'efforcent de travailler en collaboration avec les services d'urgence des hôpitaux généraux et opèrent ainsi une forme de prévention.

3. LES HÔPITAUX DE JOUR (HDJ)

- *Ils permettent de réaliser une hospitalisation psychiatrique durant la journée* (9 h-18 h) tous les jours sauf le dimanche et jours fériés ;
- *il s'agit d'une véritable hospitalisation.* Certes le malade n'y est pas alité (il peut l'être pendant quelques temps) mais il reçoit les soins assidus d'une équipe

médico-sociale complète. Toute la gamme des thérapeutiques psychiatriques : chimiothérapies, psychothérapies, ergothérapies, est mise en application dans ces hôpitaux de jour;

- deux optiques thérapeutiques sont particulièrement valorisées dans les hôpitaux de jour :
  - les relations :
    - tant entre les malades,
    - qu'entre ceux-ci et l'équipe soignante,
    - et entre les membres de cette équipe;
  - le travail : les ateliers de l'hôpital de jour sont en situation intermédiaire entre l'ergothérapie des services d'hospitalisation à plein temps et les ateliers protégés;
- l'intérêt de l'hôpital de jour est double :
  - sur le plan individuel du malade :
    - il permet un traitement complet de type hospitalier,
    - en conservant ses attaches familiales, puisque le patient rentre chez lui tous les soirs et passe ses dimanches à la maison;
  - sur le plan médico-social :
    - ce mode d'hospitalisation est moins coûteux pour les organismes payeurs (SS et collectivités locales),
    - l'hôpital de jour qui est sis dans les communes dont il soigne les malades, est au cœur de « la politique de secteur »;
  - ces hôpitaux de jour sont actuellement assez peu nombreux, et souvent utilisés comme structures relais entre l'hospitalisation complète et la vie normale. Mais, de plus en plus, ils doivent permettre le traitement des patients en rechute avant qu'il ne soit nécessaire de les hospitaliser dans les structures traditionnelles;
  - la durée d'hospitalisation en hôpital de jour est variable et individuelle, mais elle se chiffre habituellement en mois.

4. LES HÔPITAUX DE NUIT, FOYERS OU HÔTELS DE CURE

Ils reçoivent les malades après le travail. C'est le domicile thérapeutique des patients qui ne peuvent provisoirement retrouver leur foyer familial ou qui ne peuvent vivre seuls.

5. CENTRES D'ACCUEIL THÉRAPEUTIQUES À TEMPS PARTIEL (CATTP)

Cette structure propose aux patients diverses activités (travaux manuels, jeux de société, musicothérapies, art-thérapie, atelier lecture, repas thérapeutiques...) regroupées sous formes d'ateliers animés par une équipe infirmière. Le CATTP ne pratique pas en principe de consultations médicales ou d'administration de traitements médicamenteux. Cette particularité distingue le CATTP de l'hôpital de jour.

Généralement ouvert du lundi au vendredi dans la journée, cette structure offre un accueil spécialisé aux patients dans un esprit convivial, éducatif, culturel et lui permet de retrouver ou d'entretenir le désir et la satisfaction de se réaliser alors qu'il ne le peut pas au travers d'une activité professionnelle ou de façon autonome. Cela contribue au maintien de la personne soignée à l'extérieur de l'hôpital et favorise l'effort de réinsertion sociale.

6. LES APPARTEMENTS COLLECTIFS OU ASSOCIATIFS

Ce sont des logements acquis ou loués par l'administration de l'EPS, afin de répondre aux besoins thérapeutiques d'un secteur.

Cette structure dont l'usage est limité dans le temps, permet aux usagers de bénéficier d'une étape de transition entre l'hospitalisation et le retour à une vie autonome. Sous la surveillance de l'équipe soignante, les personnes réapprennent progressivement les gestes de la vie courante et les contacts sociaux.

7. LES VISITES À DOMICILE (VAD)

Il s'agit d'une équipe mobile composée de médecins et d'infirmier(es) dont le rôle est de rendre visite aux personnes soignées à domicile. Il y a beaucoup de similitudes avec les services d'hospitalisation à domicile des hôpitaux généraux.

Les consultations, soins et entretiens réalisés permettent à l'usager pour qui l'hospitalisation n'est pas une nécessité, de conserver les bénéfices d'une vie familiale, sociale et professionnelle.

8. LE PLACEMENT FAMILIAL THÉRAPEUTIQUE (PFT)

Le PFT est une alternative à l'hospitalisation assez particulière puisqu'elle met à contribution, moyennant rémunération, un foyer familial qui se charge d'accueillir un ou plusieurs patients dont les troubles ne nécessitent plus l'hospitalisation et pour qui le retour dans leur propre foyer familial est impossible.

La famille d'accueil n'a bien souvent aucune expérience préalable, exigée, en matière de soins psychiatriques, mais présente les capacités tant matérielles (le logement doit répondre à un certain nombre de normes de confort et de sécurité) qu'affectives pour accueillir le patient dans les meilleures conditions.

Le choix de la famille d'accueil par l'équipe soignante est réalisé à la suite de plusieurs entretiens qui sont suivi de l'adaptation progressive du patient (de la première rencontre à l'intégration permanente) à sa nouvelle famille.

L'équipe soignante opère un contrôle de la prise en charge par des visites régulières au domicile de la famille d'accueil.

Le patient conserve son statut de personne hospitalisée; est compté à l'effectif des patients hospitalisés du service de soins. L'hôpital est également tenu de fournir les traitements médicamenteux.

9. LES STRUCTURES INTER-SECTORIELLES

C'est la possibilité pour deux ou plusieurs secteurs de mettre en commun une ou plusieurs structures de soins extra-hospitaliers afin de mieux répondre aux besoins des populations soignées et ainsi optimiser les dispositifs de soins. Chaque secteur dispose de ressources spécifiques dont il peut faire bénéficier aux usagers des secteurs « voisins ».

L'intérêt de la mise en place de ces structures est également de réduire les difficultés d'accès aux soins en psychiatrie (notamment en matière de distances) et de renforcer l'effort de prévention.

LA PSYCHIATRIE PRIVÉE

La psychiatrie privée regroupe tous les médecins qui pratiquent la discipline en exercice libéral soit à temps plein soit à temps partiel, conservant une partie de leur activité dans les structures publiques, en particulier de secteur et assurent ainsi un lien entre les deux.

Elle comprend l'ensemble des cabinets privés mais également un bon nombre de cliniques et structures plus souples de prise en charge des patients, qui relèvent souvent d'associations.

La psychiatrie privée est particulièrement en contact avec la population et la médecine de ville. Elle assure presque toujours le diagnostic des troubles psychopathologiques et la prise en charge du plus grand nombre des malades.

Si elle n'est pas en mesure de prendre en charge les malades dangereux et, d'ordinaire, ceux qui sont engagés dans un processus psychotique actif, elle voit aussi lui échapper le traitement et le suivi des psycho- et sociopathies dont la prise en charge demande des structures particulières.

Elle est particulièrement bien adaptée au suivi régulier, prolongé et personnalisé des patients anxieux, déprimés et névrosés qui représentent de loin le plus grand nombre des patients psychiatriques. Ele assure aussi la prise en charge d'un bon nombre de psychotiques qui peuvent être éventuellement hospitalisés en clinique privée lors des épisodes aigus de leur psychose.

Si les traitements psychothérapiques, qu'ils soient psychanalytiques ou d'autres orientations, sont plus facilement réalisables en ville que dans les consultations des hôpitaux publiques, les psychiatres de ville ont, dans l'ensemble, d'excellentes connaissances en psychopharmacologie, un bon nombre participant à la mise au point des nouveaux psychotropes.

En prenant en charge suffisamment tôt les troubles psychopathologiques, la psychiatrie de ville tient un rôle considérable de prophylaxie au niveau de la santé mentale de la population et permet de diminuer, de ce fait, le coût des soins pour la communauté.

C – NÉVROSE ET PSYCHOSE : DIFFÉRENCE

Névroses et psychoses se singularisent en premier lieu, au premier contact, par la différence de leur **symptomatologie**; celle des névroses est dominée par l'anxiété et la dépression même si d'autres troubles plus spécifiques, comme les phobies, les attaques de panique et les obsessions, peuvent s'y manifester; celle des psychoses est dominée par le délire, éventuellement associé à des hallucinations.
Le délire est au coeur de l'univers psychotique. Ce qui le fonde n'est pas tant l'erreur sur laquelle il repose que la **croyance** qui rend cette erreur plus nécessaire que la réalité. Il en va de même de l'hallucination qui n'est pas qu'une erreur de perception, une illusion, mais la croyance inébranlable dans la réalité de cette perception subjective.
La différence entre névrose et psychose se trouve donc bien au niveau du rapport à la réalité. Cette altération du sens de la réalité, dans la psychose, s'accompagne d'une perturbation du sentiment d'identité (expériences de dépersonnalisation).
Avant d'être des formes de pathologies, névroses et psychoses sont des modes d'organisation de la personnalité dont les modalités de fonctionnement sont bien différentes. Les moyens de défense névrotiques sont organisés autour du refoulement, du déplacement et de la condensation; les défenses psychotiques sont de l'ordre du déni, du clivage, de la projection et de l'identification projective.

SOINS INFIRMIERS AUX PERSONNES SOUFFRANT DE TROUBLES MENTAUX QUELLE QUE SOIT LEUR PATHOLOGIE

Un certain nombre d'actes de soins infirmiers sont pratiqués indépendamment de la pathologie présentée par les patients. En voici quelques exemples :

1. L'ADMISSION

C'est une formalité administrative réalisée par l'infirmière à l'arrivée du patient à l'hôpital. Ce dernier est soumis à un statut administratif (hospitalisation libre, hospitalisation à la demande d'un tiers, ou hospitalisation d'office).

L'infirmière doit réunir les pièces nécessaires à cette formalité (carte de sécurité sociale, de mutuelle, pièce d'identité et documents justifiant une hospitalisation sous contrainte) selon les termes prévus par la loi du 27 juin 1990.

Lorsque les formalités d'admission sont réalisées, le malade doit être tenu informé de son statut et des dispositions qui l'accompagnent.

(Voir chapitre n° 15, Les textes législatifs en psychiatrie).

2. L'ACCUEIL DANS LE SERVICE

Il s'agit de l'ensemble des actions infirmières qui contribuent à donner au patient des repères utiles à son séjour : présentation des soignants, de la chambre, des locaux du service, informer des horaires rythmant la journée et des soins qu'il va recevoir.

3. LA SURVEILLANCE DES CONSTANTES

et leur transcription sur les dossiers de soins des patients (pouls, température, tension artérielle, poids, diurèse, etc.).

4. LE NURSING

Différents niveaux d'action relèvent du rôle infirmier (ce rôle peut être accompli également par un(e) aide-soignant(e)).

- Fourniture de moyens utiles à l'hygiène (des précautions sont parfois nécessaires au regard de la pathologie du malade).
- Aide partielle ou totale à la toilette.
- Éducation en matière d'hygiène.
- Aide partielle ou totale à l'alimentation.

5. LES SOINS SOMATIQUES

Les soins somatiques le plus souvent pratiqués sont les suivants :

- soins dermatologiques (mycoses);
- soins stomatologiques (les médicaments psychotropes ont un effet néfaste sur l'état dentaire des patients);
- pansements et soins ou préventions d'escarre;
- soins ORL – ophtalmologiques;
- ablations de fils;
- surveillance des plâtres;
- lavements évacuateurs;
- soins de première urgence (libération des voies aériennes supérieures, ventilation artificielle, massage cardiaque externe).

Lorsqu'une intervention chirurgicale, ou des soins relevant d'une compétence spécifique sont programmés, le patient est transféré vers un hôpital général et accompagné par un infirmier du service psychiatrique.

6. ADMINISTRATION ET SURVEILLANCE DES TRAITEMENTS

La surveillance des traitements est d'ordre physique, psychique et éducative.
(Voir chapitre 13).

7. LES SOINS ÉDUCATIFS

C'est l'ensemble des soins qui permettent une modification du comportement du patient en faveur de son mieux être, de son autonomie ou préparent à une autosurveillance de son traitement.

8. PRÉLÈVEMENTS DIVERS

C'est l'ensemble des prélèvements biologiques et des dosages de médicaments.

9. PRÉPARATION AUX EXAMENS COMPLÉMENTAIRES

Cette action passe par différentes étapes qui sont les suivantes : information du patient, prise de rendez-vous, administration d'une prémédication si nécessaire, entretien avec le patient, accompagnement éventuel dans un service spécialisé.

10. PRÉPARATION ET ACCOMPAGNEMENT AUX CONSULTATIONS SPÉCIALISÉES

L'infirmière doit veiller à préparer le dossier, informer le patient, lui administrer une prémédication si nécessaire et l'accompagner en consultation. Au retour, les transmissions sont notées sur les documents du service. Noter les rendez-vous ultérieurs.

11. LA SURVEILLANCE PSYCHIQUE DU PATIENT

C'est le recueil de l'ensemble des informations relatives au caractère, à la pensée, au comportement et à l'humeur du patient, effectué au cours d'entretiens formels ou informels.

Cette surveillance est assortie d'une transcription sur les outils de transmission du service.

Cet aspect du soin est détaillé pour l'ensemble des pathologies décrites dans cet ouvrage.

12. RELATION AVEC LES MÉDECINS DU SERVICE

Cette relation consiste à informer l'équipe médicale des observations réalisées auprès des patients, d'une part, et de discuter de l'orientation à donner à la prise en charge soignante (le projet de soin).

La synthèse de ce travail fait l'objet de réunions auxquelles participent les différents membres de l'équipe pluridisciplinaire.

13. RELATION AVEC LES FAMILLES ET LES PROCHES

Dans les limites du secret professionnel, le rôle de l'infirmière est un rôle d'écoute, de conseil, de dédramatisation. Ce rôle consiste à expliquer aux proches du patient les difficultés et la souffrance de ce dernier.

14. RELATIONS AVEC LE TUTEUR OU LE CURATEUR :

(Voir loi du 3 janvier 1968. Protection des biens des incapables majeurs. Chapitre 15).

L'infirmier participe aux démarches liées à la procédure de mise en place d'une tutelle ou curatelle en accompagnant le bénéficiaire (notamment lors des rendez-vous avec le juge des tutelles).

Lorsque le régime de protection est effectif, le rôle de l'infirmière est de faciliter la communication entre le patient et son représentant (tuteur ou curateur).

15. ACCOMPAGNEMENT ET SURVEILLANCE DES REPAS

Le repas constitue une activité à part entière dans la prise en charge thérapeutique du patient. Sa réalisation ne doit donc pas être négligée. Différentes actions de soins contribuent à sa réussite :

- la préparation de la table;
- la présentation des différents mets;
- le respect des régimes prescrits et concoctés en collaboration avec la diététicienne;
- le climat de convivialité régnant dans le groupe de patients;
- l'aide partielle ou totale proposée en fonction des capacités de chaque patient.

La surveillance de l'apparition d'une éventuelle « fausse route » : ce risque d'accident est loin d'être négligeable en raison des traitements psychotropes parfois très forts et des conduites alimentaires des patients.

16. LE REPAS THÉRAPEUTIQUE

Le patient prend une grande part de responsabilité dans cette activité en participant à la constitution du menu, à l'achat des différents ingrédients, à la préparation en cuisine et bien entendu à la dégustation à laquelle participent les soignants. L'intérêt de cette activité est essentiellement social mais également éducatif. Cette activité peut être réalisée en intra comme en extra hospitalier.

17. LES ACTIVITÉS À VISÉE SOCIOTHÉRAPIQUE

Au-delà de l'image de distraction qui apparaît au premier plan, l'activité à visée sociothérapique est un soin technique relationnel à part entière.

L'objectif recherché est d'offrir au patient la possibilité de créer ou de recréer sa propre identité physique, intellectuelle et sociale.

Ce soin peut s'exercer dans différents domaines dont la liste n'est pas exhaustive et relève de la richesse des capacités individuelles et collectives des infirmières.

Les domaines d'activités proposés sont les suivants :
- le sport (collectif, équithérapie, natation...) ;
- les jeux (de stratégie, de société...) ;
- les activités manuelles (ergothérapie...) ;
- l'art (dessin, peinture, photo...) ;
- les relations (groupes de parole...).

Il est également possible de combiner plusieurs de ces domaines en proposant au patient des activités telles que le séjour thérapeutique (prise en charge du patient à l'extérieur de l'hôpital dans un lieu d'hébergement à caractère touristique et durant une période de plusieurs jours).

L'activité nécessite en tout état de cause :
- un temps de préparation (le projet est rarement individuel, mais implique l'équipe entière) ;
- un financement ;
- un temps d'évaluation et d'exploitation.

L'activité à visée sociothérapique est un excellent support pour la réalisation des actions réalisées dans le cadre de la démarche de soin.

18. PRÉPARATION ET ACCOMPAGNEMENT DU PATIENT EN VUE DE SA SORTIE

Dernière étape de la prise en charge intra-hospitalière, la préparation et l'accompagnement du patient en vue de sa sortie sont indispensables. En effet, en raison des durées d'hospitalisation parfois longues de plusieurs mois, et des souffrances liées à la maladie mentale, la transition entre le service de soins et l'« extérieur » (retour au domicile ou transfert vers une structure alternative à l'hospitalisation) peut être insupportable pour le patient, ce dernier ayant trouvé un lieu rassurant peut avoir quelques difficultés à rejoindre son milieu de vie habituel et lui rappeler sa souffrance. Le travail précédemment entrepris par l'équipe serait réduit à néant.

Il s'agit donc concrètement d'éduquer le patient, d'organiser des permissions, ou des sorties ponctuelles afin de permettre une réintégration progressive au milieu social, de prendre conscience des contraintes (liées à l'autonomie, ou à la poursuite d'un traitement), et des aides dont il est possible de bénéficier en cas de besoin (accueil et prévention réalisées par les équipes extra-hospitalières), d'examiner et de trouver des solutions aux problèmes matériels et pécuniaires.

Les différentes étapes préparant à la sortie du patient sont débattues en réunion d'équipe, et chaque action ou décision doit faire l'objet de transmissions précises entre les différents partenaires.

Lorsque le jour de la sortie est arrivé, l'infirmière accompagne la personne pour réaliser les formalités administratives de sortie. Celles-ci dépendent des modalités fixées par la loi du 27 juin 1990.

19. LA CHAMBRE D'ISOLEMENT

La décision de placer un patient en chambre d'isolement relève du médecin. C'est donc une prescription. Le caractère de cette décision ne doit pas être perçu comme un acte punitif, ou répressif, mais dont l'indication est de permettre au patient de se restructurer, de retrouver une unité psychique grâce au faible volume de la pièce qui joue un rôle de cadre pour l'esprit du patient.

La durée du séjour en chambre d'isolement est décidée par le médecin.

Généralement cette chambre est prévue pour les patients agités et délirants. Cependant il arrive parfois que des patients demandent eux-mêmes d'y séjourner.

Pour des raisons de sécurité cette pièce n'est équipée que d'un lit (muni ou non de draps) et d'un seau hygiénique. En effet il est important de préserver le patient de toute blessure ou d'un éventuel passage à l'acte.

L'infirmier(e) est responsable de l'installation du patient dans la chambre d'isolement.

À ce titre il (elle) doit s'assurer qu'il ne possède pas sur lui d'objets lui permettant de passer à l'acte ou de s'immoler par le feu (briquet, cravate, ceinture, couteau, verre, etc.)

Chapitre 2

SOINS INFIRMIERS AUX PERSONNES ATTEINTES DE NÉVROSES

A – ÉPIDÉMIOLOGIE DES NÉVROSES

NÉVROSE D'ANGOISSE

Plusieurs enquêtes européennes ont montré une prévalence de la névrose d'angoisse allant de 0,5 à 8,5 %.

En France, une enquête récente (Lépine 1996) établit cette fréquence sur la vie entière à :

- 17, 3 % chez les hommes ;
- 36 % chez les femmes.

L'étude MFS (Munich Follow up Study) indique la même fréquence en Allemagne.

Aux USA, l'étude ECA (Epidemiologic Catchment Area) qui a porté sur 20.000 personnes fait apparaître une fréquence de 9 % sur 6 mois ; 15,1 % sur la vie entière.

Certains auteurs ont rapporté une plus grande fréquence d'anxiété généralisée chez les patients ayant souffert d'une **perte parentale précoce**. Ceci est confirmé par l'étude ECA, surtout pour les hommes.

NÉVROSE PHOBIQUE ET TROUBLE PANIQUE

Prévalence des troubles phobiques sur la vie entière dans la population générale (d'après Kessler 1994, en pourcentages) :

	Agoraphobie	Phobie simple	Phobie sociale
Hommes	3,5	6,7	11,1
Femmes	7	15,7	15,5
Total	5,3	11,3	13,3

Prévalence des troubles phobiques sur la vie entière dans une population générale française (Lépine 1996, en pourcentages) :

	658 hommes	1 088 femmes
Agoraphobie	3,7	9,9
Phobies simples	10,5	23,2
Phobies sociales	2,1	5,4
Toutes phobies	12,5	28,9

Pour le trouble panique, l'étude américaine ECA fait ressortir les fréquences suivantes :
- 0,9 % sur 6 mois ;
- 2,05 % vie entière.

Les facteurs de risque pour le trouble panique sont les suivants (Lépine et Chignon 1993) :
- prédominance féminine ;
- âge d'apparition du trouble : 15-19 ans ;
- divorce ou séparation ;
- niveau socio-culturel peu élevé ;
- événements de vie : deuil, traumatisme, maladie ;
- aspects somatiques : ulcères, HTA, pathologie cardiaque ;
- antécédents familiaux d'attaque de panique.

NÉVROSE OBSESSIONNELLE ET TROUBLE OBSESSIONNEL COMPULSIF

Selon l'étude américaine ECA, la fréquence est de :

- 1 à 2 % sur 6 mois ;
- 2 à 3 % vie entière.

Une étude française : ENA (Enquête nationale sur l'anxiété) indique :

- névrose obsessionnelle = 8,5 % des consultants en psychiatrie libérale ;
- symptômes obsessionnels ou compulsifs = 32,5 % ;
- aucune prévalence de sexe n'a été retrouvée ;
- l'affection débute à l'adolescence :
  - 65 % de ces patients présentent des troubles avant 25 ans,
  - 31 % entre 10 et 15 ans.

P.T.S.D. (Syndrome post-traumatique)

Fréquence :

- 10 % dans les suites de la 2e guerre mondiale ;
- 15 à 30 % chez les vétérans de la guerre du Vietnam ;
- 20 à 40 % à la suite d'une catastrophe naturelle ;
- 30 à 50 % dans les suites d'attentat.

Les femmes sont plus vulnérables.
Le niveau socio-économique ne joue aucun rôle.

La comorbidité des différents troubles anxieux : névrose d'angoisse, trouble panique, névrose phobique est grande : de 50 à 100 %.

Selon l'étude ECA, 50 à 70 % des sujets déprimés souffrent d'anxiété.

La présence de comorbidité avec des troubles dépressifs ou des troubles alcooliques semble déterminante dans le pronostic des troubles anxieux.

B – ÉTUDE MULTIFACTORIELLE DU DÉVELOPPEMENT DES NÉVROSES

La névrose est une perturbation de l'ensemble de la personnalité plus marquée au niveau de l'affectivité.
À première vue, elle se singularise par un ensemble de symptômes particuliers et évocateurs qui sont loin d'être tout à fait étrangers aux personnes normales.
Plus profondément, elle se caractérise surtout :

- sur le plan clinique, outre les symptômes, par l'importance croissante des restrictions, limitations et inhibitions que le névrosé paraît subir et en fait s'impose à lui-même;
- sur le plan psychologique par la spécificité du conflit entre l'inconscient (ou le Ça) et le Moi en cause dans ces affections et par la manière dont il est traité (moyens de défense).

MALADIE ET STRUCTURE

Le concept de névrose correspond ainsi à un tableau clinique et à un état psychopathologique. Le tableau clinique c'est la névrose maladie avec ses différentes formes, ses différents symptômes, ses différents signes; l'état psychopathologique, c'est la structure névrotique, une organisation particulière du Moi et de tout l'individu, sous-jacente en profondeur à tous les symptômes et signes et qui peut même rester asymptomatique. Les termes de névrose et de névrosé sont employés indifféremment dans ces deux sens, tantôt pour désigner cliniquement une affection et le patient qui en souffre, tantôt pour indiquer un certain type de structure psychologique et la personne qui la possède. En elle-même une structure n'est ni normale ni pathologique : le sujet qui fonctionne selon cette organisation structurale peut être l'un ou l'autre. Il y a des névrosés normaux et des névrosés malades, des psychopathes (et des pervers) normaux et des psychopathes malades. La névrose devient maladie lorsqu'elle entraîne une souffrance intérieure excessive, des limitations et des restrictions trop importantes surtout dans le champ de la communication avec les autres. Car les symptômes proprement dits, le patient peut les garder longtemps secrets, et ils peuvent n'entraîner qu'un minimum de gêne si le compromis qu'ils réalisent est relativement satisfaisant. C'est alors que, sur le plan psychologique, le Moi ne peut fonctionner normalement qu'en se restreignant, en se rétractant; une grande partie de l'énergie est employée dans le conflit au détriment des investissements extérieurs. Il y a bien une notion économique, un équilibre économique dans les concepts de normalité et de morbidité. La maladie est la nécessité d'investir plus d'énergie dans ses conflits psychiques que dans l'intérêt pour les autres et le monde extérieur.

Maladie (psychiatrique) et structure (psychologique) peuvent coïncider. Elles coïncident parfois. L'hystérique est bien hystérique; l'obsessionnel est bien obsessionnel. Ces sont des formes typiques : elles sont rares même sur le plan simplement clinique. Les formes atypiques, mixtes, les formes de transition, les intermédiaires sont habituels. C'est qu'une personne qui décompense, qui se déséquilibre, régresse, dont l'état mental s'aggrave, essaie de se défendre pas à pas, pied à pied, utilisant d'abord des moyens peu régressifs mais qui se révéleront peut-être insuffisamment efficaces pour se servir ensuite de défenses plus solides, plus valables, mais en contrepartie, plus rigides, plus coûteuses pour le Moi, plus paralysantes si bien que les symptômes et leur groupement syndromique vont varier et vont aller en s'aggravant, ce même cheminement psychologique, avec ses reflets cliniques, pouvant être parcouru, mais dans le sens inverse, au fur et à mesure du processus thérapeutique.

ANGOISSE ET ANXIÉTÉ

À l'origine de toutes les névroses maladies, comme à l'origine de toutes les perturbations psychopathologiques entraînant des affections psychiatriques, se trouve un phénomène psychologique fondamental, l'angoisse, l'anxiété. Dans certains états névrotiques, l'angoisse et l'anxiété sont tout à fait évidentes; ailleurs elles sont latentes.

L'angoisse, l'anxiété n'est ni vraiment un sentiment ni vraiment une émotion, c'est un affect en raison même de son caractère diffus. C'est un affect pénible, désagréable, douloureux, gênant, que l'on voudrait faire disparaître, dont on voudrait se protéger. Son caractère essentiel est son obscurité apparente; son origine, sa source, sa cause demeurent inconnues à la conscience, ce qui en accroît encore le caractère oppressant. C'est une peur sans objet apparent. Angoissés, nous nous sentons en danger mais sans savoir quel est le péril et d'où il va venir. Il s'agit, bien sûr, d'un danger interne; un danger extérieur susciterait essentiellement la peur.

Cet affect pénible est différent de la dépression. Il est tourné vers l'avenir, la dépression vers le passé. L'anxiété comporte deux aspects : un versant interne, c'est la sensation intérieure, le versant psychologique fait d'appréhension, d'inquiétude, de doute et le versant extérieur, en particulier l'angoisse qui désigne précisément le vécu corporel de l'anxiété.

Lorsque l'angoisse est intense et/ou se prolonge, elle devient insupportable et nous nous efforçons alors de nous en débarrasser par divers moyens, les mécanismes de défense, qui sont différents dans les névroses et les psychoses, et différents également entre les différentes névroses. Le choix des moyens de défense est inconscient et vient des fixations de la personnalité au cours de son évolution. Ainsi l'angoisse tout comme les maladies somatiques, la dépression et le deuil est un des grands facteurs de régression. L'angoisse nous pousse à renforcer les défenses et, ce faisant, elle tend à l'aggravation de l'affection ou, du moins, des difficultés de fonctionnement psychique. C'est une raison suffisante pour lui opposer un traitement rapide et efficace lorsqu'elle est intense. L'origine conflictuelle de l'angoisse peut se ramener à quatre grands types de situations que tout individu a connu dans son passé :

- l'angoisse du traumatisme de la naissance;
- l'angoisse de séparation;
- l'angoisse de castration;
- l'angoisse morale ou sociale.

1. L'ANGOISSE DU TRAUMATISME DE LA NAISSANCE

Elle est plutôt un prototype, une expérience primaire où se pose, pour l'individu brusquement confronté à une modification radicale de son milieu, la question de sa survie et où il éprouve des émotions très vives en rapport avec cette situation. Il est plus juste de parler d'angoisse de survie ou d'angoisse de mort pour signifier qu'à chaque fois que l'individu se sent en danger de mourir, il retrouve les premières expériences affectives de peur vécues à la naissance.

Après cette expérience primaire de la naissance, les premières angoisses sont les angoisses paranoïdes, peur d'être détruit par le mauvais vouloir ou la négligence d'autrui, d'être mis en danger vital par des objets mauvais. L'intensité de ces angoisses paranoïdes est fonction de l'importance de l'ambivalence du personnage nourricier mais aussi de la force constitutionnelle des pulsions de l'individu. Ce sont elles aussi des angoisses de survie, des angoisses de mort, et, à ce titre, elles peuvent être rapprochées de l'angoisse du traumatisme de la naissance. À ce stade, le conflit psychique se situe entre l'amour et la haine, les bons et les mauvais objets intériorisés. Ce sont les bons soins donnés et redonnés régulièrement qui calment peu à peu ces angoisses paranoïdes qui sont le prototype de l'angoisse de persécution et, d'une manière générale, de toutes les angoisses psychotiques.

2. L'ANGOISSE DE SÉPARATION

L'enfant en fait l'expérience un peu plus tard aux alentours de la période classique du sevrage, entre le 6e et le 8e mois. C'est la peur de ne pouvoir subsister heureusement en étant séparé de l'objet nourricier, objet primordial, principal, essentiel. Peur de l'abandon, de la solitude, de l'autonomie, nostalgie de la symbiose maternelle. À quel fantasme maternel renvoie cet immense sentiment d'impuissance à vivre sans elle? Peur, en son absence, d'être livré aux dangers d'objets mauvais et malfaisants, crainte du retour et du renforcement des angoisses paranoïdes. L'angoisse de séparation est le prototype de l'angoisse de la mélancolie, de la dépression et du deuil.

3. L'ANGOISSE DE CASTRATION

Elle vient ultérieurement avec les premiers émois plus proprement sexuels et les commencements du conflit œdipien. C'est le prototype de l'angoisse sexuelle. Peur de la punition paternelle (la castration), c'est la première pensée, la plus proche, la plus consciente, la crainte de la punition reflet de la culpabilité des désirs sexuels. Les désirs œdipiens sont de deux types aussi terribles l'un que l'autre. Pour le garçon, tout d'abord s'unir sexuellement à la mère, être son objet principal de jouissance, c'est-à-dire prendre la place du père mais c'est aussi faire disparaître ce père gênant et rival, souhaiter sa mort. Mais il est bien possible qu'il y ait encore derrière l'angoisse de castration du garçon un autre désir, celui d'être une femme. Et il existe bien chez les filles une angoisse corollaire liée à l'envie d'avoir un pénis. Derrière l'angoisse de la punition, l'angoisse de la bisexualité.

4. L'ANGOISSE MORALE

Angoisse **sociale,** elle est la peur d'être rejeté par les autres, exclu du groupe, c'est l'angoisse du Surmoi. Peur de ne pas répondre aux exigences culturelles, sociales des parents et du groupe; la culture étant le résultat de l'ensemble des sublimations d'une population donnée à travers plusieurs générations. Il est compréhensible que l'angoisse morale surgisse chaque fois que nous ressentons une poussée pulsionnelle intense qui risque de nous pousser davantage vers notre plaisir personnel que dans le sens de l'intérêt général. Lorsque les exigences du Surmoi sont excessives, l'angoisse morale très vive, l'anxiété et la névrose (névrose actuelle = névrose d'angoisse, neurasthénie) apparaissent. À l'inverse, l'absence d'exigence morale ravive les angoisses plus anciennes par défaut d'idéal du Moi.

LE COMPLEXE D'ŒDIPE

Que la mère ou le personnage nourricier qui en assume la place, le rôle et les fonctions, soit l'unique objet de l'enfant pendant un temps; que tous ses désirs attendent d'elle et d'elle seule satisfaction et que les pulsions sexuelles se forment peu à peu par étayage sur les pulsions du Moi (pulsions d'auto-conservation), ces quelques notions fondamentales n'entraînent en nous que peu de résistance. Mais nous répugnions à en tirer les conséquences, savoir que nécessairement elle est le premier objet sexuel de l'enfant. Cet objet est et restera inatteignable en quelque sorte par l'existence du tiers, le père. Peu à peu l'enfant acceptera et intériorisera l'interdit et déplacera ses désirs vers des objets possibles.

Le garçon désire sa mère sexuellement. S'il ne comprend pas la nature et le déroulement de la sexualité, il sent les désirs de ses parents l'un vers l'autre (et l'un contre l'autre), il pressent entre eux un commerce de l'ordre du plaisir. Le garçon désire sa mère c'est-à-dire qu'il veut être l'objet de son désir, que sa mère le désire et non pas cet intrus qui semble être venu briser la dyade symbiotique qu'il formait avec elle. Manifestement, à certains moments, son père lui prend sa mère et elle va volontiers avec lui. Ce que veut le petit garçon c'est être l'objet privilégié du plaisir de sa mère; il veut lui être agréable, la séduire, lui faire plaisir, la faire jouir. Il s'agit donc de prendre la place du père soit simplement et brutalement en souhaitant qu'il s'en aille, qu'il disparaisse, qu'il meure, soit en rivalisant avec lui, en s'efforçant de l'égaler et en souhaitant le dépasser. Les désirs vis-à-vis du père sont d'emblée ambivalents. L'hostilité peut l'emporter, qu'il s'agisse de le voir mourir ou de le supplanter.

Pour s'identifier à lui, pour rivaliser avec lui, il est nécessaire qu'il soit appréciable et apprécié et d'abord par la mère. Dans ses moments d'amour pour son père, le garçon désire son désir. Comme habituellement quand il désire sa mère, il désire alors être agréable à son père, être l'objet de son désir, le satisfaire. Le désir positif se dirige vers le père et le désir ambivalent d'hostilité, de rivalité mais aussi d'identification va vers la mère. Ce courant œdipien inversé, cet Œdipe à contre-courant, est, bien sûr, beaucoup moins apparent car, dans le plus grand nombre des cas, l'identification masculine l'emporte et l'identification féminine sera donc refoulée mais, au départ, aux temps du complexe d'Œdipe, les identifications sont circulaires.

L'Œdipe de la fille connaît un autre destin; en effet elle change précocement d'objet. Au départ, comme le garçon, elle ne connaît et ne désire que sa mère. Puis rapidement c'est son père qu'elle désire et la mère est ressentie comme rivale dans le désir de celui-ci. Il semble que ce changement découle de la déception narcissique entraînée par la constatation de l'absence de pénis. Après quoi le cheminement de l'Œdipe de la fille est parallèle à celui du garçon.

L'Œdipe, le complexe d'Œdipe est une structure c'est-à-dire un modèle préformé selon lequel s'organise nos premiers désirs ou, plus précisément, nos désirs pour nos premiers objets. Ce n'est donc pas un stade évolutif et on aurait tort de croire synonymes Œdipe et génitalité, génital et œdipien, pré-génital et pré-œdipien. Les désirs et peu à peu la problématique œdipienne apparaissent dès qu'apparaît un Moi autonome, que l'objet mère est perçu comme total et extérieur, indépendant du Moi; c'est alors que l'enfant prend vraiment conscience du tiers et de l'Œdipe. Ceci se passe pratiquement dès le début du stade oral et le complexe d'Œdipe, ses conflits, ses identifications, etc. va continuer son chemin jusqu'à la période de latence, si ce n'est plus tard encore. C'est sa présence sous-jacente qui donne tant de puissance à l'ambivalence du stade sadique-anal et tant d'âpreté à la rivalité et à l'angoisse de castration du stade phallique, pour ne donner que quelques exemples. Structure première des désirs – quand les besoins sont apaisés – structure formatrice par le jeu des identifications, l'Œdipe est une structure symbolique. Les désirs œdipiens ne sont que des désirs et doivent rester désirs. L'Œdipe structure vient leur donner sens mais la réalité, le réel, la réalisation de ses désirs doit être exclue. On voit bien les accrocs que l'intrusion du réel dans les désirs sexuels de l'enfant entraîne dans le tissu psychique et les reprises psychopathologiques qui s'efforcent d'y parer. L'intrusion du réel c'est la séduction du plus grand ou de l'adulte, séduction qui n'est d'abord que l'exhibition du désir où l'enfant pourrait être l'objet de jouissance. La séduction est surtout d'éveiller précocement la sexualité des enfants en leur faisant sentir qu'ils peuvent éventuellement être objets de désirs sexuels pour des plus âgés, des personnes d'une autre génération (celle des parents). Les conduites et les comportements séducteurs envers les enfants se révèlent être en profondeur des résidus œdipiens inversés; ce qu'il n'a pas été possible de réaliser avec un parent, on tente de le réaliser à l'inverse avec un enfant, comme parent.

L'Œdipe est comme le transfert (c'est le transfert qui est comme l'Œdipe, bien sur, et non l'inverse); il est facteur de progrès et facteur de résistance. Il doit être liquidé. Le déclin du complexe d'Œdipe marque l'entrée dans la période de latence. L'Œdipe se résout quand l'enfant a bien compris en profondeur, au fur et à mesure de ses expériences successives, que ses désirs sont reconnus comme désirs par ses parents et acceptés comme tels mais que toute réalisation est définitivement exclue, qu'il accepte des limites à sa mégalomanie infantile c'est-à-dire qu'il reconnaît l'antériorité et la supériorité de son père, qu'il accepte et intériorise les deux interdits fondamentaux qui barrent la route aux deux désirs de l'Œdipe, le tabou de l'inceste et le tabou anthropophagique (ne pas tuer et ne pas manger son semblable), il accède alors à la sublimation et à la culture. Tel est le cheminement heureux et normal. L'Œdipe est bloqué, non résolu, lorsque l'enfant conserve l'espoir d'une réalisation concrète possible, qu'il pourra un jour prendre la place du parent de son sexe dans le désir de l'autre. Pour qu'il en soit ainsi, il a bien fallu qu'on l'y incite ou, au moins, qu'on n'ait pas pris la peine de l'en dissuader tout à fait.

Maladies, les névroses sont des maladies œdipiennes, même si elles ne sont pas que cela ; structures, les structures névrotiques sont œdipiennes. Dans l'hystérie c'est le désir positif, le désir œdipien d'amour qui demeure béant. Dans la névrose obsessionnelle, c'est le désir négatif d'agression mortelle qui est toujours là en suspens et demande toujours à être à nouveau inhibé.

L'ORIGINE ET LES DIFFÉRENTS TYPES DE NÉVROSES-STRUCTURES

Ainsi le conflit entre les névroses se situe entre les exigences pulsionnelles, l'inconscient, le Ça qui veut obtenir satisfaction et le Moi qui, sous la double pression de l'Idéal du Moi et du Surmoi, s'y oppose et va même jusqu'à leur refuser droit à la conscience. Et si le Moi exerce à leur égard une telle censure et si elles sont l'objet de sa part d'un tel refoulement, c'est que ces exigences pulsionnelles, à la fois tendres et hostiles, ne sont pas suffisamment dégagées de l'Œdipe. La question de l'origine des névroses est celle de l'origine de la faillite de la résolution de l'Œdipe. Reprenant jusque-là le cheminement historique de la découverte de la psychogenèse (Freud) nous n'avons relevé encore que la séduction, écho de la théorie traumatique sexuelle de l'hystérie.

Et nous avons déjà dit que la séduction est l'éveil prématuré par l'adulte de la sexualité de l'enfant lui montrant au-delà de toutes les conduites concrètes possibles (et qui ne sont pas sans importance vu le poids de la réalité dont elles viennent alourdir la poussée pulsionnelle) qu'il peut être l'objet de désirs sexuels et que le fondement du comportement séducteur est la mise en acte de reliquats œdipiens, ce qui laisse alors apercevoir une possible transmission psychologique des défaillances sinon des maladies de l'Œdipe.

La séduction n'est pas que de l'adulte, il faut qu'elle prenne sur l'enfant. Elle semble indifférente à certains qui paraissent ne pas la voir ou ne pas s'y arrêter ; ils ne répondent pas. L'enfant séduit est habituellement un petit séducteur. Il a senti une place à prendre dans les désirs œdipiens non résolus de ses parents ; ce petit garçon sent qu'il compte plus dans les intérêts de sa mère que son père, qu'il peut lui apporter plus de satisfaction, plus de plaisir. Mais là encore cette faillite dans les désirs des parents n'est pas saisie et mise à profit par n'importe quel enfant. Toute cette problématique œdipienne prend corps et apparence de réalité dans la mesure où il existe déjà un blocage partiel, une altération circonscrite du développement, bref des fixations. Ces fixations sont variées, diversifiées mais elles ont toujours pour chaque type donné un lieu privilégié. Ces fixations sont sadiques-anales dans la névrose obsessionnelle et phalliques dans la névrose hystérophobique. Les fixations sont des perturbations déterminées et limitées du développement de la libido et du Moi. Cette perturbation peut être envisagée de deux manières, quantitative (économique) et qualitative (topique). Économiquement, la force excessive des pulsions à certains moments peut mettre en danger le Moi et nécessiter des mesures draconiennes, sources de fixations. L'inflation pulsionnelle est classiquement considérée comme constitutionnelle. C'est une affaire entendue mais elle vient peut être aussi de la non-satisfaction adéquate et répétée des pulsions.

L'emballement des mesures défensives amène au moins deux conséquences, d'une part restreindre le fonctionnement et l'autonomie du Moi, d'autre part retirer une partie de l'intérêt du monde extérieur pour le ramener sur soi-même, vu l'urgence.

Les deux grandes structures névrotiques, hystérophobiques et obsessionnelle, se distinguent donc par la différence de leurs lieux privilégiés de fixation mais aussi par les modes de fonctionnement défensifs différents, ce qui est parfaitement corollaire parce que, à chaque stade évolutif, correspond un mode de fonctionnement principal qui, renforcé, va servir de moyen de défense : le déplacement vers le corps dans l'hystérie de conversion, le déplacement vers l'extérieur (projection) dans l'hystérie d'angoisse (névrose phobique), la mise à distance et l'annulation dans la névrose obsessionnelle.

C – NÉVROSE D'ANGOISSE

L'angoisse et l'anxiété sont au premier plan dans la névrose d'angoisse tant dans le vécu du sujet que dans son discours. Permanente et renforcée de paroxysmes, cette angoisse n'est pas encore canalisée dans des mécanismes de défense particuliers qui viennent singulariser les divers structures et syndromes psychopathologiques.

L'anxiété, dès qu'elle atteint une certaine intensité, est vécue sur le double versant :
- *du psychologique* où elle réalise un état de tension douloureuse ;
- *du somatique* sous la forme de diverses manifestations psychofonctionnelles dont la localisation cardio-respiratoire est la plus habituelle. On appelle classiquement « angoisse » ce versant somatique de l'anxiété.

L'intensité relative de ces deux modes d'expression de l'angoisse est variable selon les sujets et selon les moments.

L'anxiété et l'angoisse ne peuvent être considérées en elles-mêmes comme anormales. Elles ne deviennent un symptôme pathologique qu'en raison de leur intensité et de leur chronicité. D'intensité modérée, l'angoisse, l'anxiété est souvent stimulante pour l'activité. Lorsque son intensité s'accroît, qu'elle ne peut pas être déchargée facilement et qu'elle tend à durer, elle devient perturbante. Lorsque cette souffrance n'est plus supportable, le sujet a recours à des mécanismes de défense particuliers qui limiteront le développement d'angoisse tout en restreignant l'autonomie et l'activité du Moi. *L'anxiété doit être considérée comme maladive lorsqu'elle entraîne des conséquences cliniquement consultables dans les trois secteurs suivants :*
- *la vie psychique du patient :*
  - tristesse,
  - tension,
  - dégoût ;
- *sa vie somatique :*
  - manifestations psychofonctionnelles durables,
  - troubles du sommeil et de l'alimentation ;
- *sa vie sociale relationnelle :*
  - modification du caractère,
  - instabilité.

La névrose d'angoisse est, peut-on dire, la névrose de base parce qu'elle constitue souvent une sorte de tronc commun de l'organisation de la personnalité névrotique, avant toute organisation plus stable et plus systématique.

DESCRIPTION CLINIQUE

Cliniquement la névrose d'angoisse se caractérise par l'association :
- d'un fond permanent d'anxiété;
- de crises paroxystiques;
- l'ensemble survenant sur un caractère particulier.

1. LE CARACTÈRE

Dès l'enfance

Le sujet manifeste une nette tendance à la timidité, à l'inquiétude, l'anxiété, le repli sur soi. Il demande protection, réassurance et amour à toutes les personnes qui l'entourent. Les grandes étapes affectives et sociales (choix de la profession, engagement amoureux) sont marquées par ce besoin de réassurance.

Toutes les frustrations de l'existence

- Échecs;
- maladies;
- séparations;
- deuils;
- vieillesse;

sont mal supportées et habituellement à l'origine de décompensation de l'état névrotique soit sous forme de crise aiguë d'anxiété, soit de réaction dépressive.

La vie de ces malades est centrée par l'anxiété

En dehors même des grandes frustrations, toute contrariété est ressentie comme un traumatisme anxiogène.

L'importance de la réaction n'est pas fonction de la gravité réelle de l'événement mais de sa signification symbolique intérieure. Ces sujets sont souvent plus perturbés par la crainte, fantasmatique ou réelle, d'un danger que par la réalité objective même, une fois qu'elle est présente. C'est ainsi que ces anxieux se comportent souvent adéquatement dans les périodes difficiles (guerre, etc.).

En raison de ce tempérament anxieux, hyperémotif, « neurasthénique », ces sujets ont une tendance à la dépression (dépression névrotique); ce sont des déprimés constitutionnels.

2. LE FOND PERMANENT D'ANXIÉTÉ

Il s'exprime dans le domaine psychologique et physique .

Dans le domaine psychologique

- Attente du danger;
- vision péjorative de l'existence;
- désarroi, inquiétude;
- sentiment d'infériorité, de malchance;
- faiblesse, crainte, etc.

Ces impressions témoignent à la fois de la tension issue du conflit et de la régression à l'état de dépendance infantile. Le Moi incapable de s'adapter à son univers relationnel, appelle continuellement à l'aide, à la fois confiant et agressif, dépendant et exigeant.

Dans le domaine corporel

1. *Les troubles du sommeil* sont constants :
   - insomnie d'endormissement (ruminations, rêveries);
   - dyssomnie, cauchemars;
   - angoisses nocturnes avec peur de s'endormir;
   - parfois au contraire excès de sommeil.

Les rêves ont parfois une action libératrice sur l'anxiété. Souvent ils en constituent la circonstance déclenchante et aggravante, à l'insu du sujet.

2. *Les troubles sexuels* sont habituels, toujours dans le sens déficitaire, même s'il existe provisoirement une exagération du désir qui n'arrive pas à se satisfaire, le plus souvent. Une copulation réussie a une action résolutive nette sur l'angoisse mais habituellement l'état anxieux gêne l'heureux déroulement d'une sexualité épanouie.

3. *L'asthénie* importante est la conséquence de la tension psychologique et du comportement instable et agité de l'anxieux.

4. *Les troubles psychofonctionnels* sont fréquents, surtout dans le domaine cardio-respiratoire.

5. *Hypertonie musculaire, hyperréflectivité, tremblement émotionnel* ne sont pas rares.

3. LES CRISES AIGUËS ET PAROXYSTIQUES D'ANGOISSE

La crise aiguë d'angoisse est une tempête de tout l'organisme. Les troubles se traduisent à la fois par des manifestations somatiques et psychologiques.

Les manifestations somatiques sont de deux types

1. *Des troubles fonctionnels aigus :*
   - respiratoires : dyspnée;
   - cardio-vasculaires : palpitations, précordialgies, tachycardie; malaise lipothymique pouvant aller jusqu'à la syncope; bouffées de chaleur ou de froid;
   - digestifs : nausées, vomissements; diarrhée, coliques;
   - urinaires (pollakiurie), sensoriels, etc.

2. *Des désordres psychomoteurs variables :*
   - stupeur ou, au contraire, état d'agitation;
   - cris, pleurs, tremblements, etc. qui ont tendance à alterner et à s'associer.

Les troubles psychologiques

Ils sont variés, mais toujours vécus dans une atmosphère affective pénible et douloureuse.

1. *Parfois la conscience est altérée,* obnubilée, et alors ouverte à l'onirisme; c'est un véritable état confusionnel anxieux tel qu'on en observe dans les grandes catastrophes collectives.

2. *Lorsqu'elle n'est que peu ou pas altérée,* le vécu psychologique apparaît plus nettement dans le discours :
   - sentiment de mort imminente, souvent en rapport avec les symptômes somatiques fonctionnels;
   - sentiment d'irréalité;
   - effroi, désarroi et crainte de devenir fou;
   - ruminations pessimistes et dévalorisantes;
   - péjoration imaginaire de l'existence;
   - attente d'une catastrophe.

Les crises les plus fréquentes n'ont pas un symptomatologie aussi complexe; elles s'expriment, le plus souvent, par quelques symptômes psychofonctionnels accompagnés d'un affect désagréable.

Le concept d'attaque de panique

Sous l'influence de nombreux travaux, en particulier anglo-saxons, le terme d'« attaque de panique » tend aujourd'hui à prévaloir sur celui de crise d'angoisse.

Le DSM III-R différencie l'attaque de panique de l'agoraphobie qui peut lui être associée. Ce concept ne recouvre donc pas exactement celui de la névrose d'angoisse, mais il a un intérêt en raison :
- de la mise en évidence de facteurs biologiques;
- de l'efficacité des antidépresseurs tricycliques.

ÉVOLUTION DE L'AFFECTION

1. *Le terrain particulier* de cette névrose se constitue au travers des différents événements importants de l'enfance et le mode de relation avec les images parentales et le monde extérieur.

Les manifestations d'anxiété et les grandes crises anxieuses peuvent se manifester dès l'enfance. Alors, les grandes recrudescences de l'angoisse rythment la vie de ces patients. Elles sont souvent un mode de réaction répétitif en présence de toute frustration.

2. *La névrose d'angoisse n'est ni un état stable ni un état durable. Elle peut s'améliorer* ou guérir sous l'influence :
- de l'harmonisation du champ relationnel;
- de toutes les gratifications qu'elles qu'en soit l'origine;
- du traitement.

3. *Mais souvent elle se complique,* débouchant sur des états plus structurés et plus stables, habituellement névrotiques, parfois psychotiques :
- lorsque l'angoisse est renforcée soit par l'accroissement répétitif des frustrations soit par l'exagération des exigences pulsionnelles, elle devient insupportable et le Moi a alors recours à des moyens de défense divers pour s'en libérer;
- conversion somatique : hystérie de conversion;
- conjuration par dessèchement intellectuel de la vie mentale : névrose obsessionnelle;
- déplacement et condensation : névrose phobique;
- assez fréquemment, le sujet a recours à des substances chimiques :
  - médicaments : surtout les benzodiazépines,
  - l'alcool qui a des effets anxiolytiques.

4. *Dans certains cas,* les défenses névrotiques s'avèrent insuffisantes; et on assiste à une décompensation psychotique :
- de type dissociation, chez le sujet jeune;
- de type mélancolique, chez le sujet plus âgé;
- de type paranoïaque chez l'adulte.

La transition est souvent marquée par des symptômes hypochondriaques.

Dans la névrose d'angoisse, le pronostic dépend de trois éléments :

a) La force du Moi :
- possibilité d'adaptation au réel;
- réalisations pragmatiques, professionnelles, affectives, sexuelles;
- possibilité de supporter les frustrations et l'angoisse.

b) La situation objective

Lorsque celle-ci est nettement défavorable et qu'elle ne peut être modifiée, le pronostic n'est pas bon. Au contraire, lorsqu'il est possible de modifier la réalité de sorte que le malade puisse y trouver plus facilement la réalisation de ses exigences pulsionnelles, l'angoisse peut s'atténuer notablement.

c) La conduite thérapeutique

et d'abord l'établissement d'un transfert positif sur un thérapeute compétent.

DIAGNOSTIC

Le diagnostic de la névrose d'angoisse ne soulève habituellement pas de difficulté majeure. Mais certaines discussions peuvent surgir :

1. AVEC D'AUTRES ÉTATS NÉVROTIQUES

L'hystérie de conversion

- L'anxieux se plaint également dans le registre du corps mais pas de la même façon que l'hystérique. Ce dernier arrive souvent à se débarrasser de son angoisse dans un symptôme fixe, stable qu'il livre avant tout comme étant d'origine somatique;
- dans la névrose d'angoisse, les symptômes sont donnés pour ce qu'ils sont : ils sont donc à la fois plus labiles et environnés de tout un contexte émotif.

La névrose phobique (hystérie d'angoisse)

L'anxieux est en proie à de multiples craintes, vagues ou précises, mais ce ne sont pas de vraies phobies :

- elles ne sont :
  - ni systématisées,
  - ni permanentes,
  - ni stables;
- elles ne surviennent qu'en parallèle avec l'anxiété qu'elles sont incapables de soulager;
- les thèmes eux-mêmes sont particuliers :
  - avoir une maladie grave (nosophobie),
  - mourir (thanatophobie), devenir fou.

2. AVEC L'ANGOISSE PSYCHOTIQUE

Une crise aiguë d'anxiété

Une crise aiguë d'anxiété avec intenses manifestations émotionnelles et participation somatique de rencontre dans la mélancolie anxieuse, mais on y retrouve des éléments psychotiques particuliers :

- délire de dépréciation de soi-même et des autres;
- douleur morale intense;
- et antécédents particuliers.

Les crises aiguës chez les schizophrènes

Elles sont presque toujours infiltrées de :
- négativisme;
- opposition;
- catatonie;

et entraînent souvent des éléments délirants hypochondriaques sur un mode paranoïde.

FACTEURS ÉTIO-PATHOGÉNIQUES

1. LES FACTEURS DE PRÉDISPOSITION GÉNÉRALE

Ils sont de deux ordres comme dans l'ensemble de la pathologie mentale :
- facteurs biologiques : les femmes sont plus touchées que les hommes (3,5/1). Les perfusions de lactate et l'inhalation de gaz carbonique peuvent déclencher des accès;
- facteurs environnementaux : des expériences précoces d'angoisse de séparation ou d'abandon sont fréquemment rapportées par ces malades.

2. LES SITUATIONS DE FRUSTRATION

En particulier de séparation et d'abandon, sont essentielles car le sujet s'y sent à la fois privé de soutien, de protection et donc plus profondément livré à son angoisse. Ces situations de séparation et d'abandon tirent leur influence pathogène du fait qu'elles réveillent certaines situations symboliquement identiques du passé qui sont habituellement solidement refoulées.

Dans la névrose d'angoisse, l'anxiété redevient importante lors de la répétition des expériences de séparation : perte d'amour, rejet, deuil, solitude qui renvoient à des expériences infantiles de séparation pénible : sevrage, longue absence des parents ou attitude frustrante et rejetante des parents présents.

3. LA PERTURBATION DE LA SEXUALITÉ

Pour Freud les névroses actuelles (névroses d'angoisse et neurasthénie) étaient dues à un trouble sexuel, l'interruption au cours de l'acte (coïtus interruptus). On sait combien l'étiologie sexuelle de l'angoisse a été contestée. Cependant, il est cliniquement certain que ces malades n'ont pas une vie sexuelle harmonieuse et heureuse :
- soit en raison de craintes névrotiques concernant la sexualité;
- soit à cause de la culpabilité de certaines conduites sexuelles, en particulier la masturbation;
- soit en raison de l'interruption actuelle de la satisfaction génitale, en particulier pour des raisons de contraception.

L'excitation génitale qui n'aboutit pas à la satisfaction orgastique est génératrice d'angoisse. Tous ces troubles s'accompagnent habituellement de culpabilisation du désir sexuel.

4. L'ANXIEUX NÉVROSÉ

Il ne supporte pas la culpabilisation du désir sexuel.

De même, il ne peut supporter ses propres sentiments agressifs. Son agressivité est culpabilisée et anxiogène. La tension anxiogène peut être déclenchée par des situations d'agressivité symbolique ou fantasmatique.

TRAITEMENT

1. TRAITEMENT DES CRISES AIGUËS D'ANGOISSE

Il fait appel aux chimiothérapies dans une attitude de soutien psychothérapique du patient :

La chimiothérapie

- C'est l'indication de choix des tranquillisants :
  - benzodiazépines : Tranxène®, Valium®, Xanax®, etc.,
  - buspirone : Buspar®;
- la voix orale est préférable pour deux raisons :
  - le patient prend volontairement et activement le produit qui le soulagera,
  - le délai des benzodiazépines est moindre *per os* (1 h environ) que par voie IM;
- les doses peuvent être élevées, d'autant plus que le sujet est anxieux, et répétées si besoin est;
- en cas d'échec, on peut employer un neuroleptique sédatif injectable : Nozinan® ou Tercian® 1 amp. de 25 mg IM;
- dans les crises de « tétanie » où le sujet est hyperventilé, une méthode simple et très efficace : faire respirer dans une poche, en circuit fermé.

Le soutien psychothérapeutique

Il est réalisé, à ce stade, par l'attitude rassurante du médecin qui se charge de faire disparaître la crise et accepte de revoir ultérieurement le malade afin de mettre au point avec lui des mesures thérapeutiques d'ensemble nécessaires. Il est contre-indiqué de commencer une psychothérapie organisée en période aiguë.

Lorsque les crises d'anxiété sont fréquentes et rapprochées, le malade est hospitalisé en milieu spécialisé soit dans une clinique psychiatrique privée, soit dans un service libre d'hôpital psychiatrique. Il y recevra un traitement tranquillisant par voie injectable, pouvant réaliser éventuellement une cure de sommeil.

2. TRAITEMENT DE FOND DE LA NÉVROSE D'ANGOISSE

Dans la majorité des cas

Sauf indications ou problèmes particuliers, *psychothérapie de soutien* par le médecin généraliste plutôt que par le psychiatre auquel on adresse les cas délicats en voie de structuration ou rebelles à la thérapeutique habituelle :

- consultations régulières, hebdomadaires, de préférence le même jour à la même heure ;
- dans une attitude de neutralité bienveillante ;
- écoute, en limitant les interventions et toujours à partir du matériel fourni par le sujet.

La névrose d'angoisse est une bonne indication de la relation thérapeutique

- Le sujet apprend le contrôle de soi ;
- sous la direction d'un thérapeute entraîné à cette technique ;
- par des exercices de concentration sur ses sensations corporelles.

C'est une psychothérapie à transfert utilisé, qui peut donner des résultats durables sur l'angoisse.

La chimiothérapie est généralement nécessaire

1. *Les tranquillisants* étaient prescrits au long cours, mais les nouvelles dispositions limitent la durée de validité de l'ordonnance à 12 semaines maximum :

- en préférant :
  – des molécules à demi-vie longue : Valium®, Tranxène®,
  – ou l'alprazolam : Xanax®,
  – ou le Buspar®, qui n'ont pas d'effets sédatifs ;
- en prise unique vespérale pour les molécules cinétiques longues ;
- à dose suffisante pour calmer l'angoisse ;
- mais en évitant de surdoser (somnolence diurne) ;
- en évitant un arrêt brutal, qui peut causer un syndrome de sevrage.

Le patient doit rester gestionnaire de son traitement. La dépendance aux benzodiazépines est discutée, mais leur effet est en tout cas purement symptomatique : à l'arrêt du traitement, l'anxiété réapparaît.

2. *Les bêta-bloquants* sont utiles lorsque l'angoisse s'exprime surtout par des symptômes somatiques : tremblement, tachycardie, etc. L'Avlocardyl® permet un bon contrôle de ces symptômes. Cela est bien connu des professionnels du spectacle (musiciens, acteurs) ou des étudiants qui passent leurs examens. Cependant le traitement au long cours semble exposer à des complications dépressives.

3. *Les antidépresseurs tricycliques* représentent le véritable traitement de fond. Même en l'absence d'affects dépressifs évidents, il faut instituer un traitement :

- par Laroxyl® ou Anafranil® ;
- à dose progressive, en prise unique vespérale ;
- en atteignant au moins 150 mg/j. ;
- en surveillant les effets secondaires.

Ceci permet d'espacer les crises d'angoisse. Le traitement doit être poursuivi plusieurs mois.

SOINS INFIRMIERS AUPRÈS DE PERSONNES SOUFFRANT DE NÉVROSE D'ANGOISSE

Objectif

La relation avec la personne souffrant de névrose d'angoisse a pour objectif de réduire au minimum la souffrance engendrée par l'attaque de panique. En dehors de l'attaque de panique, le patient est suivi en psychothérapie par le médecin et les interventions infirmières sont rares.

Actions

- Lors du déroulement de l'attaque de panique rechercher avant tout des signes pouvant évoquer une affection somatique :
  – hypoglycémie : pratiquer une glycémie capillaire,
  – une affection cardiaque : contrôler la pression artérielle et les pulsations,
  – ou encore un crise d'asthme, voire un état infectieux (surveillance de la température);
- faire appeler le médecin;
- administrer les médicaments prescrits et en surveiller l'efficacité. (Il est incontournable d'avoir recours aux médicaments pour faire céder l'anxiété);
- écarter les objets dangereux;
- contenir l'agitation psychomotrice;
- faire verbaliser l'anxiété;
- aider le patient à retrouver et à contrôler sa respiration, à se relaxer;
- suggérer le repos;
- les éléments d'éducation porteront sur la réduction, voir l'arrêt, du tabac, du café, de l'alcool (tout produit excitant), la pratique d'une activité sportive ou relaxante;
- noter les observations dans les documents du service et s'y référer pour évaluer le résultat des différentes actions.

Attitude

- ne pas banaliser l'événement;
- rester près de la personne pour la rassurer;
- lui permettre de conserver le lien avec la réalité;
- parler d'une voix douce, utiliser le toucher.

D – NÉVROSE PHOBIQUE

Les phobies, en tant que symptômes, sont cliniquement connues depuis longtemps mais c'est Freud, le premier, qui à la fin du siècle dernier, a individualisé la névrose phobique sous le nom de « hystérie d'angoisse ». Jusque-là les manifestations phobiques étaient étroitement rapprochées des troubles obsessionnels et parfois confondus dans la même affection « psychonévrotique ». Il restait alors à déterminer la place particulière de l'hystérie d'angoisse par rapport à l'hystérie de conversion dont elle partage, pour l'essentiel, l'organisation structurale[1].

Cette problématique nosographique se retrouve au niveau de la sémiologie centrée sur les phobies. Ce qui caractérise les phobies, c'est un mode de déplacement vers l'extérieur (projection) du stimulus phobogène et le développement d'angoisse qui en découle si des moyens de défense efficaces ne sont pas mis en œuvre. Dans la névrose phobique, le stimulus phobogène est précis, bien limité, localisable dans l'espace extérieur et les moyens de défense ne requièrent pas une élaboration psychique délicate, il suffit d'éviter. Si l'on considère comme phobique toute localisation itérative du surgissement d'angoisse, on étend plus largement le champ sémiologique des phobies mais on s'éloigne de sa spécificité psychopathologique. La phobie est cliniquement le symptôme central de la névrose phobique qui n'en a pas l'apanage; la névrose obsessionnelle, la névrose d'angoisse, la schizophrénie revêtent parfois un profil clinique phobique. À vrai dire, il ne s'agit pas des mêmes phobies; celles de la névrose phobique sont particulières.

Cependant, la névrose phobique possède une individualité indiscutable. Sur le plan clinique, son profil associe un caractère particulier, voisin de celui de l'hystérique mais avec quelques traits propres, et un ensemble symptomatique fait d'une part de phobies, essentiellement phobies de situation et, d'autre part, de conduites contre-phobiques.

Sur le plan psychopathologique, la névrose phobique se distingue de l'hystérie de conversion. Dans celle-ci, l'angoisse est supprimée par un processus de déplacement somatique. Dans celle-là, l'anxiété est évitée par le déplacement du stimulus anxiogène de l'intérieur vers l'extérieur.

La névrose phobique se caractérise par deux éléments :

- son mécanisme de défense spécifique contre l'angoisse : le déplacement centrifuge;
- le lieu d'aboutissement de ce déplacement qui est le monde extérieur (projection), ce qui permet l'isolement de la situation phobogène et divers comportements spécifiques (évitement).

La névrose phobique est une affection névrotique (névrose de transfert, névrose œdipienne) *caractérisée par la projection du stimulus d'angoisse sur des situations, des personnes qui deviennent sources d'effroi, par les conduites défensives au moyen desquelles le sujet s'en protège et par l'organisation œdipienne de la personnalité.*

1. Si bien qu'on désigne parfois sous le terme de « névrose hystérophobique » cette organisation névrotique.

SÉMIOLOGIE DE LA NÉVROSE PHOBIQUE

1. LE CARACTÈRE PHOBIQUE

Comme tous les caractères rencontrés dans les diverses affections mentales, le caractère phobique peut être le substrat psychologique des symptômes mais il peut également être isolé, comme paucisymptomatique, réalisant une névrose de caractère phobique.

Comme tout névrosé, *le phobique est un anxieux,* hypersensible aux frustrations et toujours en attente de souffrir. Certains traits de caractère anxieux se retrouvent fréquemment chez lui. Il est d'ailleurs habituel que ce sujet traverse une période de névrose d'angoisse non structurée avant de s'organiser dans la névrose phobique.

On retrouve chez le phobique des traits de la personnalité de l'hystérique :

- l'immaturité du Moi avec une problématique largement centrée sur l'Œdipe;
- la suggestibilité, l'avidité pour toute gratification pousse le phobique à se mettre en place dans le champ du désir de l'autre.

Par contre mythomanie et théâtralisme sont moins évidents chez le phobique qui n'est pas séducteur comme l'hystérique.

Le phobique joue d'avantage dans l'inhibition, il fuit la séduction, il a peur d'être séduit.

Par contre, certains aspects psychologiques sont très apparents chez le phobique :

L'état constant d'alerte

- Le phobique guette avec une attention aiguë ses manifestations psychologiques personnelles : tout en lui doit être simple et clair, les sentiments ambigus, les pensées floues lui sont insupportables; il faut qu'il puisse tout expliquer fût-ce par des rationalisations.

Comme il réprime de manière inconsciente mais typique ses demandes instinctives, il craint toujours le surgissement en lui de mouvements difficilement contrôlables, précurseurs d'une angoisse qu'il ne peut supporter.

- Le phobique est également en alerte vis-à-vis du monde extérieur; le moindre bruit le fait sursauter. Il lui faut contrôler le monde extérieur par la vue; il se retourne pour explorer l'espace derrière lui. Il craint toujours d'être surpris.

Le parti pris de la fuite

Le stimulus d'angoisse est projeté hors du Moi dans l'extérieur. Dès que l'attention, toujours vigilante du phobique, lui signale un danger, il lui faut fuir.

Cette fuite peut s'exprimer dans deux types de comportement diamétralement opposés :

- attitude passive : les positions d'inhibition peuvent être plus ou moins importantes; il existe souvent une crainte extrême des engagements de toutes sortes (sociaux, familiaux, etc.);
- ou comportement de défi : fuite en avant dans l'activisme, la suroccupation, l'affrontement des obstacles; ce sont des comportements contraphobiques.

2. LES CONDUITES PHOBIQUES

La phobie est une *peur spécifique* intense dont le stimulus est projeté à l'extérieur, et fixé à certaines situations, certains êtres bien déterminés.

La phobie est une peur; elle est différente du développement d'angoisse qui survient si la phobie n'a pas joué comme moyen de protection. La phobie est une peur qui a un objet bien précis, l'objet phobogène sur lequel a été projeté et fixé le stimulus d'angoisse. Il y a peur parce qu'il y a danger. Au niveau fantasmatique, et ceci devient souvent conscient au moment de la crise, il y a danger de mort. La phobie est une peur de l'objet auquel est attaché le développement de la crise d'angoisse qui est vécue comme une menace de mort. C'est une peur particulière en se sens qu'elle est anticipée et non liée comme dans une frayeur habituelle à la présence immédiate du danger, et une peur spécifique car elle n'est attachée qu'à l'objet phobogène.

Au départ de la phobie se trouve toujours l'angoisse, une angoisse intense. C'est souvent au décours d'une grande crise paroxystique que s'organise la phobie comme barrage de protection. Alors intervient la projection.

La phobie est ainsi caractérisée par :

1. *Un stimulus* ou plutôt un facteur déclenchant spécifique bien défini, bien connu et redouté du patient. Chez le phobique typique, ce stimulus est à l'extérieur, localisable dans le temps et dans l'espace. Ailleurs, il est davantage rattaché à l'intérieur du sujet en particulier dans les phobies d'impulsion et phobies-limites; on s'éloigne ici de la névrose phobique.

2. *La réaction du sujet* lorsqu'il se trouve en présence de cette situation, de ce facteur déclenchant, c'est une grande crise d'angoisse. Comme toute crise d'anxiété, elle est vécue à la fois dans le domaine psychologique en tant qu'affect désagréable, pénible, attente d'un danger; et dans le domaine somatique sous la forme aiguë de toutes les manifestations psychofonctionnelles des névrosés. Il faut signaler la fréquence sinon la constance des vertiges, de la gêne respiratoire, des tendances lipotymiques; cette crise d'angoisse est souvent vécue avec l'impression de mort possible sinon prochaine; (attaques de panique).

3. *Le corollaire de l'angoisse phobique* se situe dans les comportements contra-phobiques.

Afin d'éviter la revue fastidieuse des objets phobogènes qui n'ont, d'ailleurs, pas tous la même signification, nous classerons les *diverses phobies* de la manière suivante :

- phobies de situation;
- phobies d'impulsion;
- phobies limites.

Les phobies de situation

Elles sont les plus fréquentes et les seules caractéristiques de la névrose phobique typique de l'adulte.

1. *Agoraphobie; la plus fréquente :*
   - le sujet redoute de se retrouver seul ou de sortir;
   - dans les lieux publics :

  - transports en commun,
  - foule,
  - espaces urbains découverts,
- qu'il tend donc à éviter;
- et qu'il rationalise par la peur d'un malaise.

2. *Phobie des situations sociales :*
   - on appelle ainsi toute situation où le sujet :
     - est exposé au regard d'autrui,
     - risque d'être en conflit avec ses interlocuteurs,
   - et craint de réagir de façon ridicule, inadaptée.

3. *D'autres phobies sont également rencontrées :*
   - claustrophobie : peur des espaces fermés (ascenseurs, pièces closes, etc.);
   - acrophobie : peur des lieux élevés (échelles, tours, etc.);
   - phobie des animaux.

Les phobies d'impulsion

Ce sont presque toujours des phobies d'impulsion agressives, peur d'avoir envie de faire du mal :
- à soi-même;
- à autrui.

1. *Phobies d'impulsion suicidaire :*
   - phobies de défenestration : peur de se jeter par la fenêtre, surtout chez les femmes dans les grands ensembles;
   - phobies des armes blanches ou à feu;
   - phobies de se jeter sous le métro, sous le train, sous une voiture.

2. *Phobies d'impulsion homicide :*
   - phobie d'étrangler son enfant chez la femme;
   - phobies des armes dans la peur de tuer autrui.

L'action sécurisante du cadre quotidien (l'environnement et la maison) et surtout d'une personne chère est certaine mais parfois insuffisante.

Dans les phobies d'impulsion, le facteur déclenchant n'est plus extérieur. Le sujet éprouve une peur panique d'être poussé à perpétuer un acte agressif. Il y a déplacement mais non projection du stimulus d'angoisse. On peut rencontrer des phobies d'impulsion dans la névrose phobique mais habituellement elles témoignent d'une aggravation. Elles marquent souvent le passage vers la névrose obsessionnelle. Enfin elles ne sont pas rares chez les psychotiques où elles s'associent parfois à des conduites impulsives.

Les phobies limites

1. *L'éreuthophobie :* peur de rougir en public et de l'angoisse qui en découle.

Elle se rencontre surtout chez les jeunes gens. Elle entraîne au début l'utilisation de certains artifices mais arrive souvent à limiter de façon importante l'activité du sujet.

2. *La nosophobie :* peur des maladies et surtout des plus graves (cancer, leucémie, SIDA, maladie mentale). Assez souvent, elle n'est pas phobique; sous forme diffuse, mal organisée, elle se rencontre presque constamment dans la névrose d'angoisse; très structurée au contraire, elle est habituellement symptomatique d'une affection psychotique.

On voit immédiatement que, dans la nosophobie, la maladie n'a pas les caractères habituels du stimulus phobogène; ce n'est pas une situation extérieure que l'on redoute et que l'on veut éviter.

3. *La phobie des microbes et celle de la malpropreté* qui vont souvent de pair sont symptomatiques non pas d'une névrose phobique mais d'une structure obsessionnelle (obsession phobique).

4. *Les reliquats de phobies infantiles :* elles peuvent s'observer chez l'adolescent; elles sont rares chez l'adulte.

Ce sont :

- phobies des gros animaux;
- phobies des petits animaux.

5. *Les dysmorphophobies* (cf. diagnostic différentiel).

3. LES CONDUITES « CONTRA-PHOBIQUES »

La phobie est déjà en elle-même un mécanisme de défense par déplacement et isolement de l'angoisse. Mais la phobie en tant que stimulus de l'angoisse entraîne de nouvelles manifestations défensives. Ce qui caractérise ces mesures défensives et les singularise par rapport à l'obsession, c'est leur pragmatisme; ce sont des comportements immédiats, constatables, pratiques et non plus de simples mesures psychologiques. Elles sont de deux types :

Les conduites d'évitement

Le phobique évite les situations phobogènes, stimuli de l'angoisse. Ceci est particulièrement net dans les phobies de situation : le malade agoraphobe suit un trajet défini lorsqu'il sort de chez lui; tel autre ne prend pas les transports en commun; un troisième, claustrophobe, évite l'ascenseur. Ceci est moins net dans les phobies d'impulsion; le sujet ne peut s'empêcher de flirter avec son objet, il s'approche de la fenêtre, se penche, manipule le revolver qui lui inspire des idées de suicide.

Les conduites de réassurance

- En premier chef, c'est le familier, l'habituel qui est rassurant :
  - la maison,
  - les objets usuels,
  - et surtout les personnes aimées et proches. Nombreux sont les phobiques qui ne peuvent sortir qu'accompagnés;
- secondairement, les mesures de réassurance peuvent devenir plus symboliques; ce sont des gestes, des formules, des représentations mentales. Dans ces cas, on se rapproche de la névrose obsessionnelle;
- de nombreux phobiques utilisent l'alcool pour calmer l'anxiété.

4. LES AUTRES SYMPTÔMES DU PHOBIQUE

Ils sont fréquemment rencontrés dans toutes les affections névrotiques sérieuses. Ils sont, pour une part, la conséquence :
- des symptômes phobiques;
- du caractère du sujet.

L'inhibition

- Les conduites d'évitement sont déjà des mesures d'inhibition de l'angoisse qui restreignent l'activité du sujet;
- l'inhibition sexuelle est habituelle;
- souvent, ces sujets phobiques, sans être très asthéniques, ont grand mal à envisager les situations nouvelles; ils s'en tiennent à leurs habitudes parce que la nouveauté peut leur faire craindre la survenue inopinée de l'angoisse.

La dépression

- Elle survient, dans les phobies de situation, lorsque les désirs du sujet ne peuvent être assouvis en raison des restrictions amenées par les mesures contra-phobiques d'évitement;
- dans les phobies d'impulsion, en raison de la peur du passage à l'acte.

Les troubles sexuels

- La névrose phobique de l'adulte s'accompagne d'une inhibition sexuelle plus ou moins importante et qui peut aboutir à l'absence d'activité sexuelle;
- chez l'homme, cette inhibition se traduit par l'impuissance d'érection ou par l'éjaculation précoce, chez la femme par la frigidité vaginale;
- cette inhibition dans les rapports sexuels a pour conséquence habituelle, du moins chez l'homme, une activité masturbatoire. Ce comportement auto-érotique, infantile est lui-même fortement inhibé par la crainte de se rendre malade.

ÉVOLUTION DE LA NÉVROSE PHOBIQUE

La découverte de la névrose phobique se fait habituellement dans la première partie de la vie adulte, mais la maladie évolue déjà depuis longtemps.

Les circonstances de découverte sont variables :
- tantôt le malade se plaint directement de sa phobie, surtout des phobies d'impulsion et des phobies limites;
- le plus souvent, l'affection est découverte à l'occasion de :
  – crises aiguës d'anxiété parfaitement typiques (attaques de panique),
  – un état dépressif qui apparaît rapidement névrotique.

Il est habituel de rencontrer dans l'enfance de ces patients une période assez longue de phobies infantiles : terreurs nocturnes fréquentes, intenses, prolongées au-delà de 4 ans, phobie des gros puis des petits animaux.

Assez souvent, l'apparition des phobies est précédée d'une période plus ou moins longue de névrose d'angoisse où les mécanismes de défense ne sont pas encore suffisamment établis.

Le passage de la névrose d'angoisse à la névrose phobique se fait souvent par la survenue d'un ou plusieurs malaises névrotiques, avec :

- lipothymie;
- anxiété intense;
- peur de mourir.

Pendant longtemps, le phobique donne le change à son entourage en ayant recours à des conduites simples d'évitement et de réassurance grâce auxquelles les symptômes peuvent se stabiliser.

Habituellement la restriction de l'activité devient de plus en plus gênante et entraîne un épisode dépressif qui peut motiver la consultation.

La névrose phobique est souvent améliorée par le traitement psychothérapique.

Elle peut se compliquer et présider à la constitution d'une névrose obsessionnelle. Durant cette période apparaissent les phobies d'impulsion qui déterminent une lutte intérieure intense.

DIAGNOSTIC

Le diagnostic de la névrose phobique soulève des difficultés d'importance variable.

Tantôt il est aisé devant l'association de :

- phobies typiques, en particulier de situation;
- de comportements contra-phobiques;
- sur un fond caractériel particulier.

Assez souvent la découverte de phobies pose d'intéressants problèmes diagnostiques. Il existe en effet des phobies symptomatiques dans de nombreuses affections.

Selon les circonstances, on peut ainsi discuter :

La névrose d'angoisse

Ce diagnostic peut se poser devant l'importance et la fréquence des crises d'angoisse. On retient en faveur de la névrose d'angoisse :

- l'importance de l'anxiété de fond;
- l'importance des manifestations psychofonctionnelles;
- le caractère variable, peu organisé des « craintes » qui sont souvent multiples : la nosophobie, cancérophobie, thanatophobie;
- le peu d'importance des conduites d'évitement.

L'hystérie de conversion

Lorsque l'hystérique n'arrive pas à convertir correctement son anxiété dans ses manifestations somatiques, il peut développer une phobie pour annihiler une exigence pulsionnelle, sexuelle ou agressive, qu'il ne peut satisfaire. La distinction des deux affections n'est pas toujours possible.

La névrose obsessionnelle

Elle constitue le problème diagnostique le plus habituel et le plus difficile. Le caractère constant, itératif de la phobie, l'importance de la lutte contre celle-ci peuvent devenir obsédants. À l'inverse la présence de phobies n'est pas rare dans la névrose obsessionnelle. Les formes de passage existent, marquées cliniquement par les phobies d'impulsion.

En faveur de la névrose obsessionnelle, il faut retenir :

- le lien entre l'angoisse et les obsessions-compulsions;
- l'importance de l'asthénie;
- le caractère lointain et froid du contact. Le phobique demande souvent une aide médicale; l'obsessionnel se tient à distance du médecin. Le phobique pense et veut guérir; l'obsessionnel ne croit guère qu'on peut l'aider;
- l'intellectualisation des moyens de défense qui se situent surtout dans une lutte intérieure intense;
- au niveau du comportement, ce ne sont plus des conduites d'évitement mais une succession de rites.

La mélancolie

Certains mélancoliques présentent des phobies d'impulsion auto- ou hétéro- agressives. Mais la phobie est alors englobée dans une expérience délirante d'auto-dépréciation. Sont également en faveur de la mélancolie :

- l'absence d'antécédents névrotiques;
- la soudaineté d'apparition des symptômes;
- le caractère plus intense de l'angoisse.

La schizophrénie

Elle doit être immédiatement évoquée chez un sujet jeune, en présence d'une variété particulière de phobies, exceptionnelles dans la névrose phobique, les **dysmorphophobies :** craintes obsédantes et injustifiées d'une modification corporelle localisée, peur d'avoir un vilain nez, de mauvaises dents, des cheveux mal implantés, un profil disgracieux, etc. L'éreuthophobie rejoint assez souvent la dysmorphophobie.

En l'absence d'éléments évidents du syndrome de dissociation, on accordera de la valeur à :

- la soudaineté d'apparition;
- le jeune âge;
- l'intensité de l'angoisse ou au contraire son absence apparemment totale;
- le blocage de toute l'activité sur le symptôme;

et on demandera l'aide du laboratoire de psychologie (tests de personnalité et tests projectifs).

TRAITEMENT DE LA NÉVROSE PHOBIQUE

Le traitement de la névrose phobique est psychothérapique. C'est l'indication type de cure analytique classique.

1. LE TRAITEMENT SYMPTOMATIQUE

Un traitement tranquillisant au long cours est nécessaire surtout s'il existe des manifestations d'anxiété :

- anxiété de fond : tranquillisants à demi-vie longue : Valium®, Tranxène®, Buspar®;
- crises d'angoisse : on peut utiliser une benzodiazépine à effet rapide *per os*. Le fait d'avoir le médicament en poche au moment d'affronter la situation phobogène lui fait jouer le rôle d'objet contra-phobique : Xanax® ou Seresta®.

La survenue d'un état dépressif névrotique nécessite de nouvelles mesures thérapeutiques.

État dépressif d'intensité modérée

- Augmentation des tranquillisants;
- prescription d'antidépresseurs maniables en ambulatoire : Athymil®, Vivalan®, Deparon®, Moxadil®, Prozac®, Deroxat®, Seropram®.

État dépressif franc

- Hospitalisation en milieu spécialisé;
- mise en route d'un traitement thymoanaleptique injectable.

2. LE TRAITEMENT DE FOND

Il est uniquement psychothérapique.

La névrose phobique typique est une indication formelle d'une *cure psychanalytique classique*.

L'indication est excellente et le pronostic habituellement bon.

Si la névrose phobique est une des meilleures indications théoriques de la cure analytique, elle n'est pas possible dans tous les cas concrets.

Il est habituellement possible d'aider les névrosés phobiques, qui n'arrivent pas à une demande d'analyse, à entreprendre une psychothérapie analytique. Cette thérapie (de préférence deux séances par semaine) doit techniquement être la plus analytique possible en tenant compte des possibilités psychiques actuelles du patient.

Lorsque la névrose phobique est compliquée, marquée de traits obsessionnels, l'indication de la psychanalyse ou d'une psychothérapie analytique est encore valable, mais la cure est plus difficile et le pronostic plus réservé.

Mais ce peut aussi être l'indication d'une *thérapie comportementale :*

- avec un thérapeute formé à ces méthodes;
- si les symptômes phobiques sont gênants socialement;
- après évaluation des comportements du patient, qui aboutit à :
- l'établissement d'un contrat;
- les techniques les plus utilisées dans les phobies sont :
  - l'immersion : exposition *in vivo* à la situation phobogène, en présence d'un thérapeute,
  - ou au contraire la désensibilisation systématique;
- les limites de cette thérapie résident dans :
  - l'échec primaire en raison des résistances inconscientes,
  - ou l'apparition de nouveaux symptômes de substitution.

SOINS INFIRMIERS AUPRÈS DES PERSONNES SOUFFRANT DE PHOBIE

Objectifs

La relation avec la personne souffrant de phobie a pour objectif :

- de réduire les réactions engendrées par la situation phobogène;
- de revaloriser l'image personnelle du patient;
- de réduire l'état d'alerte permanent;
- la disparition des troubles associés à l'état du patient (troubles sexuels, inhibitions, dépression).

Actions

- Recueillir l'accord du patient pour travailler sur ses troubles;
- identifier avec lui l'objet de sa phobie ainsi que les conduites d'évitement et de réassurance qu'il utilise;
- proposer un calendrier de séquences de travail;
- expliquer la démarche choisie :
  - technique d'immersion : séance de courte durée consistant à confronter le patient à l'objet phobogène,
  - chaque séance doit faire l'objet d'un entretien infirmier durant lequel le patient exposera ses réactions et son ressenti,
  - interrompre la séance si l'angoisse du patient est insurmontable,
  - technique de relaxation yoga, massages...;
- prendre note des évolutions significatives de chaque séance de travail;
- surveiller les effets du traitement médicamenteux adjoint à la prise en charge thérapeutique (voir chapitre 13);
- les éléments d'éducation porteront :
  - sur l'utilisation des techniques de relaxation, ou d'immersion pratiquées durant les séances de travail et serviront de support d'évaluation de la prise en charge;
  - sur le risque de dépendance lié au traitement anxiolytique. Précisons que le médicament peut devenir objet contra-phobique. En conséquence il faut conseiller au patient de n'en utiliser qu'en cas d'angoisse insurmontable. Il est possible d'avoir sur soi un comprimé disponible en cas de nécessité. Certains laboratoires pharmaceutiques prévoient, dans le conditionnement de leurs médicaments, l'apport d'une petite réserve permettant de transporter un ou quelques comprimés.

E – HYSTÉRIE DE CONVERSION

INTRODUCTION

L'hystérie, la plus anciennement connue, la première individualisée des affections névrotiques, restera liée aux noms de Charcot et Freud. Charcot apprit à distinguer les symptômes hystériques des symptômes neurologiques et permit indirectement de réaliser que des conflits psychologiques peuvent s'exprimer dans des symptômes somatiques. Le langage médical courant qui utilise le terme d'hystérie dans la seule acceptation de non-organicité semble bloqué là. Ce sont des patients hystériques qui ont ouvert à Freud les voies de la découverte de la psychanalyse. L'hystérie est le type même de la névrose, organisation durable caractérisée par la perturbation de l'économie pulsionnelle, sans altération profonde de la référence au principe de la réalité, perturbation en rapport avec des conflits psychologiques. Il en résulte une limitation fonctionnelle de la personnalité et des symptômes.

Comme toute organisation psychopathologique, l'hystérie est caractérisée à la fois par :

1. *Un ensemble de symptômes cliniques :*
   - paroxystiques : crises, attaques, accès;
   - permanents : paralysies, anesthésies, surtout algies;
   - qui revêtent une expression somatique et sont ressentis par le sujet comme une maladie d'origine organique;
   - qui sont sous-tendus par un moyen de défense particulier contre l'anxiété : la conversion somatique, qui est un mode particulier de déplacement de l'angoisse.

2. *Un caractère particulier,* le caractère hystérique que partage également la névrose phobique ou hystérie d'angoisse. Ces deux affections sont parfois, de ce fait, considérées comme une seule organisation névrotique, la névrose hystérophobique, intermédiaire entre la névrose d'angoisse et la névrose obsessionnelle.

Les traits essentiels du caractère hystérique, psychoplasticité, suggestibilité, théâtralisme et mythomanie témoignent du désir de l'hystérique de capter le désir de l'autre, tandis que la péjoration de l'existence et l'inauthenticité apparente, sorte de décalage entre l'émotion et son expression, signalent l'absence de réalisation profonde du désir.

La position particulière de l'hystérie dans le champ des névroses et l'originalité de son expression reposent sur l'organisation du conflit au regard de l'organisation dynamique de la personnalité et sur les mécanismes de défense utilisés. Le conflit hystérique se joue entre le Moi et le Ça, entre le désir et les exigences du Moi. Le Moi de l'hystérique est principalement phallique et oral. Les moyens de défense sont l'intensité du refoulement avec retour du refoulé dans une vie fantasmatique intensifiée, un type particulier d'identification et la conversion somatique.

Une hystérie typique, bien organisée, devrait, par ses mécanismes de défense de conversion somatique, mettre à l'abri de l'angoisse sans avoir recours à des défenses supplémentaires, de type phobique ou obsessionnel. En pratique, il n'en est pas ainsi. Les névrosés présentent souvent des crises aiguës d'anxiété, des phénomènes de conversion, des phobies et des phénomènes obsessionnels. Freud déjà avait noté que les névroses typiques, bien organisées, sont rares. Le plus grand nombre des états névrotiques est mixte, intermédiaire. On les considère comme hystériques lorsque :

- le tableau est dominé par les symptômes de conversion;
- avec le caractère particulier de la personnalité que nous allons étudier.

CLINIQUE DE L'HYSTÉRIE

Une distinction radicale entre les traits de caractère et les symptômes proprement dits a vite fait de devenir arbitraire. Le tableau clinique de l'hystérie se situe entre ces deux pôles qui, loin de s'opposer, ne cessent d'interférer :

- le caractère hystérique qui se manifeste dans des tendances, des traits psychologiques qui peuvent, lorsqu'ils sont fréquents et importants, constituer des symptômes macroscopiquement constatables;
- les symptômes de conversion qui occupent le devant de la scène, voulant revêtir l'aspect d'une sémiologie organique.

1. LES SYMPTÔMES HYSTÉRIQUES

Les symptômes de conversion

1. Les symptômes permanents

a) Les paralysies :

- paralysies fonctionnelles : paralysies d'un mouvement ou d'un groupe de mouvements coordonnés par une même signification fonctionnelle :
  - astasie-abasie,
  - aphonie;
- paralysies localisées d'un membre ou d'un segment de membre ne suivant pas les lois de l'organisation anatomo-physiologique;
- paralysies paradoxales et capricieuses ne s'accompagnant ni de troubles du tonus ni de troubles réflexes.

b) Les troubles de la sensibilité :

- Les anesthésies :
  - ont des caractères cliniques et une extension topographique variables,
  - tout comme les paralysies, elles ne correspondent pas aux lois de systématisation bien connues de l'anatomie et de la physiologie du système nerveux;
- les troubles de la sensibilité subjective :
  - dysesthésies,

  - douleurs spontanées, actuellement très fréquentes. La plus habituelle est la céphalée de conversion qui apparaît comme l'étiologie la plus fréquente de l'ensemble des céphalalgies. Les algies sont les symptômes hystériques actuellement les plus fréquents.

c) Les contractures et les crampes :

- les contractures peuvent toucher la musculature striée :
  - leur étendue est variable,
  - classiquement permanentes durant l'état vigile, elles ne sont souvent qu'épisodiques, variables en fonction de facteurs psychologiques,
  - elles interviennent souvent pour maintenir un membre ou le tronc dans une position donnée,
  - on les rencontre également au niveau des muscles des paupières : blépharospasme ;
- les contractures atteignent également les viscères, réalisant des crampes viscérales :
  - du tube digestif,
  - de l'arbre respiratoire,
  - de l'appareil urinaire,

ces spasmes viscéraux expriment une signification inconsciente de refus.

d) Les troubles sensoriels :

- atteinte d'une fonction sensorielle en tout ou en partie ;
- par exemple :
  - rétrécissement concentrique du champ visuel,
  - diplopie monoculaire, signe quasi-pathognomonique.

Au total, les plus fréquents actuellement parmi des symptômes permanents, sont :

- les troubles de la sensibilité subjective, les douleurs ;
- les spasmes et contractures.

Tous les symptômes permanents expriment tantôt une limitation, une inhibition, un refus : paralysies, anesthésies, contractures, troubles sensoriels ; tantôt une souffrance : douleurs, contractures. Dans tous les cas, le résultat est une diminution des possibilités d'action.

2. *Les symptômes paroxystiques :*

a) La grande crise d'hystérie à la Charcot ne se rencontre qu'exceptionnellement de nos jours chez des sujets très frustres ou venant de cultures où les conduites hystériques sont admises sinon valorisées (maghrébins, etc.). Elle se déroule en plusieurs étapes successives qui sont :

- les prodromes ;
- période épileptoïde ;
- période de contorsions clownesques ;
- période des attitudes passionnelles, théâtrales ;
- période terminale.

b) Actuellement, *les manifestations paroxystiques de l'hystérie* réalisent d'autres tableaux cliniques :

- crises syncopales :
  - de la lipothymie à la syncope, sans autre signe cardio-vasculaire que le ralentissement du pouls et l'hypotension artérielle modérée (ECG normal),

- habituellement le malade :
  . sent venir le malaise,
  . ne se blesse pas en tombant,
  . ne perd pas complètement conscience,
  . se souvient de sa crise,
- parfois, la perte de conscience est totale mais brève;

- crise extra-pyramidales :
  - accès de rigidité avec tremblements et hypokynésie,
  - souvent accompagnées de hoquet, bâillement, tics, crises de rire ou de pleurs;
- crises « tétaniques » :
  - très à la mode, la « spasmophilie » est en fait un avatar de l'hystérie,
  - l'hyperpnée anxieuse déclenche des modifications métaboliques,
  - responsables des contractures;
- crises pseudo-épileptiques :
  - soit à l'imitation d'un modèle (malade du service, scène de cinéma),
  - soit chez un(e) authentique épileptique. La distinction de l'origine d'une crise est alors parfois très difficile;
- sont également fréquent chez les hystériques :
  - l'énurésie,
  - le somnambulisme,
  - les fugues.

c) Les modifications de la conscience : « états seconds », « crises crépusculaires », sont actuellement rares :

- l'état crépusculaire hystérique :
  - affaiblissement de la conscience vigile, de début et de fin brusques,
  - pouvant aller de la simple obnubilation à la stupeur,
  - entraînant souvent une expérience de dépersonnalisation et/ou d'étrangeté;
  - cet état de conscience est comparable à celui qui est induit par l'hypnose;
- les états seconds sont de deux types :
  - les uns sont dominés par une production oniroïde intense,
  - les autres correspondent à des états de dédoublement de la personnalité célèbres mais bien rares;
- c'est essentiellement au cours de ces états de moindre vigilance que surviennent fugues et somnambulisme.

Cette baisse de vigilance, explique, pour une part, certaines amnésies hystériques.

d) Attaques cataleptiques :

Le malade paraît dormir pendant une durée plus ou moins longue. On dirait qu'il se retranche dans le sommeil. Mais cet état ne comporte ni les signes cliniques (myosis, strabisme divergent, contraction active des paupières) ni les signes électriques du sommeil.

Les tentatives de suicide peuvent survenir à l'issue de ces manifestations paroxystiques; d'ailleurs et très souvent actuellement la tentative de suicide de l'hystérique est la manifestation paroxystique essentielle.

Toutes ces manifestations de crise témoignent de la reviviscence actuelle du conflit et de la faillite momentanée des moyens de défense habituels, nécessitant une voie de charge immédiate de la tension pulsionnelle. Ces troubles aigus sont à la fois, pour le sujet, expressions de la souffrance actuelle et voies de décharge de la tension et langage corporel exprimé aux autres comme appel à l'aide et comme agression déguisée.

Les autres symptômes

1. Les troubles de la mémoire

Illusions de mémoire, amnésies plus ou moins étendues et plus ou moins sélectives; Freud a été frappé dès l'abord – et on l'est de nouveau devant chaque hystérique – par le fait que ces malades sont incapables d'exposer avec ordre et clarté l'histoire de leur maladie qui est l'histoire de leur existence. Ceci est dû à :

- la résistance : insincérité consciente par timidité, pudeur, discrétion;
- amnésie momentanée, paroxystique au moment de l'entretien;
- amnésie permanente qui peut être :
  - sélective, systématique : certains faits sont oubliés en raison de leur contenu gênant,
  - lacunaire, portant sur des périodes entières de la vie (enfance en particulier),
  - compensée par des illusions de mémoire (fabulations),
  - l'ordre chronologique des souvenirs est souvent perturbé.

L'étendue de ces amnésies est très variable mais le trouble de la mémoire porte toujours sur des faits désagréables au malade qui, pour être refoulés, n'en sont pas moins actifs dans l'inconscient.

La motivation de ces amnésies n'est pas perçue consciemment par le patient; elle échappe rarement au médecin, donnant à ce dernier une impression d'inauthenticité sinon de simulation.

2. Les troubles de la sexualité

- L'hystérique souffre d'une tension sexuelle qui se traduit dans son comportement :
  - attitude de séduction inconsciente de la démarche, de l'habillement, du comportement,
  - les mouvements, les regards, les mimiques, les paroles acquièrent souvent une finalité secondaire qui peut devenir consciente : c'est le moyen de manœuvrer autrui, et de marquer sa puissance et sa domination;
- ne pouvant satisfaire ses besoins libidinaux ni y renoncer complètement, l'hystérique se trouve dans une situation de compromis entre la satisfaction et la frustration;
- si la malade arrive à assumer le contact avec un partenaire, elle s'aperçoit qu'elle éprouve ce rapport comme désagréable ou qu'elle y est insensible;
- les hystériques passent parfois pour hypersexuelles en raison de leur caractère séducteur et du fait qu'elles paraissent multiplier les aventures sans en tirer satisfaction. En réalité, elles sont pratiquement toujours frigides;
- chez les hystériques du sexe masculin, qui sont loin d'être rares, les troubles sexuels sont tout aussi constants. La satisfaction sexuelle y est tout aussi difficile. Il est assez fréquent de constater qu'ils ont tendance à choisir comme partenaire des femmes frustrantes et autoritaires et qu'ils manifestent leurs tendances séductrices tout autant – et parfois d'avantage – vis-à-vis des hommes que vis-à-vis des femmes.

3. *La tendance dépressive*

Elle est constante chez l'hystérique.

Elle s'exprime :

- tantôt dans des états dépressifs francs à l'occasion de frustrations affectives;
- tantôt et habituellement de manière larvée en raison du besoin de dépendance et de la précarité des relations objectales.

Les tentatives de suicide sont fréquentes. Ce sont des tentatives de compromis entre d'une part une tendance évidente à mourir car ce n'est pas pour rien que ces sujets prennent des comprimés en excès, qu'ils se tailladent les veines ou qu'ils perpétuent quelque autre acte dangereux, et une tendance tout aussi manifeste à rester en vie. Les tentatives de suicide ont encore une autre signification, c'est de vouloir inconsciemment remanier le champ relationnel, de faire pression sur les autres. Quelquefois, en dépit du comportement suicidaire précis, l'intention de mourir n'est pas reconnue par le patient qui verbalise uniquement un désir de soulagement par la fuite dans un sommeil prolongé.

2. LE CARACTÈRE ET LA PERSONNALITÉ HYSTÉRIQUES

De tout temps, les traits du caractère hystérique ont frappé le clinicien.

Comme tous les caractères psychopathologiques, celui de l'hystérie déborde largement les symptômes.

Certains traits se rencontrent souvent chez des sujets normaux, d'autres dans diverses affections névrotiques et en particulier dans la névrose phobique dont la structure psychopathologique est commune avec l'hystérie (« hystérie d'angoisse »).

Enfin le caractère hystérique peut ne s'accompagner que d'un minimum de symptômes : il s'agit alors d'une névrose de caractère.

Les principaux traits du caractère hystérique sont les suivants :

Le théâtralisme

- L'expression somatique des sentiments est habituellement exagérée;
- l'hystérique ne voit que l'apparence de la réalité pour lui donner une signification libidinale qu'elle n'a pas;
- il déplace toujours la valeur du réel : tantôt il la majore, tantôt il ne prend rien au sérieux;
- ce que l'hystérique ne peut tolérer sous peine d'angoisse c'est que les choses soient ce qu'elles sont et rien que cela.

La mythomanie

- L'hystérique falsifie perpétuellement ses rapports avec autrui;
- il se fait passer pour autre qu'il n'est;
- il modifie le réel et l'enjolive, parfois le péjore;
- cette tendance à la mythomanie vient du fait que l'hystérique a souvent une réelle difficulté à départager l'imaginaire du réel, le vrai du faux, ses fantasmes de la réalité.

La falsification de l'existence

- Elle est la résultante de ces différents traits de caractère ;
- la satisfaction libidinale qu'il ne peut trouver dans la réalité, l'hystérique se l'accorde dans l'imaginaire ;
- il investit une grande partie de son temps dans la rêverie où le désir peut se satisfaire symboliquement en dehors des contacts frustrants de la réalité ;
  - cette falsification se manifeste particulièrement dans le langage des hystériques qui se révèle :
  - superlatif,
  - emphatique,
  - imprécis,

et dans leur comportement, en particulier en face de la mort.

Les tentatives de suicide des hystériques ont également cette dimension.

La suggestibilité

L'hystérique est :

- influençable ;
- inconsistant ;
- oscillant ;
- versatile ;

car son Moi n'arrive pas à se fixer dans l'authenticité d'une identité personnelle stable, et qu'il cherche toujours à trouver la meilleure place possible dans le champ du désir de l'autre.

L'inconsistance du Moi

- Le décalage normal et dynamique entre le Moi et l'Idéal du Moi est extrême chez l'hystérique ;
- l'hystérique doute toujours de sa propre valeur et a toujours besoin d'être rassuré par une relation sécurisante à autrui ;
- l'hystérique n'existe que dans son personnage, que dans la mesure où il est reconnu intéressant ;
- ceci explique l'importance de la quête affective de ces patients, quête affective souvent dirigée vers les médecins perçus à la fois comme bons objets de relation sécurisante et comme garants de la maladie.

ÉVOLUTION DE LA MALADIE

La névrose hystérique est une affection chronique

Il n'est pas certain qu'elle soit beaucoup plus fréquence chez la femme que chez l'homme comme on l'a longtemps pensé.

L'enfance de l'hystérique

Elle est souvent marquée par des conflits relationnels avec les parents, mais ces conflits peuvent ne pas être apparents et n'être découverts qu'en psychothérapie.

À la suite des travaux de Freud et des analystes, il est devenu classique d'affirmer que la névrose hystérique est la conséquence d'un conflit œdipien non résolu.

La névrose demeure très longtemps latente

Mais l'entourage pâtit des difficultés caractérielles et relationnelles du sujet.

Les symptômes de conversion apparaissent tout spécialement à certains moments de l'existence : puberté, adolescence, ménopause, et surtout à l'occasion de situations psychologiques pathogènes : émotions, rupture sentimentale, mésentente conjugale, accident, deuil, etc.

Les symptômes aigus

Ils disparaissent en général assez rapidement, mais cette amélioration ne modifie pas le fond de la structure psychopathologique. L'équilibre de la névrose dépend de deux facteurs :

- le résultat de la neutralisation de l'angoisse;
- la stabilité des bénéfices secondaires accordés par l'entourage.

L'hystérie peut devenir grave

- Soit du fait de la pauvreté des gratifications obtenues;
- soit du fait de l'importance de la régression.

Ces hystéries graves se signalent sur le plan clinique :

- tantôt par un *état dépressif chronique,* récalcitrant à toute thérapeutique et entraînant bientôt un rétrécissement considérable du champ vital;
- cet état dépressif névrotique grave s'accompagne souvent de *tentatives de suicide* qui, contrairement aux premiers temps de la maladie, revêtent un caractère de gravité inquiétant et peuvent aboutir à la mort;
- ailleurs, *l'hystérie grave apparaît psychotique (« psychoses hystériques »)* en raison de :
  - la gravité des symptômes,
  - l'importance de la régression et la faiblesse du Moi,
  - l'absence de possibilité de la moindre réalisation pragmatique,
  - l'existence de mécanismes de défense psychotiques : projection déni, etc.

Enfin l'hystérie peut se compliquer

- Soit en évoluant vers un état névrotique grave, telle une névrose obsessionnelle;
- soit en aboutissant à une schizophrénie.

PSYCHOPATHOLOGIE

Trois éléments revêtent une importance psychopathologique majeure dans la dynamique de l'hystérie :

1. L'IMAGINAIRE

La simple observation clinique montre que l'hystérique investit une part importante de son temps et de ses intérêts dans une intense activité fantasmatique qui est à la fois :

- nocturne sous forme de rêves;
- et surtout diurne sous formes de rêveries fantasmatiques vécues dans un rétrécissement du champ de la conscience qui se trouve à mi-chemin entre le demi-sommeil et l'état vigile.

Les psychothérapies d'hystériques confirment ce fait.

Le contenu, les thèmes de cette intense activité fantasmatique sont manifestement libidineux et plus précisément sexuels :

- dans les rêveries diurnes, les représentations proprement sexuelles sont habituellement bannies et sont déplacées sur des contenus simplement libidineux : amour, amitié, réussite, etc.;
- dans les rêves, ce déplacement symbolique persiste mais peut laisser place à des images plus directement érotiques.

La fonction de l'imaginaire est identique chez l'hystérique à celle du rêve chez le sujet qui n'est pas hystérique, savoir la réalisation fantasmatique du désir.

Ce que l'hystérique ne peut réaliser dans le concret en raison de ses inhibitions, de son angoisse, de ses défenses, de ses symptômes, il se l'accorde dans l'imaginaire.

Dans l'hystérie, la fonction de l'imaginaire est également semblable à celle du symptôme, savoir d'être un compromis entre le désir et la réalité. L'hystérique trouve tant de plaisir dans la réalisation fantasmatique du fait de son incapacité à le trouver dans la réalité, que cette intensification de l'imaginaire a valeur de symptôme et de moyen de défense. À ce titre, elle est bien un compromis. À la fois elle protège et gratifie le Moi et en même temps en marque la faiblesse. Elle protège l'hystérique d'une part en le gratifiant, d'autre part en manifestant l'existence conservée du désir. La satisfaction imaginaire est régressive par rapport à la satisfaction réelle mais elle permet au désir de s'exprimer, de survivre, et de satisfaire indirectement. Cette fantasmatisation met à l'abri du délire.

Plus qu'un moyen de défense, la fantasmatisation est la traduction du retour du refoulé. Le désir œdipien est fortement réprimé par l'hystérique. Mais le refoulement, pour intense qu'il soit, ne réussit pas pleinement et se trouve débordé par des rejetons de l'inconscient que constituent et les symptômes et les fantasmes.

2. L'ŒDIPE

Le complexe d'Œdipe est une structure préformée qui donne sens à nos désirs et à nos relations vis-à-vis de nos premiers objets.

Le petit garçon désire sa mère et la désire sexuellement dans toute l'ambiguïté de ces désirs à l'époque. Il veut donc prendre la place de son père; il rivalise avec lui, voulant le surpasser et il souhaite sa mort.

La petite fille désire d'abord sa mère qui est son premier objet. Puis, déçue profondément par la découverte de son absence de pénis, elle se tourne vers son père et son Œdipe évolue alors parallèlement à celui du garçon.

À certains moments les désirs s'inversent. Le garçon désire son père et rivalise avec sa mère; de même que la fille désire sa mère. Ce courant œdipien inversé est peu à peu profondément refoulé.

Deux tabous culturels essentiels s'opposent aux deux désirs fondamentaux de l'Œdipe : le tabou de l'inceste (ne pas céder au désir tendre, désir d'amour) et le tabou anthropophagique (ne pas céder au désir hostile, désir de mort).

L'imaginaire envahissant des hystériques est peuplé de fantasmes œdipiens, plus ou moins déplacés.

Les traits de caractère comme les symptômes qui signalent les failles de déséquilibre d'une structure sont le résultat de fixations à des stades précoces du développement psycho-affectif qui n'ont pas pu être entièrement et correctement dépassés.

En cas de conflit important entre le désir et tout ce qui peut s'opposer à sa réalisation, le sujet régresse jusqu'au niveau de ses fixations.

Dans l'hystérie, les fixations les plus importantes se font au stade phallique, au moment où :

Sur le plan de l'évolution libidinale

Il s'instaure la primauté du génital qui l'emporte sur les plaisirs d'organe oral ou anal.

Sur le plan de l'organisation du Moi

La reconnaissance de supériorité et d'antériorité du père (c'est lui qui l'a) :

- permet la limitation de la mégalomanie infantile; le principe de réalité s'en trouve renforcé;
- une réévaluation du Surmoi qui devient plus réaliste parce qu'il se dégage des identifications prégénitales.

L'hystérique n'a jamais dépassé ni résolu son Œdipe, parce qu'il n'a jamais pu être correctement posé en raison des failles des images parentales. La femme hystérique ressent son père comme séducteur. Elle pense qu'il la désire et elle s'efforce inconsciemment d'attiser ce désir. Elle pense au fond qu'elle pourra prendre dans la réalité la place de sa mère auprès du père, y compris sexuellement. Parallèlement, elle ressent sa mère comme insatisfaisante, parce qu'elle la gêne, et se forge une image d'identification féminine en contrepoint de ce qu'est sa mère. C'est essentiellement le désir tendre, désir positif, désir d'amour, du complexe d'Œdipe qui reste constamment béant dans l'hystérie du fait que l'hystérique espère toujours pouvoir réaliser un jour son scénario œdipien; c'est pourquoi il est toujours en quête (séduction); c'est pourquoi il est toujours déçu.

Cette position phallique œdipienne toujours évidente dans l'hystérie recouvre assez souvent d'importantes fixations orales qui deviennent particulièrement manifeste dans les formes graves.

3. L'IDENTIFICATION

L'identification – s'intégrer un attribut de l'autre pour se transformer à son image et lui devenir par là semblable – est un processus génétique essentiel dans la structuration de la personnalité. Le jeu des identifications se fait au sein du triangle œdipien. En raison des difficultés de l'Œdipe, les identifications chez l'hystérique sont à la fois :

- labiles et superficielles;
- multiples;
- partielles;
- instables.

C'est au niveau des symptômes que l'identification paraît la plus solide et la plus durable. Car le choix du symptôme, s'il s'explique par une érotisation de la zone choisie, repose également sur une identification à un objet œdipien malade.

DIAGNOSTIC

Les problèmes diagnostiques de l'hystérie se posent dans trois directions :

1. L'ORGANICITÉ

Lorsqu'un patient se plaint d'un symptôme somatique, on peut être rapidement orienté vers le diagnostic de névrose de conversion en raison :

- de l'aspect du symptôme : les paralysies et les anesthésies hystériques, par exemple, ne revêtent pas le caractère systématique et topographique que leur attribue la clinique neurologique;
- de la personnalité du sujet : anxieux, théâtral, mythomane, enjoliveur, ce patient n'apparaît pas comme un vrai malade somatique.

Il est inutile et psychologiquement inadéquat de se lancer dans des investigations complémentaires coûteuses et longues qui laissent penser au malade qu'on se trompe sur la signification réelle de ses symptômes.

Mais, d'un autre côté, l'hystérique n'est pas l'abri des maladies organiques et le médecin qui l'oublie s'expose à de cruelles déconvenues.

2. LES AUTRES NÉVROSES

- La névrose d'angoisse et la névrose obsessionnelle ne posent habituellement que peu de problèmes. La première n'est pas assez structurée : l'angoisse est livrée facilement et si le corps se plaint, les symptômes fonctionnels sont banals, peu organisés et variables; la seconde est trop structurée et le contact du malade est tout en retrait;
- au contraire, la névrose phobique (« hystérie d'angoisse ») est souvent difficile à éliminer d'autant plus que les deux affections peuvent être associées. Cependant, le phobique ne vient pas se plaindre de son corps mais de ses craintes qui limitent sa liberté d'action.

3. LA SCHIZOPHRÉNIE

Certes, dans les formes typiques, le diagnostic différentiel se fait facilement; notons cependant le théâtralisme et la revendication affective massive de certains jeunes schizophrènes.

La difficulté diagnostique est, en réalité, double :

1. *Ici, une jeune fille présente un tableau typiquement hystérique.* On la soigne. les symptômes se modifient ou disparaissent. Revue quelques années après, elle est manifestement dissociée. Les seuls éléments qui auraient pu faire réserver le diagnostic étaient :
- le jeune âge de la patiente (15 à 18 ans);
- la rapidité relative d'installation des troubles névrotiques.

2. *Là, le tableau est bien celui de l'hystérie de conversion tant par les symptômes* que par le caractère du malade, mais on note quelques indices d'atypicité :
- importance de l'apragmatisme;
- flou dans le cours et l'expression de la pensée;
- caractère ésotérique de certaines préoccupations, qui éveillent immédiatement l'attention et font penser à l'éventualité d'une psychose dissociative.

Dans tous les cas, l'apport du laboratoire de psychologie est très intéressant (*cf.* formes de début de la schizophrénie).

THÉRAPEUTIQUE

Le traitement est essentiellement psychothérapique mais la psychothérapie n'est pas toujours possible.

1. TRAITEMENT SYMPTOMATIQUE

1. *Un traitement tranquillisant au long cours est nécessaire chaque fois que :*
- les phénomènes de conversion somatique n'ont pas réussi à supprimer anxiété et angoisse;

- il existe des crises névropatiques paroxystiques ou des manifestations douloureuses;
- on peut utiliser les benzodiazépines à effet anxiolytique : Tranxène®, Xanax®, Lexomil®, etc., en sachant que :
  - ils peuvent avoir des effets secondaires : somnolence, dysmnésie,
  - les hystériques aiment bien en abuser ou les mélanger à l'alcool,
  - l'utilisation prolongée de fortes doses suivie d'arrêt brutal peut déclencher le syndrome de sevrage;
- Le Buspar® qui a un effet anxiolytique pur, devrait avoir un grand intérêt car il n'a pas ces inconvénients.

2. *D'autres traitements peuvent s'avérer nécessaires*
   - Hypnogènes, mais en limitant strictement leur usage;
   - neuroleptiques sédatifs : Nozinan®, Tercian®, Melleril® en cas de manifestations agressives et caractérielles;
   - antidépresseurs en cas de dépression névrotique : Athymil®, Vivalan®, Prozac®, Deroxat®, Seropram®;
   - les barbituriques sont très souvent détournés pour un usage toxicomaniaque, de même que les carbamates (Equanil®) et il faut éviter leur emploi.

3. *Devant des symptômes de conversion invalidants et persistants,* il faut penser avoir recours à des méthodes utilisant un transfert massif :
   - hypnose;
   - suggestion directe et invigoration;
   - thérapie comportementale par renforcements négatifs.

On peut ainsi obtenir des résultats spectaculaires, « miraculeux » sur des symptômes qui représentaient une gêne socio-professionnelle certaine : paralysies, contractures, etc.

Cependant le problème du fonctionnement psychique de l'hystérique reste entier.

2. LE TRAITEMENT DE FOND EST UNIQUEMENT PSYCHOTHÉRAPIQUE

- Il est beaucoup plus facile de guérir temporairement ou définitivement les symptômes que d'améliorer la position relationnelle du patient envers son milieu ambiant, ce qui est le but réel du traitement;
- l'indication d'une cure psychothérapique organisée et prolongée (psychothérapie d'inspiration analytique, psychanalyse) doit être judicieusement posée. Rentrent essentiellement en ligne de compte :
  - la force du Moi,
  - la signification de la demande psychothérapique du patient (quête affective ou désir de guérir),
  - le niveau intellectuel,
  - l'importance de l'anxiété,
  - l'importance des bénéfices secondaires.

SOINS INFIRMIERS DES PERSONNES SOUFFRANT D'HYSTÉRIE

Objectifs

La relation doit permettre à la personne souffrant d'hystérie de :

- reconnaître l'origine émotionnelle de ses troubles;
- développer une capacité à gérer l'excès émotionnel.

Actions

1. Identifier et noter les signes, attitudes ou comportements hystériques.
Il s'agit d'un recueil d'informations qui doit être mis à jour régulièrement. En effet, si les signes, attitudes ou comportements sont susceptibles de régresser ou disparaître, ils peuvent aussi être remplacés par de nouveaux.
Le recueil d'informations régulier permet d'en mesurer la nature, le nombre et la fréquence d'apparition.

2. Démontrer à la personne qu'elle peut trouver une sécurité dans ses rapports à autrui. Rappelons nous que les symptômes présentés par la personne hystérique sont l'émanation d'une angoisse qui est elle-même la résultante d'un doute permanent.
Pour mener à bien cette action, il n'y a pas de recette miracle. Seules les capacités d'observation et de créativité des soignants sont indispensables. Néanmoins, l'utilisation d'activité à visée sociothérapique est tout à fait indiquée.

3. Réaliser régulièrement des entretiens permettant à la personne de prendre conscience de ses projets. Noter les éléments significatifs et s'y référer pour évaluer la prise en charge.

4. Surveiller et éduquer la personne par rapport au traitement chimiothérapique accompagnant la prise en charge. (Voir chapitre 13).

Attitude du soignant

Être bienveillant et souple quant aux signes présentés par la personne soignée. Le fait de douter des symptômes présentés par le patient signifie une forme de rejet. La relation thérapeutique peut alors échouer.
Exercer la technique du renforcement positif. C'est-à-dire valoriser les initiatives heureuses. L'hystérique est sensible à l'idée que les autres ont de sa personne. Cette attitude contribue à réduire le doute inhérent au malade.

Cas particulier : la crise d'hystérie

Lors d'une manifestation spectaculaire à type de *perte de connaissance ou de crise épileptique,* il faut rechercher d'éventuels signes objectifs tels que *morsure de la langue* ou *émission d'urines* qui pourraient orienter différemment le diagnostic médical.
Il faut ensuite *isoler* la personne dans sa chambre ou dans le poste de soins afin d'*éviter le rassemblement des autres patients* qui aurait pour effet de donner beaucoup trop d'importance à la scène.
L'attitude du patient ne doit entraîner *ni septicisme ni inquiétude* par rapport à l'événement, mais plutôt *conduire à un dialogue* afin que la patiente ou le patient *verbalise l'événement.*
Le soignant réalisera ensuite un compte rendu de l'événement.

F – LA NÉVROSE OBSESSIONNELLE

La névrose obsessionnelle est la forme la plus organisée, la plus grave et la plus rebelle de la pathologie névrotique. Si des traits de caractère obsessionnel, si des symptômes obsessionnels se rencontrent avec une certaine fréquence dans la pratique quotidienne et dans l'exercice psychiatrique, la névrose obsessionnelle elle-même est une affection assez rare (environ 2 % de la population).
Comme toute affection névrotique, elle naît dans l'enfance, se moulant sur le caractère et se constitue progressivement. Elle reste pendant longtemps plus évidente au niveau du caractère qu'au niveau des symptômes. Mais elle ne s'épanouit qu'au cours de la vie adulte. Elle apparaît plus fréquente dans le sexe masculin.
Toute névrose se signale cliniquement par ses symptômes et repose, au-delà de ceux-ci qui peuvent varier, sur une organisation caractérielle, structurale, psychopathologique beaucoup plus stable. Ce fait, général dans tout l'univers névrotique, est encore plus patent dans la névrose obsessionnelle qui, plus qu'un ensemble de symptômes, est un mode d'organisation pathologique de l'existence d'une personnalité gravement perturbée, qui sans être proprement psychotique, est sans cesse confrontée à l'échéance psychotique contre laquelle elle se défend avec acharnement mais avec un succès variable. Non psychotique, mais toujours ouvert sur la psychose, telle est la position du grand névrosé obsessionnel.

Sur le plan séméiologique, l'affection se caractérise par l'association d'obsessions diverses et de manifestations de défense que sont les rites obsessionnels.

Quand au caractère obsessionnel, il se trouve réalisé par la combinaison, en des proportions valables, des trois éléments suivants :
- *la tendance psychasthénique ;*
- *le système compulsif ;*
- *la fixation et la régression sadique-anales.*

Mais dans l'ensemble, la névrose obsessionnelle, considérée sous l'angle clinique ou psychopathologique, présente quatre caractères principaux autour desquels elle se définit :
- *l'automatisme :* la vie mentale se déroule spontanément comme indépendamment de la conscience et de la volonté du sujet;
- *l'incoercibilité :* cet automatisme de la pensée revêt un caractère obligatoire, inévitable; le sujet ne peut s'y soustraire;
- *la lutte intérieure :* le sujet essaie d'entraver cet automatisme incoercible de sa vie mentale par d'autres représentations, d'autres opérations psychologiques. Cette lutte incessante, obligatoire, astreignante, et, somme toute, peu efficace, est épuisante; elle absorbe toute l'énergie du sujet et explique l'importance de son asthénie;
- *la conscience de la maladie :* le sujet est parfaitement conscient du caractère morbide de tous ces phénomènes qu'il essaie le plus qu'il peut de masquer aux autres.

L'obsessionnel porte un jugement défavorable sur lui-même car il se rend compte de son incapacité à éluder ses difficultés psychologiques.

Au total *la névrose obsessionnelle se définit par le caractère forcé des idées, des représentations, des affects et des conduites qui s'imposent au sujet et détermine en lui une lutte inépuisable sans qu'il cesse pour autant de considérer cet automatisme incoercible comme pathologique.*

CLINIQUE DE LA NÉVROSE OBSESSIONNELLE

1. LE CARACTÈRE OBSESSIONNEL

Le caractère obsessionnel

1. Il constitue le *fond même de l'affection* en tant que mode particulier d'organisation pathologique de la personnalité, tant dans son organisation intime que dans son univers relationnel.

2. *Ce caractère obsessionnel* peut demeurer *infraclinique* comme asymptomatique, c'est-à-dire que les traits du comportement qui résultent des tendances caractérielles n'apparaissent pas comme « symptômes » ; ils restent dans les limites d'un comportement socialement adapté. Il s'agit alors d'une névrose de caractère.

3. *Ailleurs ces traits de caractère obsessionnel se retrouvent comme témoins* d'une structure *psychotique* sous-jacente :
- mélancolie et paranoïa chez l'adulte;
- schizophrénie chez le jeune.

4. *La névrose obsessionnelle est en position intermédiaire;* elle est plus qu'une névrose de caractère, mais elle ne s'exprime pas dans des complications psychotiques.

5. *Le caractère obsessionnel est constitué par l'association des trois éléments suivants :*
- la psychasthénie;
- le système compulsif;
- le caractère sadique-anal;

qui sont toujours retrouvés mais dans des proportions variables.

L'élément psychasthénique

- La psychasthénie est une forme particulière de fatigue :
  - vécue à la fois sur le versant somatique et psychique,
  - mais résultant directement de facteurs psychologiques et non d'un épuisement somatique,
  - cette asthénie est intense, par moment presque irréductible, expliquant certains comportements de l'obsessionnel comme sa lenteur à se mettre en route le matin et son manque de pragmatisme en général;

- cette asthénie particulière résulte de plusieurs facteurs :
  - de la lutte intérieure intense du sujet : la lutte obsessionnelle est épuisante car elle utilise incessamment l'énergie du sujet,
  - de l'ambivalence : le sujet n'arrive pas à se déterminer entre deux décisions, deux motivations, deux désirs, deux éléments de choix,
  - de la crainte de nouvelles situations qui pourraient remettre en cause l'équilibre pulsionnel et entraîner de nouveaux débats, et de nouvelles luttes,
  - bientôt l'asthénie devient la justification de l'incapacité d'agir;
- le psychasthénique est à la fois velléitaire, aboulique et inefficace; cette aboulie s'accompagne de ruminations mentales, de préoccupations introspectives multiples, envahissantes et stériles;
- l'obsessionnel psychasthénique est conscient de ses troubles; il les analyse avec minutie, s'observe, se critique, se juge sans complaisance. Mais cette conscience critique s'accompagne d'une incapacité radicale à agir;
- cette psychasthénie :
  - forme la toile de fond de l'activité compulsive,
  - est vécue habituellement dans une atmosphère subdépressive chronique expliquant le recours possible aux drogues et stimulants divers,
  - enfin elle est fortement culpabilisée, le sujet se reprochant d'être « un bon à rien ».

Le système compulsif

1. *Sur le fond psychasthénique se greffent des conduites compulsives :*
   - agitation psychomotrice, tics, stéréotypies, gestes conjuratoires;
   - agitation idéo-verbale : ruminations, litanies;
   - phobies d'impulsion : le passage à l'acte réel est exceptionnel. Mais, assez souvent, l'obsessionnel réalise un passage à l'acte symbolique formant un compromis entre l'obsession et la tension impulsive. Parfois, la phobie d'impulsion se résout dans une tempête agressive purement verbale.

2. *Le système compulsif est encore représenté par les traits de caractère suivants :*
   - doutes;
   - contraintes;
   - isolation;
   - annulation;
   - toute puissance du mot;
   - pensées magiques.

3. *Ces traits peuvent se rencontrer* en l'absence de symptômes obsessionnels, réalisant alors une névrose de caractère.

4. *La pensée compulsive* se retrouve également dans les tests psychologiques en particulier les tests de personnalité, TAT, Rorschach : description minutieuse des détails au détriment de l'ensemble, fragmentation du récit, critiques envers les planches, intellectualisation, doutes.

La fixation et la régression sadique-anales

On explique actuellement la psychogenèse des névroses par l'existence de conflits affectifs de l'enfance, conflits mal résolus et mal refoulés laissant dans l'inconscient des « fixations ».

À l'occasion de la reviviscence symbolique de ces conflits, tout névrosé régresse pour trouver des satisfactions au niveau de ses fixations. Dans la névrose obsessionnelle, la fixation et donc la régression névrotiques se situent au niveau du stade sadique-anal du développement de la personnalité infantile.

Les traits du caractère anal sont :
- la satisfaction régressive au niveau du plaisir anal;
- et l'agressivité sadique contre le dressage de la propreté.

De l'érotisme anal découlent les traits de caractère suivants :
- obstination et entêtement;
- collectionnisme et difficultés à abandonner les objets;
- angoisse avant la séparation;
- saleté.

De l'agressivité sadique :
- injures scatologiques;
- cruauté envers les faibles;
- rébellion contre l'autorité.

Mais la personnalité élabore des formations réactionnelles opposées à ces satisfactions dans la mesure où elles sont prohibées par le Surmoi et sources d'angoisse :
- contre l'érotisme anal :
  - tendance aux cadeaux, résignation, soumission,
  - prodigalité,
  - propreté excessive;
- contre l'agressivité sadique :
  - politesse, obséquiosité,
  - bonté, défense des faibles, justice,
  - respect de toute autorité.

Ces différents traits de caractères se juxtaposent ou s'articulent diversement chez les obsessionnels.

2. LES SYMPTÔMES APPARENTS

Les obsessions

1. *Définition et caractères*
- l'obsession est l'apparition involontaire et anxieuse dans le champ de la conscience d'une pensée, d'une image parasite qui tend à s'imposer au Moi, qui évolue à côté de lui sans qu'il la reconnaisse comme sienne;
- il est banal, qu'une pensée, une image, devienne obsédante par son caractère insistant, itératif, involontaire et gênant.

Cette pensée ne devient obsessionnelle qu'en raison de ses exigences, de sa permanence, de son intensité, s'installant dans le champ de la conscience qu'elle monopolise sans vouloir en démordre.
Mais entre l'idée obsédante et l'obsession, il y a plus qu'une différence quantitative, la première peut perturber la vie psychique, elle ne la modifie pas; la seconde, au contraire, est le centre de la vie mentale;

- le phénomène obsessionnel peut varier beaucoup dans ces thèmes, mais pour le même sujet, durant une longue période sinon durant toute sa durée, il se cristallise autour d'un noyau unique qui va en se diversifiant.
Ce phénomène obsessionnel peut être une représentation imagée, ce peut être un sentiment, un affect, un souvenir, mais le plus souvent il s'agit d'une représentation idéïque, une pensée magique;
- toutes les manifestations obsessionnelles que nous allons schématiser revêtent un caractère répétitif constant. À partir du noyau obsessionnel, se déroulent de longues séries de représentations mentales qui défilent toujours dans le même ordre obligatoire.

2. *Classification*

Il existe trois grands types de manifestations obsessionnelles :

- **les obsessions idéatives** sont les plus fréquentes et les plus typiques de la névrose obsessionnelle lorsqu'elle est parfaitement constituée. Le phénomène obsessionnel est ici essentiellement intellectuel, il s'agit d'une idée :
  - tantôt d'un concept se rapportant à un réel concret : personne, objet,
  - plus souvent à un concept symbolique : mots, chiffres,
  - voire concept abstrait pseudo-philosophique.

  Ces obsessions symboliques frappent par leur caractère absurde, stérile. Mais, par la complexité des réseaux de défense obsessionnels qu'elles entraînent, elles réussissent au mieux à supprimer toute anxiété;
- **les obsessions phobiques**
On les appelle ainsi en raison de leur caractère anxiogène. Comme les vraies phobies, elles sont stimuli d'une angoisse insupportable. Elles doivent être soigneusement et rapidement évitées.
Mais elles se distinguent radicalement des phobies ordinaires; ce qui est redouté dans la phobie simple, c'est la situation objective extérieure qui peut être évitée par une fuite loin de cette situation. Dans l'obsession phobique, ce qui est redouté, ce n'est pas la situation réelle, mais la pensée de cette situation ou de cet objet. Il suffit d'y penser pour que naisse le doute obsédant. Il est alors évident que le comportement de fuite n'a plus aucun rôle de réassurance.
Seul un intense travail intellectuel peut arriver à éluder la naissance de l'angoisse.
Pratiquement toutes les phobies peuvent devenir des obsessions phobiques lorsque les mécanismes de défense (évitement et réassurance) se sont avérés insuffisants. Mais certains thèmes phobiques sont également plus fréquents dans la névrose obsessionnelle :
  - nosophobie,
  - éreutophobie, phobie du contact,
  - phobie de la malpropreté,
  - phobie des microbes;

- les obsessions impulsives ou **phobies d'impulsion** (cf. névroses phobiques).
  La phobie d'impulsion se rencontre dans la névrose phobique typique. Souvent elle marque une forme de passage de la névrose obsessionnelle. La phobie d'impulsion est toujours la crainte d'un acte agressif, soit contre soi-même (phobie d'impulsion suicidaire), soit contre autrui (phobie d'impulsion agressive ou homicide). La phobie d'impulsion devient de plus en plus obsessionnelle au fur et à mesure que le sujet imagine des moyens de plus en plus compliqués pour lutter contre la force contraignante qui l'angoisse.

Les rites obsessionnels, moyens de défense

1. *Pour conjuguer l'univers hostile,* l'obsessionnel a recours aux procédés magiques, rites mystérieux, trucs dérisoires mais impérieux qui deviennent bientôt aussi incoercibles que sa préoccupation obsédante primitive. Bientôt le rituel se complique; c'est un véritable cérémonial comme une liturgie, un règlement stupide mais draconien fait d'obligations et d'interdictions. Le formalisme vide de la conjuration remplace ou soulage, sans cesser de l'entretenir, la contrainte interne.

L'obsessionnel tend ainsi à s'aliéner dans les rites pour échapper à ce qui lui reste encore de liberté dans le conflit pulsionnel.

2. *Sur le plan clinique,* ces rites obsessionnels défensifs apparaissent de deux types qui peuvent s'associer :
   - les uns sont intimes, intérieurs, souvent méconnus de l'entourage : séries de mots ou de chiffres que le sujet s'impose;
   - les autres sont extérieurs, ce sont des comportements rituels :
     - soit rituel de vérification,
     - soit rituel liturgique.

     Quoi qu'il en soit, ces rituels sont :
     - automatiques,
     - coercitifs,
     - rigoureux,
     - itératifs.

3. *Les rites et rituels* ne constituent pas la totalité des mesures défensives de l'obsessionnel : la psychasthénie s'incarnant dans l'aboulie et l'inhibition protège également le Moi obsessionnel contre les exigences de la réalité et celles de ses pulsions.

3. LES FORMES CLINIQUES

Formes selon la gravité

1. *Les formes mineures* sont extrêmement fréquentes et souvent méconnues :
   - formes asymptomatiques : névrose de caractère obsessionnel où l'on retrouve tous les traits du caractère sadique-anal : obstination, méticulosité, agressivité, avarice, prodigalité, propreté excessive, asthénie;

- à l'occasion d'un conflit, ou paradoxalement d'une promotion professionnelle, amoureuse, apparaît un symptôme obsessionnel; ces petits obsédés caractériels vivent ainsi des crises d'obsession qui disparaissent assez rapidement pour réapparaître à l'occasion d'autres difficultés.

Même les névroses obsessionnelles typiques évoluent souvent de manière pseudo-périodique avec des périodes d'accalmie et des moments d'aggravation.

2. *Formes compliquées :*
- accès dépressifs très fréquents (50 % des cas);
- lorsqu'on suit certains névrosés obsessionnels pendant des années on observe parfois le passage au délire chronique.

Formes symptomatiques

Il en est deux grands types extrêmes à partir desquels se situent l'ensemble des formes habituelles :

1. *La forme psychasthénique :* l'activité socio-professionnelle est devenue pratiquement inexistante; le patient ne quitte plus guère son domicile. C'est dans ces formes que le phénomène obsessionnel porte le plus souvent des abstractions intellectuelles vides, coupées de la réalité (mots, chiffres, etc.). Ces formes sont rebelles à la thérapeutique.

2. *La forme caractérielle :* les traits caractériels de type sadique-anal, avec en particulier d'importantes manifestations d'agressivité, sont au-devant du tableau. La symptomatologie obsessionnelle est surtout faite d'obsessions phobiques et de phobies d'impulsion. Ces symptômes pourront être amendés par le traitement mais le noyau caractériel demeurera.

APERÇU PSYCHOPATHOLOGIQUE

Les différents éléments de la structure psychopathologique obsessionnelle peuvent être envisagés dans la convergence des trois grandes perspectives suivantes :
- le jeu de l'ambivalence;
- l'ordre de la pensée;
- la position du Moi.

Le jeu de l'ambivalence

1. *L'ambivalence est réalisée* par la présence simultanée de sentiments positifs et négatifs éprouvés envers la même personne; à ce titre, toutes nos relations d'objet, même les plus aimantes, sont infiltrées d'ambivalence :
- mais habituellement la composante positive l'emporte sur la négative;
- l'ambivalence est intense dans la névrose obsessionnelle comme dans la mélancolie parce que :

  - les affects d'amour et de haine sont les uns et les autres très intenses,
  - et vécus simultanément;
- l'ambivalence de l'obsessionnel se retrouve dans toutes ses relations avec le Surmoi, avec le Moi propre, avec le Ça et avec les objets.

2. *Cette ambivalence de l'obsessionnel est renforcée par son Surmoi :*
- le Surmoi de l'obsessionnel est très dur, cruel, inexorable, rigide et n'assume pas le rôle de protection qui lui est normalement dévolu;
- l'obsessionnel est perpétuellement oppressé par son Surmoi :
  - qui ne cesse de l'accabler de critiques dépréciatrices qui tendent à assimiler le Moi au Ça,
  - qui requiert perpétuellement réparation des pulsions agressives dirigées contre lui.

3. *L'obsessionnel doit lutter vigoureusement* contre la composante hostile de son ambivalence, c'est-à-dire contre son agressivité :
- agressé par son Surmoi, le Moi obsessionnel est toujours en butte à l'agressivité de ses objets ressentis comme de mauvais objets;
- afin de fuir l'angoisse de l'agressivité des autres contre lui, et de la sienne en retour, l'obsessionnel anesthésie sa vie affective dans une rationalisation infinie (l'ordre de la pensée);
- si l'obsessionnel se défend contre sa propre agressivité, c'est qu'elle est considérable et qu'elle tend finalement à la mort et du Surmoi et de l'objet.

4. *L'obsessionnel vit toujours en référence à la mort :*
- *à la mort d'autrui* qu'il souhaite inconsciemment et ardemment du fait de ses importantes tendances sadiques, si bien qu'il se sent toujours coupable du mal qui arrive à autrui. Là se laisse apercevoir la dimension œdipienne du conflit. Les premiers désirs de mort ont visé le père et c'est toujours lui qui est intéressé en définitive dans les désirs actuels et inconscients de l'obsessionnel. Dans la structure et dans la névrose obsessionnelles, c'est le désir négatif, le désir hostile, agressif, le désir de mort du complexe d'œdipe qui reste trop puissant, demandant un travail de contre pression très intense et de multiples tentatives de mise à distance et de réparation;
- *à sa propre mort,* lieu du repos, de l'abolition de la lutte, de la temporisation infinie, du soulagement où aucune lutte ne s'impose plus; mais également lieu d'appauvrissement qui le prive de ses objets et de son Moi limité.

  Ainsi la mort, celle d'autrui et la sienne, est tout à la fois désirée et redoutée.

L'ordre de la pensée

1. *La pensée, dans l'univers obsessionnel,* est toute puissante parce que c'est à son niveau que se situe la neutralisation de l'angoisse et de l'agressivité. Cette toute-puissance de la pensée renvoie à la mégalomanie de la pensée du très jeune enfant qui vient du manque de séparation, en son esprit, entre le monde des objets et le Moi. Mais surtout, cette toute-puissance de la pensée n'est que le masque de la toute-puissance de l'agressivité.

2. *La pensée de l'obsessionnel,* cette pensée compulsionnelle et rituelle, vise à le protéger de l'intensité de ses affects. Le refoulement de l'obsessionnel est marqué par la dissociation de l'affect et de la représentation. L'obsessionnel ne s'intéresse tant à sa pensée que pour ne pas s'intéresser à sa vie affective.

3. *Cette toute-puissance de la pensée* est également fondée sur la régression de l'acte à la pensée.

Ce reflux de l'acte de la pensée transfère avec lui les charges libidinales qui opèrent l'érotisation de la pensée.

Mais il se passe encore à l'intérieur de la pensée une autre régression qui apparente l'obsessionnel aux structures psychotiques, à savoir la régression de l'investissement de chose à l'investissement du mot. Les représentations des mots sont alors équivalentes aux représentations de choses, ce qui constitue une faille capitale dans le sens de la réalité. Cette confusion régressive n'est encore que limitée dans la névrose obsessionnelle.

4. *Le caractère compulsionnel de la pensée* vient du fait qu'elle se trouve chargée de l'énergie libidinale normalement dévolue à l'action.

La position du Moi

1. *La régression dans la névrose* atteint essentiellement la libido, en particulier au niveau des pulsions qui régressent de la génitalité à l'érotisme anal.

Mais la régression atteint également le Moi, où la régression est partielle et fonctionnelle.

Cette régression se fait jusqu'au niveau des fixations c'est-à-dire jusqu'au stade sadique-anal.

Cette régression atteint également le Surmoi.

2. *Le Moi de l'obsessionnel est limité,* enfermé dans la psychasthénie, ses hésitations, la maîtrise de l'agressivité et ses symptômes envahissants.

Certains ont qualifié de faible le Moi de l'obsessionnel parce qu'il ne peut s'adapter à la réalité qu'au travers d'importantes limitations.

3. *L'obsessionnel a une relation d'objet particulière.* Comme celle du mélancolique, elle est à la fois ambivalente et narcissique. De plus c'est toujours une relation à distance. Mais l'obsessionnel tient à ses objets pour se protéger de la décompensation psychotique.

DIAGNOSTIC

Dans la plupart des cas, le diagnostic de la névrose obsessionnelle est facile. Cependant la discussion peut naître aux confins de l'affection. En pratique, il y a deux problèmes qui peuvent surgir dans certains cas :

1. *La névrose phobique :* les phobies d'impulsion se classent dans les névroses obsessionnelles; de même que les obsessions phobiques qui existent en dehors de l'objet. Mais cela est loin d'être toujours aussi simple (cf. névrose phobique).

2. *Les obsessions symptomatiques :* des phénomènes obsessionnels typiques peuvent se rencontrer dans :

- la schizophrénie :
  - dans certaines formes pseudo-névrotiques du sujet très jeune,
  - dans certaines formes résiduelles de l'affection où ils constituent un progrès;

  Ces obsessions sont d'ordinaire :
  - vagues, froides,
  - moins riches en conduites rituelles contre-obsessionnelles,
  - souvent à contenu hypocondriaque;
- la mélancolie : il s'agit alors d'impulsions intriquées dans la thématique délirante du mélancolique. C'est un diagnostic à bien connaître car si le névrosé obsessionnel compulsif ne passe pratiquement jamais à l'acte, que sous forme atténuée ou symbolique, le mélancolique cède facilement à son impulsion suicidaire.

TRAITEMENT

Le traitement de fond est uniquement psychothérapique, mais dans le cours de l'évolution, un appoint symptomatique médicamenteux est souvent nécessaire.

TRAITEMENT SYMPTOMATIQUE

Chimiothérapie

1. *Les traitements antidépresseurs* donnent en général de bons résultats même en l'absence d'état dépressif :

- en particulier les inhibiteurs de la recapture de la sérotonine : Prozac®, Floxyfral®, Deroxat®, Seropram®;
- tricycliques : Anafranil®, à dose efficace : 150 mg/j minimum permet de réduire les obsessions et les compulsions. Ce traitement doit être poursuivi au long cours;
- les psychastènes apprécient beaucoup les AD psychotoniques : Survector®, Pertofran®.

2. *Les tranquillisants peuvent être utilisés pour contrôler l'anxiété.*

3. *D'autres traitements peuvent être utilisés :*

- les neuroleptiques sédatifs, en cas d'échec des traitements ci-dessus, et lorsque la cure analytique a été soit impossible, soit inefficace : Nozinan® ou Tercian®;
- le Catapressan® donne parfois de bons résultats;
- la psychochirurgie (lobotomie préfrontale) a heureusement été abandonnée, en France, y compris la cingulectomie.

Les thérapies comportementales

Elles peuvent donner de bons résultats symptomatiques :

- avec un thérapeute formé à ces méthodes;
- après évaluation des comportements du patient qui aboutit à :
  - l'établissement d'un contrat,
  - les techniques employées sont plus efficaces dans le domaine comportemental (sur les compulsions que sur les obsessions).

TRAITEMENT DE FOND

Le traitement de fond de la névrose obsessionnelle ne peut être que psychothérapique : psychanalyse classique ou psychothérapie d'inspiration analytique.

De toute façon, le traitement analytique est long et difficile et ne vise qu'à l'amélioration nette de la symptomatologie.

En principe la névrose obsessionnelle est l'indication d'une cure type : la psychothérapie analytique ne vit que des contre-indications de la cure type. Ces contre-indications peuvent être :

- exogènes : sociales, économiques,
- ou endogènes :
  - personnalité du sujet :
    niveau intellectuel insuffisant,
    âge trop élevé,
    faiblesse du Moi;
  - maladie : formes graves, ouvertes sur la psychose.

SOINS INFIRMIERS AUX PERSONNES SOUFFRANT DE NÉVROSE OBSESSIONNELLE

Objectifs

La relation doit progressivement permettre au patient de vivre sans être invalidé par ses rituels, idées obsédantes ou activités compulsionnelles.

Actions

- Expliquer la démarche choisie pour aider le patient et recueillir son accord quant à la poursuite des soins. Les techniques comportementalistes présentent de bons résultats chez les sujets obsessionnels.
- Proposer un calendrier de séquences de travail sous forme de contrat moral. Ceci a pour effet de rassurer sur le sérieux de la proposition de soins et doit s'accorder avec la personnalité du malade. Préciser la durée des séquences de travail.
- Mise en pratique de la technique proposée. Cette technique doit amener progressivement le patient à trouver inutile la pratique des rituels obsédants et donc arriver à agir sans.
  Il faut prendre soin de commencer par des exercices de courte durée (quelques minutes suffisent lors des premières séances).
  Chaque séance fait l'objet d'un bilan avec l'intéressé pour qu'il verbalise son ressenti, ses difficultés, ses progrès. L'évaluation porte sur les résultats obtenus en terme d'autonomie acquise.
- Surveiller l'apparition d'un éventuel état dépressif et le signaler au médecin.
- Les techniques de relaxation et de résolution de problème sont un complément à la prise en charge relationnelle à condition que le patient y soit réceptif.
- Surveiller les effets du traitement médicamenteux (voir chapitre : Traitement médicamenteux, Chapitre 13).
- Noter les éléments significatifs de la prise en charge, les observations et évaluations dans les documents du service.

Attitude

Toujours bienveillante, utiliser des termes précis.
Valoriser les progrès.
Ne pas porter en dérision les rituels qui s'imposent au patient.

G – LA NÉVROSE TRAUMATIQUE

Il s'agit d'un tableau de souffrances morales subjectives et chroniques installé au décours d'un accident qui n'a pas entraîné de blessure physique notable.

CLINIQUE

Le traumatisme de départ se situe dans un danger extérieur brutal, intense, inhabituel qui a menacé soit la vie soit l'intégrité physique. En sont donc exclus les événements pénibles de la vie : maladie grave, conflit, échec, revers, deuil.

Il existe habituellement un temps de latence entre le traumatisme et le déclenchement de la névrose.

Il n'a pas existé de lésoin physique notable à la différence des syndromes post-traumatiques. Le traumatisme et le danger encourus se sont accompagnés d'une très vive frayeur.

Les symptômes sont des trois ordres :

1. SOUFFRANCE PSYCHIQUE D'INTENSITÉ VARIABLE

Entraînant parfois de véritables crises de panique; elle s'accompagne souvent de troubles du caractère.

2. DES ÉLÉMENTS RÉPÉTITIFS À LA FOIS

- La nuit dans les rêves traumatiques;
- le jour dans les rêveries obsédantes, parfois presque hallucinatoires.

La scène traumatique est revue et revécue.

3. DES INHIBITIONS D'IMPORTANCE VARIABLE

Mais gênant le fonctionnement de la vie psychique personnelle et de la vie relationnelle.

Il existe souvent d'autres troubles associés :

- asthénie;
- tendances dépressives et parfois véritable état dépressif;
- symptômes moteurs : tics, tremblement, sursauts;
- troubles sexuels;
- troubles du sommeil.

DIAGNOSTIC

Dans les cas habituels, il se fait facilement sur l'enchaînement :
- traumatisme avec frayeur ;
- temps de latence ;
- apparition de la triade symptomatique :
  - bouffées anxieuses,
  - répétition du traumatisme,
  - gêne de fonctionnement.

Mais il existe des formes particulières :

1. NÉVROSES TRAUMATIQUES DE GUERRE

Elles se manifestent essentiellement sous deux formes :
- hystériques avec des troubles moteurs et sensitifs ;
- anxieuses.

Troubles du sommeil, fatigue, tendance à la surconsommation d'alcool et de tabac sont habituels.

Les facteurs les plus importants à prendre en compte sont : la violence des combats, le long temps d'exposition au danger, la situation de passivité devant le danger et le deuil des camarades.

2. LE SYNDROME DU SURVIVANT

C'est la culpabilité paradoxale des survivants.

Il a d'abord été décrit chez les tuberculeux des sanatoriums, puis chez les opérés cardiaques mais surtout chez les rescapés des camps de concentration.

Le survivant se sent coupable d'être resté en vie alors que ses compagnons ont succombé.

TRAITEMENT

Principes généraux :

Le traitement a d'autant plus de chance d'être efficace qu'il est entrepris précocément.

Il repose sur la possibilité donnée au patient :
- de vivre et d'exprimer le plus complètement possible ses émotions et affects douloureux et pénibles ;
- de verbaliser les idées, les souvenirs, les craintes, les fantasmes que ce vécu a entraînés en lui.

On s'efforce actuellement d'assurer la prophylaxie de la névrose traumatique en donnant cette possibilité à toutes les victimes d'attentats et de catastrophes.

Mise en application :

1. AU MOMENT DU TRAUMATISME

Toute personne s'étant trouvée à proximité d'un traumatisme important et dangereux l'ayant choquée ou terrorisée doit maintenant avoir la possibilité d'en parler et d'en reparler soit au cours d'entretiens individuels soit au sein de groupes constitués à cet effet.

Ces deux types de prise en charge nécessitent un thérapeute averti et extérieur dont le rôle est d'aider à l'expression des émotions et contenus de pensées, d'accompagner la souffrance et les pleurs sans chercher à les réduire et enfin d'intervenir pour apaiser et rassurer.

2. DURANT LE TEMPS DE LATENCE

Il est encore utile de donner au patient la possibilité de parler du traumatisme et de le revivre mais il en sentira moins la nécessité, les symptômes n'étant pas encore apparus nettement :

3. À L'APPARITION DES TROUBLES

La prise en charge allie d'emblée :

- la psychothérapie de soutien avec les orientations déjà exprimées. Si le patient éprouve des difficultés à reparler de l'accident ou à faire le lien avec ses symptômes apparus secondairement, il est judicieux d'orienter vers un groupe de parole ou de penser à l'hypnose ;
- le recours aux médicaments psychotropes selon la symptomatologie et en préférant les antidépresseurs aux tranquillisants.

Chapitre 3

SOINS INFIRMIERS AUPRÈS DES PERSONNES ATTEINTES DE TROUBLES DÉPRESSIFS

A – GÉNÉRALITÉS

Les états dépressifs représentent certainement le syndrome le plus fréquent de la pathologie psychiatrique courante. Ils posent essentiellement trois types de problèmes :

- *un problème diagnostique :* si un grand nombre, le plus grand nombre sans doute des états dépressifs est facile à reconnaître, certains masqués sous des aspects inhabituels et inattendus risquent de passer inaperçus;
- *un problème nosographique :* l'état dépressif n'est l'apanage d'aucune structure; il peut être réactionnel, il peut survenir sur une structure névrotique, comme chez un psychotique; il n'est guère que le pervers qui s'en trouve à l'abri. Toute la question est de savoir reconnaître les mélancoliques et les dissociations débutantes (états dépressifs atypiques) en raison des risques particuliers;
- *un problème thérapeutique* car, en fonction de la gravité du syndrome et de son cadre nosographique, il convient de déterminer l'orientation du traitement et ses modalités.

Toujours est-il que les états dépressifs qui sont si fréquents guérissent presque toujours quand ils sont correctement traités – et bon nombre ne relève pas nécessairement des soins du spécialiste. Mais il reste alors le problème de la structure sous-jacente et de la prise en charge qu'il convient alors de proposer.

B – ÉPIDÉMIOLOGIE DES TROUBLES DÉPRESSIFS ET MANIACO-DÉPRESSIFS

1. PRÉVALENCE

Son estimation dépend :
- de la population étudiée;
- du temps de référence;
- des instruments de mesure utilisés.

Aux USA, dans les années 1975-1980, elle était estimée à :
- 12 % chez les hommes;
- 20 % chez les femmes.

Des travaux plus précis ont permis d'établir une fréquence des états dépressifs sur la vie entière entre 5 et 15 % :
- épisodes dépressifs majeurs : 6 % ;
- troubles bipolaires : 1 %.

2. FACTEURS DE RISQUE

Plus grande fréquence dans le sexe féminin; l'influence des facteurs psycho-sociaux est assurée. Profil à haut risque dépressif :
- femme au foyer;
- de la classe ouvrière;
- ne travaillant pas;
- élevant de jeunes enfants.

Effet fragilisant de la solitude, mais les hommes y sont plus sensibles que les femmes.
Traits de personnalité prédominants : dépendance et introversion.

Evénements de vie et dépression

- Les sujets dépressifs ont été beaucoup plus souvent affectés par des séparations, des pertes, des deuils. La sévérité de la dépression est également significativement liée à l'existence de ces éventualités (Lloyd 1980 : recension de 12 études);
- les événements les plus impliqués dans la survenue d'un état dépressif sont les conflits interpersonnels pouvant aboutir à la séparation, les changements dans le travail et la maladie personnelle ou d'un proche (Paykel 1978).

Le deuil parental précoce est un facteur prédisposant reconnu.

Comorbidité

Elle est unanimement reconnue entre les états dépressifs et les états anxieux (*cf.* supra). Le risque d' Etat Dépressif Majeur est de :
- 68 % dans l'agoraphobie;
- 42 % dans l'anxiété généralisée;
- 40 % dans la névrose obsessionnelle (Morras et Barlow 1992).

Par ailleurs on trouve 44 % d'états dépressifs majeurs chez les alcoolodépendants (Weissman 1980).

C – DIAGNOSTIC POSITIF

DÉFINITION

L'état dépressif est une perturbation de l'humeur dans le sens négatif, celui de la tristesse, de la souffrance intérieure. Par « humeur », il faut entendre « *cette disposition affective fondamentale, riche de toutes les instances émotionnelles et instinctives, qui donne à chacun de nos états d'âme une tonalité agréable ou désagréable, oscillant entre les deux pôles extrêmes du plaisir et de la douleur* » (J. Delay). Bref, il s'agit du tonus affectif de base, oscillant avec une plus ou moins grande stabilité, entre un pôle positif, celui du plaisir, et un pôle négatif, celui de la souffrance. Mais ni la tristesse ni la souffrance ne constituent en elles-mêmes un état dépressif.

CONSÉQUENCES

Pour parler d'état dépressif et non simplement de sentiment, d'émotion ou d'affect dépressifs, il faut que cette dépression de l'humeur atteigne une durée et une intensité telles qu'elles entraînent des conséquences constatables.

Sur la vie psychique du sujet

- *Tristesse* pouvant aller de la morosité à une intense douleur morale;
- *dégoût de la vie :* rien n'intéresse le patient hors de la souffrance dont il est prisonnier;
- cette souffrance est vécue comme un *échec* et le déprimé *doute* de sa propre valeur;
- *les opérations de la vie mentale* (attention, mémoire, imagination, raisonnement, jugement) ne sont pas altérées mais ralenties. Elles ne sont pas perturbées en elles-mêmes mais leur fonctionnement est pénible, demande effort, comme est pénible de vivre pour le déprimé.

Sur la vie somatique

L'altération des fonctions générales est constante et il ne faut pas parler d'état dépressif lorsque le syndrome général manque :

- *altération du sommeil* qui est :
  - diminué en quantité (insomnie surtout matinale très évocatrice), parfois augmenté (hypersomnie),
  - perturbé dans sa qualité parce qu'envahi de ruminations tristes;

- *altération de l'appétit,* allant du dégoût alimentaire à *l'anorexie* totale, équivalent symbolique du suicide, hyperphagie avec prise de poids;
- *l'asthénie* déborde largement le cadre somatique. Elle est totale; elle frappe l'intelligence, la motricité, la sexualité, seule l'affectivité douloureuse n'est pas endormie. Mais la plupart de ces malades ressentent cette lassitude essentiellement sur le plan physique.

En plus du syndrome général, il existe souvent des manifestations psycho-fonctionnelles variées, et des préoccupations hypochondriaques qui peuvent, à l'extrême, être délirantes.

Sur la vie relationnelle

Le contact avec autrui est altéré de manière variable :
- tantôt le déprimé s'isole et il est très difficile d'entrer en contact avec lui;
- tantôt il communique mais uniquement des contenus négatifs;
- tantôt il extériorise sa tristesse, son anxiété, sa douleur morale par des cris, des pleurs, des moues, de l'agitation anxieuse. Il devient incapable d'assurer son rôle familial et d'exercer son activité professionnelle dans les états dépressifs importants.

L'ÉVALUATION DE LA GRAVITÉ

S'il se présente sous cette forme habituelle l'état dépressif est facilement reconnu. Il reste alors à en apprécier la gravité et le cadre nosographique.

Mais il existe de nombreux états dépressifs larvés ou masqués derrière un tableau clinique monosymptomatique marqué par la prévalance d'un symptôme ou d'un syndrome :
- une douleur viscérale non expliquée somatiquement;
- une asthénie intense difficilement explicable;
- des troubles du sommeil inexpliqués en apparence;
- le développement d'une toxicomanie à l'alcool ou aux tranquillisants;
- etc.

Il faut alors évaluer la gravité de cet état dépressif sur :
- l'intensité du tableau clinique et son retentissement sur l'activité et les relations sociales du sujet;
- son cadre nosographique : toute mélancolie comporte un risque suicidaire important, parfois inopiné; les dépressions névrotiques et réactionnelles sont de gravité très diverses;
- les idées de mort et de suicide; plus ou moins présentes dans tous les états *dépressifs,* elles apparaissent comme un aboutissement et un soulagement. Elles vont de la velléité au simple fantasme (désir passif) mais peuvent également évoluer vers des projets (désir actif) puis la réalisation (passage à l'acte).

Sont considérés comme facteurs de risques :
- le sexe masculin;
- l'âge avancé;
- isolement social (célibat, habitat rural);
- les antécédents de suicide personnel et dans la famille;
- la disponibilité de moyens létaux (armes à feu, toxiques...).

D – DIAGNOSTIC NOSOGRAPHIQUE

Il existe plusieurs classifications nosographiques des états dépressifs. Retenons les deux qui paraissent essentielles :
1. La première, celle de P. Deniker, repose sur la conjugaison de deux ordres d'appréciations :
- des critères classiques ;
- des données à visée étiologique, qui se distribuent sur un tableau à double entrée où il est possible de situer au plus près chaque état dépressif.

2. La seconde est essentiellement clinique : elle a le mérite de sa clarté et suffit, dans la plupart des cas, à l'appréciation du syndrome et à l'orientation thérapeutique.

LES ÉTATS DÉPRESSIFS NÉVROTIQUES

Ils sont d'une grande fréquence.

Ils ne posent un problème diagnostique que lorsque la structure névrotique n'est pas connue. Mais à l'écoute attentive de ces patients, il est bien rare de ne pas entendre :
- l'anxiété vive, l'angoisse et les diverses manifestations fonctionnelles de la névrose d'angoisse ;
- ou bien les symptômes de conversion (surtout la céphalée) et/ou les éléments du caractère (suggestibilité, théâtralisme, mythomanie) de la névrose de conversion hystérique ;
- ou, sur les mêmes éléments de caractère, certaines craintes particulières évoquant la phobie ;
- enfin, chez les autres, même s'ils cachent obsessions et rituels défensifs, un contact particulier en fonction des processus d'isolation et de formation réactionnelle.

Cependant dans certains états dépressifs névrotiques, le diagnostic n'est pas toujours facile, en particulier dans certaines névroses obsessionnelles.

LES ÉTATS DÉPRESSIFS RÉACTIONNELS

Ici encore le tableau clinique paraît de gravité moyenne dominé par l'asthénie, la tristesse et l'anxiété, la perte du goût de vivre. Il n'y a pas vraiment de douleur morale, du moins le plus souvent.

Les états dépressifs réactionnels surviennent électivement sur des sujets prédisposés par leur immaturité, c'est-à-dire leur relative intolérance à la frustration et à la souffrance.

Le prototype de l'état dépressif réactionnel est l'état dépressif du deuil.

Tout deuil important doit se traduire par un état dépressif franc mais passager qui ne nécessite de soins particuliers que s'il fait courir des risques excessifs, entravant gravement la vie du sujet ou s'il dure anormalement.

L'état dépressif réactionnel est toujours secondaire à un « événement » décelable mais que le déprimé peut passer sous silence, événement c'est-à-dire quelque chose qui survient *hic* et *nunc* pour décompenser l'équilibre relatif du sujet. On conçoit le rôle aggravant des chocs répétés.

Il est inutile de dresser la liste de tous les malheurs que chacun peut rencontrer au cours de sa vie. Toujours est-il que certains traversent ces épreuves en souffrant sans trop se déprimer et se retrouvent, alors que d'autres sombrent dans la dépression, que certains solides sous des chocs graves, se décompensent devant une déception dont on mesure mal la profondeur de l'extérieur et que certains enfin nous impressionnent par la quantité de malheurs qui se sont abattus sur eux.

LES ÉTATS DÉPRESSIFS AU COURS DES PSYCHOSES

- Au cours des schizophrénies, la survenue d'états dépressifs n'est pas rare. Sont en cause :
  - les remaniements psychopathologiques (perte du délire en tant que symptôme),
  - mais aussi les effets du traitement et les conditions d'existence;
- devant un état dépressif du sujet jeune, se pose le problème d'une dépression atypique avec signes de dissociation et éventuellement délire flou et pauvre, avec des thèmes parfois non congruents à l'humeur (expansifs).

On rattache maintenant ce type de trouble aux psychoses dysthymiques (PMD ou psychose unipolaire dépressive) : *cf.* chap 3.

LES ÉTATS DÉPRESSIFS SYMPTOMATIQUES

Un certain nombre de ces dépressions peuvent être déclenchées par des facteurs organiques :

- maladies neurologiques : maladie de Parkinson, séquelles d'accident vasculaire cérébral, sclérose en plaque, etc.;
- maladies générales ou endocriniennes : hypothyroïdie; cancers, tuberculose, etc.;
- iatrogènes : anti-hypertenseurs (Aldomet®, Catapressan®, corticoïdes...;
- toxiques : au décours du sevrage en alcool, en amphétamines, héroïne.

Chez les personnes âgées, un état dépressif peut tantôt simuler un état démentiel, tantôt le révéler.

E – LA PERSONNALITÉ DÉPRESSIVE

Entendons par dépressif le déprimé en puissance, tout sujet qui est en état un jour ou l'autre de présenter un état dépressif. Il est évident que nous n'avons pas tous la même tendance à réagir de manière dépressive; il existe une prédisposition et même, une structure dépressive.

1. Le dépressif a un Moi relativement fragile; qui risque toujours d'être ébranlé par les événements pénibles ou plus précisément ce qu'il ressent comme tel :

- la fragilité du Moi peut être caractérisée assez simplement par la tendance ou la disposition à ressentir violemment les frustrations, les difficultés, les échecs, à en éprouver une forte souffrance accompagnée d'une difficulté certaine à trouver des satisfactions compensatrices dans la vie réelle;
- mais la fragilité du Moi n'est pas l'apanage du dépressif; elle est à la base de toutes les formes de décompensation psychologiques.

2. Que se passe-t-il dans la dépression et dans l'état dépressif? Sous l'influence d'un « événement » traumatisant, événement tout aussi symbolique que réel, le sujet retire son intérêt au monde extérieur, il éprouve de la douleur, de la souffrance intérieure, il n'a plus envie d'agir, de faire quoi que ce soit, il a le sentiment de n'être plus aimable.

3. La culpabilité du dépressif découle de son ambivalence importante : le dépressif est ambivalent vis-à-vis des personnes auxquelles il est attaché, comme il est ambivalent vis-à-vis de lui même, doutant de sa propre valeur. Chez le dépressif, les relations fondamentales de la prime enfance ont été troublées. Ce peut être l'absence ou la perte de la mère ou du père lorsqu'ils n'ont pu être remplacés. Des études rétrospectives, comparatives par rapport à un groupe témoin, ont montré de manière concordante la plus grande fréquence des séparations précoces chez les déprimés et chez les suicidaires. Mais souvent la difficulté vient de l'ambivalence de la mère qui éprouve pour son enfant, à côté des tendances affectueuses conscientes, des fortes tendances agressives refoulées et ceci en raison de ce que cet enfant représente dans son désir et dans sa relation avec le père.

L'étude clinique précise de l'anamnèse met assez souvent en évidence chez ces sujets des manifestations tangibles de l'agressivité de la mère, particulièrement sous forme de dépréciation réitérée de la valeur de l'enfant futur déprimé. Parfois cette attitude parentale de dévalorisation de l'enfant a été précédée d'une idéalisation de celuici durant ses toutes premières années.

4. C'est également l'ambivalence qui le pousse à faire des choix bien particuliers. Le dépressif a tendance à investir tous ses intérêts sur un seul objet, une seule personne. On comprend que s'il vient à la perdre, il n'en sera que plus démuni. D'autre part, comme il doute toujours de la valeur et de la bonté d'autrui dans la mesure où il doute de lui-même, souvent ses choix ne sont pas heureux; il choisit inconsciemment des gens qu'il est susceptible de perdre.

5. Le dépressif se caractérise encore par la façon dont il réagit aux frustrations et aux peines de l'existence. Là ou un individu normal s'emploie à réinvestir son énergie et son intérêt sur d'autres objets susceptibles de lui apporter des satisfactions, il est bloqué, lui, par l'intensité de sa réaction, l'importance de l'énergie désinvestie qu'il conserve en lui-même et qui le fait souffrir et il lui faut beaucoup de travail, de peine et de temps pour s'intéresser de nouveau aux autres et au monde extérieur.

6. À situer ainsi la personnalité dépressive au niveau de la fragilité aux frustrations, de son ambivalence vis-à-vis des autres et de lui-même, de la particularité de ses choix, on en vient à se demander pourquoi et comment une personnalité peut s'organiser aussi malheureusement. Il n'est guère douteux que la personne humaine s'organise, se développe, se structure dynamiquement à partir de ses toutes premières relations, sa mère, son père, ses frères et sœurs, et non seulement à partir de ces relations mais aussi à partir de la nécessité vitale de quitter, de se défaire en quelque sorte de dépasser ces relations...

7. Les sentiments de culpabilité intenses et sévères sont toujours retrouvés dans l'état dépressif dès lors qu'il est grave. Ils sont en rapport avec l'intensité des souhaits hostiles dirigés contre la personne aimée, cette intensité s'accroissant au *prorata* des manifestations agressives des proches. Il se crée ainsi un cercle vicieux où les pulsions agressives, hostiles, homicides ne pouvant s'exprimer à l'encontre de personnes qui sont aussi chéries par ailleurs, ne peuvent que se retourner contre le sujet lui-même (d'où la douleur morale, les sentiments de culpabilité et de honte, les tendances à se meurtrir par besoin d'auto-punition). Cette situation conflictuelle et ambivalente est encore renforcée par la force, la rigidité et la cruauté même du Surmoi des dépressifs, tous caractères qu'ils ont intégrés par identification au Surmoi de leurs parents. Leur idéal du Moi est tout aussi exigeant et son caractère mégalomaniaque les empêche de trouver satisfaction dans les plaisirs habituels de l'existence.

F – LE TRAITEMENT DES ÉTATS DÉPRESSIFS

L'état dépressif, quel que soit le cadre nosologique où il s'insère, qu'il soit mélancolique, réactionnel, névrotique ou atypique, s'améliore et guérit sous l'effet du traitement, dans la grande majorité des cas.
Aussi lorsqu'un résultat valable n'est pas obtenu au bout de quelques semaines, cela veut dire que la thérapeutique n'est pas bien adaptée ou qu'il s'agit d'un état dépressif grave ou particulier.

LES MOYENS THÉRAPEUTIQUES

1. LA RELATION MÉDECIN-MALADE

Elle est capitale, primordiale. Rien ne peut y suppléer. Le médecin est parfois la dernière tentative de conciliation du déprimé avec l'existence avant la tentative de suicide.

Même en dehors du suicide immédiat, le déprimé doit pouvoir donner sa confiance avant de livrer le fond du problème : la cause de la dépression réactionnelle, l'angoisse de la névrose, les idées délirantes. Ce contact attentif n'est pas une option de spécialité. Même s'il se sent incapable de prendre en charge le malade, le praticien doit poser un diagnostic exact avant d'orienter le malade.

Elle se réalise dans une double perspective :

- écoute qui laisse le champ libre à la parole du sujet, le rôle du thérapeute étant de l'aider à s'exprimer, en restant non directif;
- neutralité affective dans une atmosphère bienveillante.

2. LES CHIMIOTHÉRAPIES

Reposant sur l'utilisation rationnelle des antidépresseurs, associés si besoin à d'autres psychotropes.

Les thymo-analeptiques ou antidépresseurs (AD)

On dispose actuellement d'une trentaine d'AD et il importe donc de faire un choix et d'établir une stratégie de soin.

Le choix d'un AD est guidé par :

- la connaissance qu'on en a; il vaut mieux n'utiliser que peu d'AD mais les connaître très bien;

- le terrain : certains AD peuvent entraîner des effets secondaires et il vaut mieux éviter de les employer chez des sujets à l'état général précaire;
- si un AD donné a été précédemment utilisé avec de bons résultats, c'est celui-là qu'il faudra prescrire en priorité.

La stratégie de soin est guidée par la surveillance clinique :

- la tolérance doit être la meilleure possible;
- l'efficacité n'est jamais immédiate et il faut savoir faire patienter le patient;
- en cas d'échec au bout de 2 à 3 semaines, il faut d'abord augmenter les doses, puis en cas d'échec persistant, changer d'AD utilisant un produit de mode d'action différent.

Traitements associés

Ils ne sont pas indispensables, mais très souvent très utiles.

1. *Tranquillisants :*
   - benzodiazépines :
     - en préférant les molécules à cinétique longue : Tranxène®, Valium®, en prise unique vespérale,
     - ou à effet antidépresseur propre : Xanax®;
   - la buspirone : Buspar® qui n'a pas d'effet sédatif.

2. *Neuroleptiques :* il peut être nécessaire pour contrôler l'angoisse et l'insomnie, de recourir aux neuroleptiques sédatifs : Nozinan®, Tercian®, en 2 prises par jour, la plus importante le soir.

3. *Hypnotiques :*
   Bien que le vrai traitement de l'insomnie dépressive soit l'AD :
   - et que l'usage des AD sédatifs, des tranquillisants et des neuroleptiques permette assez souvent de s'en passer;
   - dans la mesure du possible, on s'adresse de préférence à : Mogadon®, Mépronizine®, Noctran®, Imovane®, Stilnox®, plutôt qu'aux hypnotiques de la famille des BDZ dans le groupe desquels on préfère le Normison®.

3. L'ÉLECTROCONVULSIVOTHÉRAPIE OU ECT (sismothérapie ou électrochoc)

Principe

Provoquer une crise épileptique généralisée en faisant passer dans le cerveau une décharge électrique brève. Seule la crise épileptique ayant un effet thérapeutique, on cherche à diminuer la quantité d'électricité délivrée au cerveau; contrôler que la crise a bien eu lieu.

En pratique, seuls les appareils à monitorage EEG (tels le MECTA américain) devraient être utilisés.

Application

Le sujet doit être à jeun, sous anesthésie générale et curarisation brève.

- On place un tampon entre les arcades dentaires; une atropinisation préalable diminue les sécrétions et limite la réaction vagale;
- les électrodes sont appliquées en position bitemporale, (ECT bilatérale) ou mieux sur une même ligne, l'une au vertex, l'autre au-dessus de l'oreille, du côté de l'hémisphère mineur (ECT unilatérale);
- on oxygène le patient au masque;
- l'appareil envoie une décharge brève (0,1 à 1 seconde) d'un courant de 250 mA, qui doit produire une crise généralisée d'au moins 25 s.;
- les séances doivent être répétées tous les 2 à 3 jours jusqu'à 6 à 8, parfois 10 à 12. En cas d'échec, il est inutile de poursuivre.

Effets secondaires

L'ECT reste une thérapeutique intéressante, dont les effets secondaires gênants peuvent être réduits par une bonne technique.

Les plus gênants sont :

- confusion post-critique;
- troubles mnésiques durables : amnésie lacunaire, dysmnésie portant sur la période précédant l'ECT.

Les contre-indications sont rares : ce sont celles de l'AG. Mais les AD sont parfois plus risqués encore. C'est ainsi que l'on peut employer avec prudence, l'ECT chez le vieillard, la femme enceinte ou les sujets en état somatique précaire (cachexie, etc.).

4. LA PSYCHOTHÉRAPIE

- La psychothérapie de soutien, qui consiste à voir souvent et régulièrement le patient afin de l'aider à parler, est indiquée dans les dépressions réactionnelles et les névroses d'angoisse en période dépressive. Cette psychothérapie de soutien est du ressort du praticien généraliste aussi bien que du spécialiste;
- la psychothérapie spécialisée, par contre, qu'elle soit ou non d'inspiration analytique, est du ressort du spécialiste. Son indication ne peut être valablement portée que par un psychiatre, puis par le psychothérapeute lui-même. Elle intéresse essentiellement les structures névrotiques organisées (névroses hystéro-phobiques et névroses obsessionnelles).

LA CONDUITE DU TRAITEMENT

1. LES ÉTATS DÉPRESSIFS MÉLANCOLIQUES (voir page 123)

2. LES ÉTATS DÉPRESSIFS ATYPIQUES SONT ÉGALEMENT DU DOMAINE DU SPÉCIALISTE

Le plus souvent, en dehors d'une gravité particulière, ces états dépressifs n'ont pas besoin d'être hospitalisés. Il convient alors d'associer :

- un neuroleptique bien toléré, de préférence à effet anti-déficitaire ou désihnibiteur, et à faible dose (Dogmatil® ou Prazinil®);
- un thymo-analeptique;
- voire des ECT en cas d'échec;
- s'il s'agit d'une récidive, se pose le problème d'un traitement thymorégulateur (Li, Tégrétol®).

3. LES ÉTATS DÉPRESSIFS NÉVROTIQUES ET RÉACTIONNELS GRAVES

- Ils réclament les soins du spécialiste et l'hospitalisation;
- le traitement hospitalier est à peu près identique à celui des dépressions mélancoliques, mais la sismothérapie n'y est pas indiquée;
- ils réagissent bien et assez vite à des doses moindres d'antidépresseurs;
- le traitement d'entretien et de fond est essentiellement la psychothérapie des névroses.

4. LES ÉTATS DÉPRESSIFS NÉVROTIQUES ET RÉACTIONNELS DE GRAVITÉ MODÉRÉE

- Ils sont de loin les plus fréquents;
- ils peuvent être traités en ambulatoire par le généraliste;
- c'est l'indication des nouveaux AD, qui seront mieux tolérés que les tricycliques, et souvent aussi efficaces dans ses indications;
  - en cas d'anxiété avec insomnie : Athymil®, Ludiomil®,
  - en cas d'inhibition prévalente : Survector®, Vivalan®, ou Floxyfral®,
  - et surtout Prozac®, Deroxat® et Seropram® très efficaces et bien tolérés;
- on peut associer si besoin un tranquillisant qui aura un effet hypnotique : Seresta® 50 le soir;
- en cas d'échec, il faut :
  - vérifier si la dose est suffisante,
  - si le médicament a été bien pris et suffisamment longtemps, et changer d'AD au bout de trois semaines;
- la psychothérapie de soutien sous forme de rendez-vous réguliers est une part essentielle du traitement;
- lorsque cet état dépressif n'est pas franchement amélioré par ce traitement en deux mois, il faut alors adresser le patient à un spécialiste.

SOINS INFIRMIERS AUX PERSONNES ATTEINTES DE TROUBLES DÉPRESSIFS

Objectifs

La relation avec un patient souffrant d'état dépressif est guidée par trois objectifs :

- l'acceptation par le patient de la maladie et de la souffrance qui en résulte;
- la reconquête d'un équilibre affectif dans les relations familiales et sociales;
- la prévention par rapport au risque suicidaire.

Actions

L'accueil

- Réserver un accueil bienveillant;
- installer le patient dans une chambre à plusieurs lits situées près du poste de soins afin de permettre une surveillance permanente;
- écarter les objets dangereux ou susceptibles d'être utilisés pour une tentative de suicide (rasoir, couteaux, verre coupant, accessoires propices à une strangulation, etc.);
- habiller le patient d'un pyjama du service et placer ses effets personnels au vestiaire. Cela confirme « l'identité » de malade à la personne soignée et permet de limiter le risque de fugue et de passage à l'acte à l'extérieur du service.

Durant le séjour

- La surveillance physique :
  - aider le patient à retrouver le plaisir de s'alimenter et de soigner son apparence physique,
  - veiller à ce qu'il soit bien hydraté en lui proposant des boissons (non alcoolisées) et correspondant à ses goûts si possible,
  - surveiller le poids, la tension artérielle,
  - réaliser les examens complémentaires prescrits (bilan hépatique, lipidique, thyroïdien, NFS VS, Ionogramme...);
- la surveillance psychique :
  - observer et établir un recueil des informations suivantes :
    . la qualité de l'appétit, du sommeil, du discours verbal et non verbal,
    . l'importance de la composante affective dans la relation à autrui, du retrait dans la relation; le niveau d'anxiété,
    . la motivation et l'implication dans la participation aux activités à visées sociothérapiques. Il n'est pas utile de proposer des activités au patient en début de séjour. Il est certain qu'il ne sera pas réceptif;
  - être attentif au risque de suicide :
    . observer les périodes de la journée durant lesquelles le patient se montre plus anxieux (le petit matin et la tombée de la nuit sont des périodes propices au passage à l'acte),
    . veiller à ce que le patient prenne entièrement son traitement et n'accumule pas de comprimés,
    . être à l'écoute des paroles pouvant présager d'un passage à l'acte,
    . surveiller l'attitude du patient à partir du septième jour de traitement. C'est à ce moment que survient « la levée des inhibitions », c'est-à-dire, la

période à laquelle le traitement commence à produire des effets; le patient retrouve une certaine énergie physique, mais n'est pas débarrassé des idées de suicide. Il peut donc tenter de passer à l'acte;
- l'ensemble des éléments de surveillance sus-cités doivent faire l'objet d'un rapport et de transmissions précises et servir de support à l'évaluation de la prise en charge.

Le rôle éducatif porte sur
- L'aspect astreignant du traitement médicamenteux qui doit être poursuivi pendant plusieurs mois;
- le risque de rechute lié à l'arrêt du traitement. Bien souvent ce sont les effets secondaires du médicament qui sont en cause. Il faut donc conseiller à la personne de contacter son médecin pour réajuster le traitement;
- l'identification des effets secondaires;
- l'avantage de la gratuité des soins (prise en charge à 100 % par la sécurité sociale) qu'il s'agisse d'une consultation médicale, d'un simple renouvellement d'ordonnance ou de l'achat de médicaments;
- sur l'hygiène de vie : la famille doit être informée car elle peut être une ressource pour la personne soignée (alimentation, sommeil, activité);
- la connaissance des structures du service proches du domicile de la personne auxquelles elle pourra s'adresser.

Attitude
- Être ferme, rassurant, attentif;
- laisser la possibilité de raconter sa douleur, de pleurer;
- faire ressentir les progrès réalisés;
- encourager le contact avec les proches et la famille.

Chapitre 4

SOINS INFIRMIERS AUX PERSONNES ATTEINTES DE PSYCHOSES

A – ÉTUDE MULTIFACTORIELLE DU DÉVELOPPEMENT DES PSYCHOSES

PSYCHOSES ET DÉLIRE

Jadis le cœur de la folie était la démence, détérioration progressive et acquise des principales capacités mentales. Depuis que l'on a découvert la nature dégénérative du processus cérébral en cause dans les affections démentielles, classiquement appelées « primitives », la démence n'est plus que la conséquence, la complication navrante d'une maladie neurologique devant laquelle nous sommes encore désarmés.

Et maintenant l'intérêt central de la psychopathologie se trouve au niveau de la psychose et du délire.

Le délire n'est qu'un symptôme, certes primordial mais aléatoire, de certaines psychoses décompensées. Il n'est pas constitutif de la structure psychotique. C'est un symptôme important qui signe la désorganisation d'une personnalité psychotique et la tentative de renouer avec la réalité d'une manière déformée. L'écoute du délire, comme celle de tout symptôme, nous renseigne sur ses origines, c'est-à-dire sur la personnalité où il est né.

Dans la perspective phénoménologique qui est celle de la psychiatrie classique, le délire est une déformation subjective de la réalité s'accompagnant de la conviction solide du sujet. Il s'agit d'une erreur incorrigible, d'une perception, d'un jugement, d'un sentiment erroné que le sujet n'arrive pas à mettre en doute et auxquels il adhère avec plus de force qu'à la réalité extérieure. L'essentiel du délire se trouve dans la préférence que le sujet manifeste pour son erreur, pour sa réalité subjective qui est, pour lui, plus importante que la réalité extérieure. Il surinvestit sa réalité psychique parce qu'elle lui est plus intéressante. C'est parce qu'elle réalise le meilleur compromis possible entre ses désirs et les possibilités de satisfaction que le psychotique préfère manifestement sa version délirante. C'est un mythe, un conte, un rêve qu'il veut plus vrai que la réalité.

La nature du délire n'est donc pas dans les idées ou les thèmes car il s'agit d'idées inconscientes qui sont présentes en tout un chacun. Ce qui est constitutif du délire c'est le besoin d'y adhérer à tel point qu'elles en viennent à supplanter la réalité. Deux éléments sont essentiels; d'une part l'altération du sens de la réalité, d'autre part le désintérêt pour la réalité extérieure; ces deux facteurs agissent de concert. L'altération du sens de la réalité est une perturbation des plus précoces de la vie mentale et qui constitue le cœur même de la structure psychotique. La désaffection de la réalité extérieure est un processus de deuil pathologique. À la fois le sujet n'est pas capable d'assumer le désinvestissement nécessaire de ses objets primitifs, ou plutôt de ses imagos primitives, et d'autre part tous ses choix d'objets ultérieurs sont compulsivement voués à la recherche de ces mêmes imagos. En raison de ce caractère illusoire, ils se révèlent tous décevants.

La psychose est une organisation particulière de la personnalité, une structure psychologique dont l'élément essentiel est un trouble de l'identité, c'est-à-dire une perturbation dans la prise de conscience de soi, d'où il découle un flou plus ou moins important dans la saisie des limites entre soi et non-soi, sa propre réalité et celle de l'extérieur, un manque dans le sens de la réalité.

L'organisation psychotique n'est pas en soi pathologique. Elle est compatible avec une vie normale durant toute l'existence. Se pose alors la question cruciale de déclenchement de la maladie mentale chez certains psychotiques.

LA PERSONNALITÉ PSYCHOTIQUE

La perspective de plusieurs points de vue concordants est nécessaire à l'approche de sa compréhension :

1. LA NATURE ET LE LIEU DES FIXATIONS DU PSYCHOTIQUE

La personnalité psychotique est à la fois fragile et rigide

Fragile c'est-à-dire :
- qu'elle supporte avec peine les frustrations;
- qu'elle est peu apte à obtenir des satisfactions gratifiantes;
- qu'elle est peu mobile, elle ne sait guère diversifier ses investissements et les déplacer.

Rigide c'est-à-dire :
- qu'elle mobilise toujours des quantités massives d'énergie;
- qu'il lui faut faire un effort pour les maîtriser et les remettre en équilibre;
- qu'elle a recours massivement et compulsivement aux mêmes moyens de fonctionnement;
- qu'elle a peur de la nouveauté, en raison de son ambivalence projetée.

Les fixations primordiales du psychotique sont massivement prégénitales

- Dans la dynamique freudienne, les premières altérations significatives de la personnalité (trouble de l'identité, du sens de la réalité, perturbation de la pensée, difficulté du deuil et du choix objectal) se situent avant la période orale, c'est-à-dire dans le temps de l'auto-érotisme primitif et du narcissisme;
- dans la perspective de M. Klein, les altérations essentielles se situent durant la phase schizo-paranoïde, période de développement précoce où justement le Moi n'est pas encore individualisé, où le soi n'est pas encore différencié du non-soi, époque où ne sont pas encore établies les limites entre l'intérieur et l'extérieur, où l'objet n'existe pas pour lui-même mais comme pourvoyeur de satisfaction (il est bon) ou absent (il est mauvais);
- dans la perspective de Margaret Mahler, les anomalies premières surviennent durant la période de symbiose qui suit les quelques premières semaines de narcissisme presque complet.

Ces divergences descriptives ne changent rien au fond

Les fixations s'opèrent dans le fonctionnement et de la libido et du Moi au lieu même où s'est constituée une altération de la maturation pyscho-biologique. Cette altération s'établit à partir du moment où l'organisme (= la totalité de l'entité psychologique et somatique de l'individu) doit dépenser une quantité excessive d'énergie à maîtriser ses angoisses d'anéantissement (angoisses paranoïdes de Klein). Pour ce faire, il a recours à des moyens de défense particuliers qu'il utilise de manière trop intensive, ce qui nuit à son contact avec la réalité extérieure qu'il est en train de découvrir.

Les fixations primordiales sont donc très précoces, bien antérieures à celles des névroses, mais ce ne sont pas les seules

Ultérieurement, au cours de toute son existence, ce sujet psychotique aura compulsivement tendance à réutiliser ce moyen d'action. En présence d'un conflit, il régresse jusqu'à ses points de fixations, plus ou moins étendus et plus ou moins tenaces, aux différents stades de l'évolution normale.

Il est très fréquent dans l'histoire des psychoses maladies que, dans le premier temps de l'affection, ce soit des fixations secondaires – en quelque sorte protectrices contre une régression trop importante, – qui donnent lieu à la formation des symptômes les plus évidents à ce moment d'évolution.

2. LES MOYENS DE DÉFENSE

Ils sont corrélatifs de l'évolution et donc des fixations. À chaque stade du développement, l'individu se défend à l'aide de moyens adaptés; ce sont des processus défensifs auxquels le sujet a recours pour se protéger des aspects trop tranchants de la réalité. À trop les utiliser, à trop se défendre, le sujet nuit à son contact avec l'extérieur, il communique moins, il est moins perméable à une époque où sa maturation est justement liée somatiquement et psychologiquement aux apports du monde extérieur.

1. Durant la période précoce, avant le 6e mois, où s'établissent les fixations essentielles de la structure psychotique, le mode de fonctionnement caractéristique est la synergie *introjection-projection.*

L'introjection est l'assimilation de l'objet intériorisé, la projection le rejet à l'extérieur d'un objet dévalorisé ou nuisible.

L'introjection n'est pas un moyen de défense habituellement mais elle peut être troublée quantitativement (manque ou défaillance d'introjection chez les enfants autistes précoces, l'anorexie précoce, la dépression anaclitique) ou qualitativement (introjection dévoratrice, cannibalique, introjection trop ambivalente).

La projection par contre, lorsqu'elle est intensive, réalise un moyen de défense essentiel de l'époque. Tout ce qui est mauvais est mis à l'extérieur. Il y a là aussi des perturbations quantitatives (excès de projection) et qualitatives (identification projective).

La projection est un des moyens de fonctionnement et de défense tout à fait typique des psychotiques qu'ils soient normaux ou malades. Elle n'est pas pathologique en elle-même mais le psychotique l'utilise avec excès et abusivement.

La projection sert surtout au psychotique à tenter de se débarrasser de son agressivité (ce n'est pas moi, c'est lui) et de ses tendances destructrices (ce n'est pas moi qui aie des conduites d'échec, ce sont les circonstances, les autres...). L'inflation de la projection est proportionnelle à l'intensité des pulsions agressives et destructrices qui sont toujours importantes chez le psychotique et d'autant plus qu'il n'arrive pas plus à leur trouver une décharge adaptée qu'à obtenir des satisfactions susceptibles de les contrebalancer.

2. Le trouble du psychotique est d'utiliser de manière excessive sous la pression inexorable du conflit anxiogène, des moyens de fonctionnement défensifs tels que :

- la projection;
- l'identification projective;
- le clivage;
- le déni;
- et un grand nombre de moyens de défense de type névrotique, en particulier obsessionnel comme l'isolation, l'annulation, etc.;

qui normalement ne sont employés qu'au minimum.

Certains auteurs dont M. Mahler pensent que, au moins dans les psychoses graves et précoces (autisme infantile précoce) il existe des moyens de défense qu'on ne rencontre pas chez l'enfant normal : anéantisation, désanimation, dévitalisation, etc. Ces moyens de traiter les objets sont un mode de la projection pathologique. Le jeune autiste traite les objets comme il a peur d'être traité. Peut-être existe-t-il toujours chez le psychotique, à côté de l'inflation des mécanismes de défense normaux, quelques modes de fonctionnement défensif anormal.

3. Tous ces moyens ont pour but de maintenir à distance des idées pénibles, sources d'émois insupportables,
- soit en aidant à renforcer le refoulement;
- soit en les projetant à l'extérieur et il devient alors possible de s'en éloigner.

Les conséquences de ces modalités défensives se traduisent clairement sur le plan clinique. On note ainsi chez le psychotique :
- un trouble des associations, le cours de la pensée n'est plus lié, il ne coule pas facilement. Un certain nombre de points d'association étant coupés par le refoulement il existe des blancs, des silences et, d'autre part,des court-circuits, des déplacements. L'importance de ce trouble conditionne les difficultés et les altérations de la pensée;
- une difficulté importante dans les contacts sociaux. Derrière certains traits réactionnels de sociabilité, il est habituel que le psychotique évite le contact et surtout avec les personnes nouvelles.

3. LES RELATIONS OBJECTALES

Il est devenu classique de les considérer selon la distinction de M. Bouvet en :
- relations d'objet génitales;
- relations d'objet prégénitales.

Dans la relation prégénitale, qui est celle du psychotique mais dont il n'a pas l'exclusivité, l'objet est déformé parce que son rôle unique est de tenter de combler le besoin. Quant l'objet est un objet de pensée interne ou une représentation du monde extérieur, cette déformation est source d'erreurs. Quand l'objet est une autre personne, la relation est réduite à une relation de besoin. La nature propre de l'autre personne, ses désirs, ses demandes, ses besoins ne sont pas reconnus.

Dans la relation prégénitale, l'autre personne, l'objet n'existe que comme pourvoyeur, fonction des besoins, cependant que le sujet essaie toujours d'y retrouver le reflet de son imago, quête répétitive et vaine, vouée immanquablement à la désillusion. Une telle relation n'est que de dépendance. L'ambivalence s'y déploie dans toute son ampleur : lorsqu'il comble le besoin, l'objet est identifié à la bonne image et se trouve idéalisé; quand il ne le comble pas, il est vécu comme mauvais, dévastateur, agressif, persécuteur. L'objet est ainsi fractionné (clivé).

Il existe aussi dans ce type de relation une grande distance entre ce qu'est l'objet réellement et ce qui est perçu par le sujet. C'est toujours l'immanquable désillusion de l'objet qui ne peut jamais ni combler totalement le manque du besoin ni coïncider parfaitement avec l'imago qui est à l'origine des désinvestissements massifs de la réalité que l'on observe à l'orée de l'éclosion psychotique, c'est-à-dire de la décompensation de la structure psychotique dans une psychose déclarée.

4. LE SENS DE LA RÉALITÉ

1. Au début de l'existence humaine, seule est essentielle la satisfaction des besoins. La réduction de l'état de tension engendré par le besoin s'accompagne de plaisir. À cette époque l'être humain ne cherche que la satisfaction instinctuelle et le plaisir qui l'accompagne. Pour atteindre cette fin, il est prêt à employer tous les moyens, même les plus déréels qui se révèlent bientôt illusoires comme la satisfaction hallucinatoire. C'est le régime du principe de plaisir.

Bien qu'au départ le nourrisson ne sache que peu de choses du monde extérieur, il constate que satisfactions et frustrations lui arrivent de l'extérieur, que la satisfaction n'est ni toujours immédiate, ni toujours complète. Il se heurte à la nécessité (ananké) et doit composer avec elle. Peu à peu il apprend que pour obtenir satisfaction, il faut suivre une certaine voie, entreprendre telle et telle action, en un mot qu'il faut tenir compte de la réalité. C'est alors le règne du principe de réalité qui n'est au fond qu'un principe de plaisir plus efficace.

Le passage d'un type de fonctionnement (plaisir) à un autre (réalité) demande la rencontre de la frustration mais nécessite aussi que le sujet arrive à trouver dans la réalité les satisfactions dont il a besoin. Faute de quoi, il aura tendance à retourner vers les modes de fonctionnement archaïques (satisfaction hallucinatoire) et à se couper de l'extérieur.

2. Durant sa découverte du monde extérieur, le nourrisson emmagasine en lui une foule de représentations constituant autant de traces mnésiques et formant ses images intérieures. Peu à peu le jeune enfant acquiert ainsi une vaste représentation de la réalité mais cette représentation n'est jamais tout à fait exacte, elle est plus ou moins déformée par les tendances libidinales. Le jeune enfant est certes captivé par la découverte du monde extérieur mais s'intéresse davantage à ce qu'il y trouve d'agréable qu'à ce qu'il est réellement.

S'il veut agir efficacement sur le milieu ambiant, il doit secondairement corriger les déformations de ses conceptions intimes, c'est-à-dire soumettre sa représentation à l'épreuve de la réalité. En présence d'une représentation, il doit décider s'il s'agit d'une image intérieure ou bien d'une perception satisfaisante de la réalité.

L'épreuve de réalité présuppose de reconnaître la différence entre réalité psychique et réalité extérieure et la possibilité pour nos images intérieures de ne pas être toujours le fidèle reflet de la réalité extérieure.

3. Le sens de la réalité repose sur le principe de la secondarisation des processus psychiques, c'est-à-dire le fonctionnement dans le registre du principe de réalité et nécessite une mise en œuvre correcte de l'épreuve de réalité. Il devient alors possible d'acquérir une connaissance suffisante de la réalité extérieure et de la réalité psychique collective qui permet d'anticiper, de prévoir. On débouche alors sur le processus de pensée et une bonne adaptation à la réalité, source de plus riches satisfactions.

Le psychotique connaît les deux modes de fonctionnement psychique : celui du plaisir et celui de la réalité. Il n'ignore pas l'épreuve de réalité et n'entretient jamais une confusion complète entre ses représentations et ses perceptions mais son sens de la réalité est tout relatif. Devant les difficultés, il recule facilement vers un fonctionnement de plaisir à l'aide de son monde interne. Le surestimant, il en arrive à ne plus rien distinguer de l'extérieur.

GÉNÉRALITÉS SUR LES DÉLIRES CHRONIQUES

1. QU'EST-CE QU'UN DÉLIRE ?

Le délire est la croyance irréductible et inébranlable à une conception **fausse de la réalité.** Il se différencie de l'erreur justement par ce caractère systématique, incorrigible, inattaquable par le témoignage d'autrui et d'autres expériences vécues par le sujet.

Le délire peut naître au niveau perceptif. La conscience altérée est envahie par des productions psychosensorielles (phénomène psychosensoriels = hallucinations) qui s'imposent à elle comme étant la réalité. C'est l'expérience délirante aiguë, le delirium. Cette expérience peut n'être que transitoire.

Le délire peut se faire jour également au niveau de l'intelligence. C'est une erreur de jugement et le Moi organise toute son expérience vécue autour de cette conception fausse. Une telle organisation morbide est chronique. Mais, au cours de son évolution, on peut voir surgir des expériences délirantes aiguës. On les appelle « les moments féconds » du délire chronique.

2. CLASSIFICATION ACTUELLE DES DÉLIRES

Actuellement les délires chroniques, plus que sur leurs thèmes et leurs mécanismes, sont classés à partir de :
- leur mode d'organisation : structuré ou non,
- la structure caractérielle du sujet : schizoïde, sensitif, paranoïaque, mythomane, etc.

On appelle alors délire chronique une affection mentale caractérisée par :
- la présence permanente d'idées délirantes;
- l'absence de désorganisation profonde de la personnalité;
- la persistance d'une certaine adaptation à la réalité extérieure objective.

On voit immédiatement que dans la nosographie psychiatrique actuelle les délires schizophréniques sont éliminés du cadre des délires chroniques.

Il serait en fait plus logique de distinguer au sein des psychoses délirantes chroniques :
- les délires paranoïdes schizophréniques (ils sont chroniques);
- les dires non schizophréniques : délires chroniques proprement dits selon les critères généralement retenus (*cf. supra*). Il en existe trois grands types :
  - les psychoses hallucinatoires chroniques (PHC),
  - les délires paranoïaques,
  - les délires paraphréniques.

B – LES BOUFFÉES DÉLIRANTES

INTRODUCTION

La bouffée délirante polymorphe est le type de la psychose délirante et/ou hallucinatoire aiguë. C'est une entité nosographique typiquement française. À l'étranger, ces psychoses aiguës sont regardées soit comme l'expérience délirante primaire de la schizophrénie, soit comme des paranoïas aiguës.
Ces bouffées délirantes se caractérisent cliniquement par :
- *le terrain* sur lequel elles surviennent;
- *le profil clinique* très particulier;
- *leur profil évolutif :* elles guérissent mais récidivent souvent.

Une réelle ambiguïté demeure quant à leur nature et à leur signification précises. En effet, tantôt l'évolution montre qu'elles n'étaient qu'une forme d'entrée dans la psychose chronique, essentiellement schizophrénique; tantôt même si elles récidivent, elles demeurent parfaitement isolées. C'est pourquoi, en France, on leur a toujours conservé une place nosographique particulière.

RECONNAÎTRE UNE BOUFFÉE DÉLIRANTE EST HABITUELLEMENT FACILE SUR L'ASSOCIATION CLINIQUE SUIVANTE

- une expérience délirante particulière;
- des perturbations de l'humeur;
- une altération de la conscience.

1. L'EXPÉRIENCE DÉLIRANTE

Le délire dans la bouffée délirante polymorphe revêt les caractères suivants :

Il débute brutalement

« Comme un coup de tonnerre dans un ciel serein » chez un sujet mentalement sain jusque-là, du moins en apparence :
- parfois à la suite d'une émotion triste ou gaie;
- d'un surmenage;
- d'une maladie organique, d'un accouchement (psychose puerpérale).
  Le délire éclôt très rapidement.

Le délire est polymorphe, *multiforme à la fois dans ses thèmes et dans ses mécanismes*

1. *Les thèmes sont multiples et variables :*
   - persécution, empoisonnement, possession;
   - grandeur, richesse, puissance;
   - transformation corporelle ou sexuelle;
   - influence.
2. *Les mécanismes sont également multiples et associés :*
   - intuitions fausses entraînant une adhésion totale;
   - interprétations délirantes;
   - éléments imaginatifs, illusions;
   - hallucinations qui sont habituelles :
     - elles peuvent être visuelles ou auditives,
     - mais le plus souvent psychiques :
       . voix intérieures,
       . écho des actes, de la pensée,
       . actes imposés,
       . pensées guidées, etc.

Le délire est variable

Les idées délirantes sont mal enchaînées; elles ne sont pas systématisées, elles changent.

La patient ne peut ni les approfondir ni les expliquer; il les livre telles qu'elles sont immédiatement, telles qu'elles naissent en lui, incapable qu'il est de faire le départ entre son monde subjectif et le monde réel.

Il existe parfois au sein de toute cette production délirante un élément plus constant centré autour de la préoccupation première d'où est parti chronologiquement le délire.

Le délire est vécu avec une conviction totale

Pour le patient, le délire est plus réel que la réalité, c'est une expérience irrécusable entraînant des réactions affectives intenses et parfois des conduites médico-légales.

Cette expérience s'impose au sujet comme étant la réalité retrouvée d'un monde réel, jusque-là méconnu. Ces idées délirantes arrivent dans la conscience avec un caractère d'adhésion totale comme le rêve s'impose au rêveur.

2. LES PERTURBATIONS DE L'HUMEUR

- *L'humeur est constamment altérée.* Le plus souvent, elle l'est à la fois dans les deux sens de l'exaltation et de la dépression.

L'expansivité, l'euphorie, l'agitation font que ce malade ressemble à un maniaque.

Tantôt, au contraire, le sujet est abattu, triste, angoissé, refuse de manger et parle de mourir;

- *ces mouvements d'humeur sont très rapidement variables.* Le matin, le patient est exalté; le soir, déprimé. Cette alternance, ce mélange d'excitation et d'inhibition est très particulier à la bouffée délirante;
- *ces mouvements d'humeurs sont étroitement imbriqués avec le vécu délirant* à tel point qu'il n'est pas possible de préciser si ce sont les idées délirantes qui entraînent l'affectivité ou si, au contraire, les variations du tonus affectif détermine le vécu délirant.

3. L'ALTÉRATION DE LA CONSCIENCE

- *Le malade paraît lucide,* il est en communication avec autrui; il répond aux questions; il est orienté et relativement adapté à l'ambiance;
- derrière cette apparence :
  - *tantôt le malade est confus :*
    . il ne perçoit pas réellement le monde ambiant dans ces coordonnées temporelles et spatiales,
    . il est dismnésique et mal orienté,
  - *tantôt le malade est simplement obnubilé, « dans un état second ».* Son expérience est dédoublée, divisée entre le pôle prédominant du délire et celui de la réalité mal perçue.

4. CE TABLEAU CLINIQUE SURVIENT

- *Sur un terrain particulier :*
  les troubles antérieurs de la personnalité sont fréquents :
  - personnalité schizoïde, hystérique ou en tout cas immature,
  - déséquilibre psychique,
  - plus ou moins déséquilibré,
  - de caractère psychopathique,
  - parfois débile, mais non obligatoirement;
- les *facteurs déclenchants* peuvent être :
  - absents ou peu spécifiques, comme la désinsertion sociale,
  - organiques (voir formes étiologiques) ou toxiques (psychodysleptiques),
  - des émotions ou des situations contraignantes.

5. L'ÉVOLUTION EST BIEN PARTICULIÈRE

- *La bouffée délirante peut guérir en quelques semaines,* parfois en quelques jours, ailleurs en quelques mois. La chimiothérapie permet actuellement de hâter grandement cette évolution spontanément réversible;
- *la bouffée délirante guérit complètement sans séquelles, sans complications psychiques. « Elle est sans conséquences, sinon sans lendemain. »* Après une période intermé-

diaire de « *réveil* », le sujet reprend conscience du réel; il situe son expérience délirante dans l'ensemble de son vécu, il en perçoit le caractère pathologique. On dit « *qu'il critique* ».

Cette règle souffre quelques exceptions, la bouffée délirante laissant parfois derrière elle un résidu psychotique dont le patient n'arrive pas à reconnaître le caractère morbide;

- *la bouffée délirante récidive (1 cas sur 2 ou 3)*, en raison de la prédisposition, de l'aptitude du sujet à délirer. Ces délires récurrents, intermittents, « *à éclipses* », témoignent de la fragilité du Moi, qui apparaît comme la conséquence d'un défaut de structuration de la personnalité au cours de son développement précoce;
- l'évolution se fait vers un délire chronique, en règle la schizophrénie, dans environ 1 cas sur 4;
- dans le tableau clinique, sont de mauvais pronostics :
  - une phase prodromique, un début progressif,
  - la systématisation des idées délirantes,
  - l'absence de trouble de l'humeur,
  - l'importance de l'automatisme mental (délire d'influence associé à des hallucinations psychiques),
  - la durée importante de l'épisode,
  - sa résistance aux thérapeutiques habituelles,
  - l'évolution vers un appauvrissement relationnel.

DISCUSSION DIAGNOSTIQUE

1. LE DIAGNOSTIC POSITIF REPOSE SUR L'ASSOCIATION DES ÉLÉMENTS SUIVANTS

- Le début soudain;
- le caractère polymorphe et variable de l'expérience délirante;
- la recrudescence des troubles dans les périodes d'obscurcissement de la conscience;
- le caractère d'actualité immédiate de l'expérience délirante;
- les oscillations de la croyance et de la critique vis-à-vis de son délire;
- les perturbations thymiques associées.

2. LE DIAGNOSTIC DIFFÉRENTIEL

En présence d'une bouffée délirante, on peut être amené à discuter et à rejeter les diagnostics suivants :

Les autres psychoses aiguës

1. *La manie aiguë :*
   - lorsque les idées délirantes de grandeur, de richesse, de puissance physique, intellectuelle ou sexuelle, s'accompagnent d'exaltation de l'humeur, d'une fuite des idées et d'une agitation franche;
   - sur le plan clinique la discussion entre une bouffée délirante hypomaniaque et une manie délirante peut apparaître purement formelle, uniquement nosographique, mais les risques évolutifs de la psychose maniaco-dépressive et des bouffées délirantes ne sont pas les mêmes.
2. *L'accès mélancolique :*
   - lorsque les idées délirantes de persécution, d'empoisonnement, de destruction s'accompagnent d'une inhibition psycho-motrice importante avec douleur morale;
   - la mélancolie délirante se différencie de la bouffée délirante par la stabilité de l'état thymique dépressif et l'absence de variabilité des préoccupations délirantes. Dans le doute, il faut faire un traitement d'essai aux anti-dépresseurs.
3. *La confusion mentale :*
   - qui, dans ses formes graves, s'accompagne d'onirisme, peut faire évoquer une bouffée délirante;
   - dans la majorité des cas, la confusion mentale relève d'une étiologie précise, le plus souvent organique;
   - les bouffées oniroïdes représentent l'intermédiaire clinique entre les états confuso-oniriques et les bouffées délirantes.

« Les moments féconds » de certains délires chroniques

1. *La schizophrénie :*
   - elle peut débuter par une bouffée délirante tout à fait typique et seule l'évolution permet de rattacher *a posteriori* cette psychose aiguë à la schizophrénie;
   - habituellement, l'expérience délirante primaire de la schizophrénie :
     - survient chez un sujet plus jeune,
     - à la suite d'une période prodromique faite d'apragmatisme, d'incurie, d'apathie et de troubles du caractère;
   - le délire est moins riche, souvent pauvre, mais fixé sur les mêmes idées d'influence, d'étrangeté ou de dépersonnalisation;
   - et s'accompagne de phénomènes discordants soit dans la présentation du malade, soit dans le cours de sa pensée ou de son expression verbale.
2. *Les délires chroniques structurés :*

(Paranoïa, psychose hallucinatoire chronique) se constituent habituellement de manière progressive. Dans le cours de leur évolution surviennent parfois des expériences délirantes aiguës qui peuvent, à première vue, lorsqu'on ne connaît pas le malade, en imposer pour une bouffée délirante, mais :

- ces délirants chroniques sont plus âgés;
- leur délire, en ces moments aigus, bénéficie du passé; il est organisé, peu variable, souvent très structuré;
- l'interrogatoire du patient et de son entourage, la recherche anamnestique apprennent que le patient délirait déjà auparavant.

Dans tous ces cas, l'arrêt du traitement neuroleptique est l'occasion de rechutes sur le mode aigu.

LE TRAITEMENT

Le traitement de la bouffée délirante est urgent. Il est essentiellement chimiothérapique à la faveur d'une hospitalisation en milieu spécialisé. La thérapeutique fait rapidement preuve de son efficacité, en quelques jours, sinon en peu de semaines. Mais, comme dans la plupart des affections mentales, le traitement ne s'interrompt ni avec la guérison symptomatique ni avec la sortie de l'hôpital. Un traitement d'entretien au long cours s'impose dans tous les cas.

1. CONDUITE IMMÉDIATE DU PRATICIEN APPELÉ D'URGENCE AUPRÈS DU MALADE

L'hospitalisation rapide en urgence s'impose dans tous les cas

Il ne suffit pas d'obtenir l'assentiment de la famille, il faut, avec du temps et de la patience, obtenir celle du patient. S'il refuse obstinément, il faut passer outre son refus et faire une HDT.

Devant l'agitation anxieuse

1. Il faut proposer un traitement *per os* : Haldol®, fort : L gouttes (5mg) + Nozinan® : L gouttes (50 mg).

2. En cas de refus, injection sédative intramusculaire : Largactil® n°1 + Haldol® n° 1 ou Largactil® n° 1 + Valium® n° 1.

3. Transport en ambulance spécialisée.

Hospitalisation

- Soit en clinique psychiatrique spécialisée;
- soit à l'hôpital général;
- soit en hôpital psychiatrique, surtout si une HDT est nécessaire.

Dans tous les cas, accord téléphonique préalable avec l'établissement.

2. TRAITEMENT HOSPITALIER

Dans les premiers jours

- Malade au calme dans une chambre de quelques lits;
- non maintenu, mais surveillé (risque de fugue, de suicide) et isolé de sa famille;
- *mise en route immédiate du traitement chimiothérapique par voie IM : en associant*
  - un neuroleptique antiproductif : Moditen®, Haldol®,
  - et un neuroleptique sédatif (Nozinan®, Tercian®),
  - on peut également utiliser le Dogmatil® seul ou en association avec un de ses dérivés des deux groupes précédents,
  - *on prescrit simultanément,* si besoin seulement :
    . des antiparkinsoniens de synthèse *per os*, en cas de crise excito-motrice,
    . des hypnotiques en cas d'insomnie,
    . voire des tranquillisants;
  - *la posologie des neuroleptiques* est progressive mais toujours importante : par exemple 3 ampoules d'Haldol® (15 mg) et 6 ampoules de Largactil® (150 mg) par 24 heures; posologie qui est répartie entre 3 injections (matin, midi et soir).

Ultérieurement

- Le malade calmé peut se lever et participer à la vie du service, reprendre contact avec sa famille;
- *le traitement neuroleptique :*
  - est poursuivi *per os*,
  - avec les mêmes dérivés,
  - *fortes doses :* la posologie est augmentée progressivement jusqu'à disparition du délire.

    Cette posologie optimale est maintenue 2 ou 3 semaines après la disparition du délire. À cette date, les doses sont diminuées progressivement en vue d'atteindre la posologie du traitement d'entretien;
- l'hospitalisation dure quelques semaines. Elle est souvent plus longue mais dépasse rarement 3 mois;
- la postcure doit être organisée avec la patient, avant sa sortie, qui est utilement précédée d'une ou plusieurs permissions d'essai.

3. TRAITEMENT AMBULATOIRE

Le malade doit être suivi très régulièrement par un spécialiste

- Soit à la consultation du service hospitalier où il a été traité;
- soit à la consultation du dispensaire d'hygiène mentale du secteur;
- soit en ville, par un psychiatre libéral.

Le traitement chimiothérapique d'entretien

Il doit réaliser la prophylaxie des risques évolutifs :

- tout en permettant une vie familiale, sociale et professionnelle normale ;
- il doit être très régulièrement suivi par le patient, chaque jour ;
- sauf raison particulière, on utilise le même neuroleptique qu'au moment du traitement d'attaque ;
- les doses sont modérées mais variables en fonction de la symptomatologie et de la tolérance du sujet ; par exemple :
  - Largactil® 150 mg,
  - ou Haldol® 2 ‰ L à LXXV gouttes,
  - ou Moditen® 25 mg ;
- le traitement est réparti en 2 prises : une matinale, l'autre vespérale, habituellement double de celle du matin ;
- on peut également utiliser les formes à action prolongée : Haldol Décanoas®, Moditen retard®, etc. ;
- la posologie doit être faible, progressivement dégressive et prolongée au moins 6 mois, dont 3 à 4 mois après critique du délire (qui est un critère de guérison) ;
- en cas de manifestations extrapyramidales, il vaut mieux baisser les doses de neuroleptiques que prescrire des antiparkinsoniens.

Dans le traitement d'entretien, la chimiothérapie au long cours est associée à une prise en charge psychothérapique

1. Au décours de la première bouffée délirante, lorsque la conscience est redevenue claire et que le patient critique son expérience pathologique, se pose la question d'une psychothérapie analytique. Elle nécessite :

- outre un thérapeute avisé, entraîné dans l'analyse des psychotiques ;
- la demande du patient ;
- et une certaine solidité du Moi.

2. Chez les sujets fragiles, sans demande vraie, peu désireux d'approfondir la recherche des origines de leur épisode pathologique et chez lesquels on sent que la mise en cause de leurs défenses peut être dangereuse, il est préférable d'en rester à une psychothérapie de soutien.

Ce traitement ambulatoire doit être de longue durée en adaptant son rythme à l'état et à la demande du patient.

SOINS INFIRMIERS AUX PERSONNES ATTEINTES DE BOUFFÉES DÉLIRANTES AIGUËS

Objectif

La prise en charge du patient souffrant de bouffée délirante aiguë visera la reprise de l'autonomie le plus rapidement possible.

Actions

- Surveiller et éduquer le patient par rapport au traitement psychotrope qui est au centre de la prise en charge. (Voir chapitre 13. Surveillance des traitements psychotropes);
- informer du statut d'hospitalisation et de ses limites (cf. loi du 27 juin 1990).
- surveillance de l'état psychique :
  - critique du délire,
  - rapport à la réalité,
  - lors de la levée de l'état délirant;
- observer ou rechercher les signes qui peuvent signifier l'entrée dans une autre pathologie : schizophrénie, BDA, PHC etc.
- informer et éduquer la famille par rapport aux troubles présentés par le patient.
- préparer le patient à sa sortie et au suivi thérapeutique qui sera proposé après son hospitalisation;
- noter les observations sur les documents du service et les utiliser comme support d'évaluation de la prise en charge (décrire le délire).

Attitude

- Être bienveillant, signifier les progrès;
- être à l'écoute du délire;
- solliciter la personne en lui proposant des activités à visée sociothérapique pour retrouver le lien avec la réalité.

C – L'ACCÈS MANIAQUE

Épidémiologie : voir chapitre 3, paragraphe B.

INTRODUCTION

L'accès maniaque est « un état de surexcitation des fonctions psychiques, caractérise par l'exaltation de l'humeur et un déchaînement des pulsions instinctivo-affectives ».
Si l'état maniaque est une forme clinique de l'agitation, il se singularise fondamentalement par une libération libidinale illusoire et improductive qui est, en réalité, un moyen de défense contre la dépression. Sur les plans clinique et psychopathologique, l'accès de manie franche fait partie de la psychose maniaco-dépressive.

À première vue, l'agitation n'apparaît que comme un excès d'action, de mouvement, un déséquilibre purement quantitatif. Cette approximation est très superficielle. L'agitation n'est pas une hypertrophie de l'activité normale mais une conduite qualitativement pathologique.

Il s'agit d'une activité non pas sans finalité ni sans signification mais sans but extérieur en ce sens qu'il n'y a plus de dialogue véritable entre le Moi et le monde. Il n'y a plus de relation objectale vraie mais projection d'un Moi pathologique qui scotomise le réel.

On peut donc considérer l'agitation comme une perturbation des conduites caractérisée par :

- l'excès d'activité;
- dont la finalité est subjectif;
- et donc sans efficience objective, sa seule utilité étant de décharger la tension du sujet.

L'agitation n'est pas une entité en soi, elle n'est qu'un symptôme; elle n'est que la manifestation extérieure d'une conscience agitée. Les états psychopathologiques générateurs d'agitation sont nombreux et il n'est pas possible de tout ramener à une conscience agitée univoque et identique. Cependant l'agitation, symptôme commun à plusieurs structures pathologiques, révèle toujours les mêmes traits :

- le morcellement de la conscience incapable de suivre un projet;
- et l'accélération du défilé des représentations mentales.

ASPECT CLINIQUE DE L'ACCÈS MANIAQUE

1. LE DÉBUT

- Chez un adulte jeune entre 18 et 40 ans lors du première accès;
- présentant des antécédents maniaques ou mélancoliques personnels ou familiaux;
- parfois à la faveur d'un facteur émotionnel déclenchant.

Le début est tantôt brutal, sans prodromes, et débouche immédiatement dans la période d'état.

Ailleurs le début est rapide mais progressif. Il peut être marqué par :

- une courte phase dépressive;
- une période d'exaltation émotionnelle;
- chez les sujets présentant des antécédents similaires, on retrouve parfois « *un symptôme-signal* » par exemple dépenses exagérées, démarches inconsidérées, idées mégalomaniques, etc.

Dans tous les cas, on note la *disparition du sommeil.*

2. LA PÉRIODE D'ÉTAT

Le tableau clinique typique regroupe les éléments suivants :

La présentation du malade est particulière

- Le visage est animé, les traits sont mobiles et sans repos;
- le sujet est enjoué, les yeux brillants, il lance des clins d'œils entendus (ludisme);
- il rit, il chante, il vocifère avec démesure et précipitation;
- il parle sans arrêt (logorrhée +++) mettant en cause l'interlocuteur;
- le contenu verbal est extrêmement labile;
- la tenue est extravagante et débraillée;
- le contact avec ce malade est facile, mais familier et surtout discontinu, chaotique.

L'excitation psychique

L'accélération du cours de la pensée (tachypsychie) se manifeste par :

- l'abolition de l'attention;
- l'accélération des représentations mentales;
- l'association des idées est tout à fait superficielle; il n'y a pas de construction logique. Les propos s'enchaînent au gré des liens verbaux automatiques et accidentels;
- les perceptions ne sont pas erronées mais trop rapides;
- la mémoire est troublée dans sa dynamique mais pas déficitaire;
- l'imagination est exaltée et produit des chimères qui peuvent faire penser au délire. Il n'en est rien le plus souvent car ces idées expansives de grandeur, de revendication, de toute-puissance sont des fabulations ludiques auxquelles le malade ne croit pas réellement « délire verbal ».

Tous ces troubles des opérations mentales se résument dans le symptôme principal : la *fuite des idées*, qui ne se réduit pas à un simple excès de vitesse mais reflète l'exaltation du Moi dans sa totalité.

L'exaltation de l'humeur caractérise l'état affectif du maniaque

- Il est euphorique ;
- il est optimiste ;
- il se sent admirablement bien ;
- il est bienheureux ;
- il est infatigable ;
- il peut tout entreprendre, il croit tout réussir ;
- mais son humeur est instable : il passe de la joie aux larmes, de l'euphorie à la colère ;
- de toute manière, il est sthénique.

La surabondance de l'activité psychomotrice s'assouvit dans l'agitation et dans le jeu

- Le maniaque ne peut pas ne pas bouger ;
- il va, il vient, il gesticule ;
- il éclate de rire, il chante fort ;
- il trépigne, il hurle ;
- mais son activité est désordonnée et inadaptée ;
- le malade n'a pas perdu tout contact avec le réel, mais ne pouvant le vivre – car il est trop pressé – il le joue ;
- l'exaltation sexuelle est constante et souvent importante, inhabituelle en tous cas pour le sujet :
  - propos érotiques,
  - mais parfois aussi troubles du comportement ;
- les conduites orales et alimentaires sont également exagérées :
  - boulimie,
  - tabagisme,
  - conduites de voracité, ivresse.

L'état général est d'ordinaire troublé

- Le maniaque ne dort pas mais il ne se sent pas fatigué ;
- la faim et la soif sont augmentées, mais le malade maigrit ;
- une hyperthermie légère et une tachycardie modérée sont habituelles.

L'interrogatoire de l'entourage permet de préciser :
- le terrain et l'existence d'antécédents similaires ou mélancoliques chez le patient ou dans sa famille ;
- l'existence éventuelles de prodromes ;
- et le mode de début.

3. FORMES CLINIQUES

Excitation maniaque simple ou hypomanie

- Forme mineur du syndrome :
  - hyperactivité, réduction du temps de sommeil,
  - exaltation de l'humeur,
  - sans agitation vraie ni troubles généraux ;
- qui peut se rencontrer :
  - soit chez des personnalités sthéniques à traits hypomaniaques habituels, souvent très créatifs,
  - sous l'effet de toxiques (alcool, cocaïne) ou des AD, ce qui pose alors la question d'un trouble bipolaire de l'humeur,
  - soit chez des patients recevant des neuroleptiques ou du Li (manie décapitée).

Manie délirante et hallucinatoire

1. Le plus souvent, on ne retrouve pas dans l'accès de manie un vrai délire mais des idées délirantes labiles en raison de la fuite des idées. On a parlé de « délire verbal ».

2. Ces idées délirantes ont des thèmes expansifs, congruents à l'humeur :
   - mégalomanie ;
   - grandeur ;
   - puissance ;
   - mysticisme.

3. Ces manies délirantes posent des problèmes diagnostiques avec certaines formes de bouffées délirantes ; les hallucinations par contre sont très rares et doivent faire penser à l'atypicité (manie atypique). Dans les cas douteux, l'épreuve au Li est très intéressante, car ce médicament n'a d'action que sur le trouble de l'humeur. Si le délire persiste malgré la normalisation de l'humeur, c'est en faveur d'une BD.

Tout comme dans la mélancolie mais dans le sens opposé, les idées délirantes vont dans le sens de l'humeur : ce sont des idées gratifiantes et agréables, (congruentes à l'humeur).

Manie confuse et manie furieuse

La conscience n'est pas réellement obscurcie dans la forme atypique, mais il existe des formes confuses : l'intensité de l'agitation paraît dans ces cas, proportionnelle à celle de la confusion.

États mixtes

On désigne de ce nom les tableaux cliniques de troubles morbides de l'humeur où se trouvent associés simultanément des symptômes :
- de la série maniaque ;
- de la série mélancolique.

Le passage très rapide de la manie à la mélancolie ne doit pas être considéré comme un état mixte mais comme une psychose cyclique à rythme très rapide.

Les manies symptomatiques

L'accès de manie franche aiguë s'inscrit dans la dynamique évolutive et structurale d'une psychose périodique endogène; mais il existe des états maniaques symptomatiques ou secondaires :

- à un traumatisme crânien;
- à certains syndromes endocriniens, (hyperthyroïdie, maladie de Cushing);
- au cours de certaines intoxications : alcool, amphétamines, Cyclosérine®, corticoïdes, L-DOPA, cocaïne;
- et dans certaines tumeurs cérébrales localisées au diencéphale;
- rarement à une démence sénile ou présénile.

Les manies atypiques

1. L'accès maniaque est dit atypique lorsque :
   - il survient avant 20 ans chez un sujet indemne d'antécédents cycliques personnels ou familiaux;
   - l'agitation est à la fois furieuse et instable;
   - la thymie expansive variable, réalisant souvent un état mixte.

2. *La manie atypique était rattachée à la schizophrénie :*
   mais on tend maintenant à la considérer comme une forme de PMD. Les accès récurrents sont en général du même type.

4. ÉVOLUTION

L'évolution et le pronostic d'ensemble de la manie franche et typique sont à peu près superposables à ceux de la mélancolie :

1. *Le premier accès survient chez un sujet jeune entre 18 et 40 ans.*

2. *La durée spontanée de l'accès est de 6 à 8 mois.*
   L'accès de manie aiguë franche guérit spontanément en l'absence de thérapeutique, conduisant à une *restitutio ad integrum* du moins en apparence; les symptômes de l'accès disparaissent mais, bien sûr, la structure psychologique sous-jacente demeure.

3. *Ce premier accès maniaque peut rester unique,* le sujet n'en présentant pas d'autres durant toute la durée de son existence; *mais souvent le patient rechute* sous forme maniaque ou sous forme mélancolique au bout d'un laps de temps variable.

4. *Les thérapeutiques actuelles ont modifié l'évolution spontanée de la maladie :*
   - elles permettent dans la grande majorité des cas d'obtenir une guérison rapide; le malade est à la fois plus rapidement soulagé et plus rapidement rendu à sa vie habituelle;
   - en contrepartie, les thérapeutiques semblent, au moins dans certains cas, accélérer le rythme de la maladie. Les accès guérissent mais ils ont tendance à se rapprocher.

5. Les accès maniaques semblent nettement moins fréquents que les accès mélancoliques.

6. *Dans de rares cas, la manie résiste au traitement :*
- réalisant des manies chroniques où la sédation est imparfaite :
  - chez les femmes de plus de 50 ans,
  - ayant auparavant présenté plusieurs accès maniaques;
- la symptologie est identique à celle du tableau aigu, mais les idées délirantes y semblent plus fréquentes. L'intensité du tableau est variable.
  L'évolution lointaine de ces manies chroniques est également des plus variables :
  - elles peuvent guérir au bout de plusieurs années,
  - évoluer sur un mode chronique de manière continue,
  - persévérer sur un mode rémittent,
  - se compliquer :
    . d'un délire chronique,
    . ou d'un affaiblissement.

7. *Le pronostic d'ensemble est fonction essentiellement du nombre d'accès et de leur périodicité :*
- certains sujets ne présentent qu'un petit nombre d'accès espacés largement dans le temps : le pronostic est assez bon;
- d'autres présentent de multiples accès qui ont tendance à se rapprocher, à s'émailler d'épisodes mélancoliques ou à passer à la chronicité. La durée des périodes de vie normale (intercritique) diminue.

DIAGNOSTIC

1. DIAGNOSTIC POSITIF

Il repose sur l'association des éléments suivants :
- antécédents personnels cliniques;
- antécédents familiaux identiques ou de suicide;
- présentation particulière avec;
- exaltation psychique;
- fuite des idées, logorrhée;
- humeur expansive;
- agitation psychomotrice;
- évolution clinique.

2. DIAGNOSTIC DIFFÉRENTIEL

Avec d'autres syndromes psychotiques

Dans certaines formes, la manie aiguë peut poser des problèmes diagnostiques délicats :

1. *Les manies délirantes* soulèvent le problème *des bouffées délirantes* avec troubles de l'humeur dans le sens expansif.

En faveur de la bouffée délirante hypomaniaque :

- le terrain : absence d'antécédents cliniques nets;
- prédominance du délire polymorphe sur les troubles de l'humeur;
- variabilité du tableau clinique;
- importance des hallucinations;
- épreuve thérapeutique.

2. *Les manies atypiques* faisaient toujours discuter, chez un sujet jeune, l'éventualité *d'une schizophrénie débutante,* mais on les rattache maintenant à la PDM.

Avec les autres états d'agitation

1. *Agitation confuso-onirique des déliriums* où l'on retrouve des signes spécifiques, absents dans la manie :

- syndrome confusionnel avec ralentissement idéatoire, baisse de l'attention portée à l'environnement, dysménie;
- un onirisme surtout visuel, ce qui est très évocateur d'une étiologie organique;
- un syndrome neurologique : tremblement, dysarthrie, ataxie;
- une étiologie organique : sevrage alcoolique (delirium tremens) ou barbiturique, etc. (*cf.* confusion mentale).

2. *Agitation épileptique*

- au cours d'états de mal de crises partielles complexes du lobe temporal (états crépusculaires) : en fait très rares. Ils ne peuvent être affirmés que par l'EEG;
- au cours des confusions post-critiques après les crises généralisées;
- dans les psychoses intercritiques (*cf.* épilepsie).

3. *L'agitation schizophrénique*

En dehors de la manie atypique, l'agitation, chez les schizophrènes, peut revêtir les aspects suivants :

- impulsions dramatiques;
- fureur catatonique.

Dans tous les cas, plusieurs éléments orientent le diagnostic :

- le jeune âge du patient;
- l'existence d'une phase prodromique faite de :
  - apragmatisme,
  - négativisme,
  - modification du caractère,
  - parfois apparition d'idées délirantes.

4. *L'agitation psychopathique*

Elle est souvent importante et se singularise de la manière suivante :

- elle survient chez un homme jeune;
- l'agitation est favorisée par l'absorption d'alcool ou d'un autre toxique;
- elle s'accompagne d'agitation verbale, volontiers agressive;
- d'actes impulsifs le plus souvent auto-agressifs;
- le tout est vécu dans une atmosphère à la fois théâtrale et angoissée.

L'examen permet facilement de retrouver les traits du déséquilibre psychique :
- trouble du comportement et du caractère depuis l'adolescence;
- instabilité, irritabilité, déséquilibre, fréquents changements d'emploi, difficultés avec la justice, fugues impulsives.

5. *Les autres types d'agitation :* présentent deux caractères :
- l'agitation psychomotrice y est moins violente, elle n'est pas le symptôme dominant;
- tantôt elle s'intègre dans un tableau psychiatrique :
  – bouffée délirante,
  – crise aiguë d'angoisse,
  – état démentiel,

ailleurs elle n'est qu'un épiphénomène dans une affection générale :
- *de certains syndromes neurologiques :*
  . hémorragies méningées,
  . œdème cérébral,
  . encéphalite (en particulier épidémiques);
- *de certaines maladies métaboliques :*
  . hypoglycémie,
  . coma hyperorsmolaire.

TRAITEMENT

- Hospitaliser le malade;
- le placer sous sauvegarde de justice;
- l'accès maniaque reçoit un traitement neuroleptique par voie parentérale pendant plusieurs jours.
  On utilise plutôt les butyrophénones : Haldol®, surtout Droleptan® avec une petite dose de phénothiazine.
  En cas de chimiorésistance durant plusieurs jours, on s'adresse à la sismothérapie.
- Outre le traitement de l'agitation, l'état maniaque peut être calmé par :
  – le lithium : en respectant les contre-indications, dose de charge puis maintien au taux thérapeutique (0,7 à 1mmol/l). Il a un effet antimaniaque qui ne se manifeste qu'avec retard, d'où la nécessité de commencer avec les NL, qu'on peut ensuite interrompre;
  – le Tégrétol® a aussi des effets antimaniaques.

SOINS INFIRMIERS AUPRÈS DES PERSONNES ATTEINTES D'ACCÈS MANIAQUE

Objectif

La relation consiste à aider la personne souffrant d'accès maniaque à retrouver des conduites sociales équilibrées.

Actions

Surveillance psychique

- Administrer et surveiller l'efficacité du traitement sédatif :
  - signaler au médecin l'apparition d'un effet paradoxal (renforcement de l'agitation) ou de résistance (lorsque la posologie a été augmentée). Le traitement injectable est indiqué au début de la prise en charge, mais peut entraîner quelque opposition de la part du patient qui n'en comprend pas l'intérêt immédiatement,
  - si le traitement est administré en gouttes ou en comprimés, il faut vérifier que le patient ne cherche pas à le dissimuler. N'ayant pas conscience d'être malade, la prise d'un traitement n'a pas de sens pour lui;
- contrôler l'activité psychomotrice afin de préserver le service et les autres patients d'un risque de conflit ou d'agressivité :
  - surveiller l'apparition d'un délire et noter les observations,
  - surveiller le sommeil et canaliser l'activité psychomotrice : au début de la prise en charge le patient peut être insomniaque ou n'avoir besoin que de 3 ou 4 heures de sommeil pour se « ressourcer ». Installer le patient en chambre seule, pour qu'il ne dérange pas le sommeil des autres patients,
  - surveiller l'activité sexuelle : afin de préserver les autres patients des sollicitations illimitées; certains n'ont pas les moyens de signifier leur désapprobation,
  - surveiller l'activité diurne qui peut être envahissante et offrir la possibilité de la canaliser,
  - resituer la personne dans un contexte de relations sociales conviviales lorsqu'elle adopte des conduites excentriques pouvant nuire à la tranquillité des autres patients,
  - lorsque l'humeur se stabilise, il est possible de proposer des activités organisées.

    Les patients maniaques participent volontiers aux tâches de la vie quotidienne du service (dresser la table, entretenir leur chambre, participer au nettoyage des sols). Accepter une telle participation permet de canaliser l'activité d'une part et, d'autre part, de tempérer le sentiment de culpabilité qu'éprouve le patient lorsque les signes régressent,
  - prévenir du risque de fugue. Maintenir en pyjama,
  - noter les éléments significatifs de la prise en charge et s'y référer pour évaluer les résultats obtenus;
- *le rôle éducatif consistera :*
  - auprès du patient : à lui faire admettre la nécessité de poursuivre son traitement quelque temps après l'hospitalisation, et de consulter régulièrement le médecin du dispensaire proche de son domicile,

– auprès de la famille : de l'informer des signes laissant présager d'une récidive et de l'attitude apaisante qu'elle peut exercer. Informer également des structures extra-hospitalières pouvant répondre rapidement en cas de récidive ou d'agitation incontrôlable.

Surveillance physique

- Surveiller les constantes : pouls, température et tension;
- surveiller l'alimentation et l'hydratation.

Attitude soignante

- Il est primordial pour le soignant de contrôler sa distance relationnelle avec le patient afin de ne pas provoquer de réactions affectives extrêmes (familiarité ou agressivité). Il s'agit donc d'être prudent quant au langage et attitudes adoptées. Le port de la blouse est un moyen de se situer en tant que professionnel du soin et de limiter le risque d'être perçu comme ami;
- en cas d'agitation ou d'agressivité, chercher à rentrer en contact en questionnant sur ce qui pose problème à la personne, en touchant (serrer la main, prendre le pouls).

D – L'ACCÈS MÉLANCOLIQUE (unipolaire) ET LA PSYCHOSE MANIACO-DÉPRESSIVE (bipolaire)

Épidémiologie : chapitre 3, paragraphe B.

INTRODUCTION

La psychose maniaco-dépressive, isolée par Kraepelin à la fin du siècle dernier, est une affection bien caractérisée par :

- son profil clinique associant de façon variable :
  - des accès dépressifs (mélancolie),
  - et des accès d'excitation (manie),

  l'ensemble pouvant réaliser une PMD (bipolaire) ou une DU (unipolaire);
- son caractère endogène : si les caractères physiopathologiques ne sont pas encore clairement précisés, sa transmission génétique est établie;
- sa psychopathologie particulière fonctionnant comme un deuil pathologique; elle partage les éléments de la structure dépressive mais s'y caractérise par son substrat psychotique;
- son traitement spécifique.

Elle est relativement rare (la prévalence dans la population générale est de 0,5 à 1 %), mais non sans gravité. Elle constitue un handicap fonctionnel qui s'est beaucoup amélioré grâce au traitement spécifique et grâce à la prophylaxie des accès assurée par les sels de lithium et/ou la carbamazépine mais le risque suicidaire persiste.

À côté de ces formes bipolaires, la clinique avait déjà individualisé des formes uniquement dépressives. Ces formes unipolaires ont vu leur distinction renforcée par des arguments génétiques. Ceci étant, les dépressions unipolaires partagent tous les autres caractères de la maladie.

LA CLINIQUE

L'ACCÈS MÉLANCOLIQUE

L'accès mélancolique est un état dépressif franc

avec :
- son syndrome thymique;
- son syndrome général.

C'est un état dépressif particulier, en raison des éléments suivants

1. *Douleur morale intense :*
- souffrance qui, aux dires des malades, surpasse toute douleur physique même la plus atroce, parce qu'elle est vécue comme radicale, irrémédiable, totale et irréversible;
- Freud et Abraham en ont donné l'explication psychopathologique : la structure mélancolique repose sur l'intériorisation des pulsions agressives qui s'exercent, sous l'influence d'un Surmoi trop puissant et cruel, contre le Moi au lieu de se diriger vers l'extérieur;
- par ailleurs, le mélancolique est bloqué dans le passé; l'avenir n'existe pas pour lui.

2. *L'inhibition psychomotrice* qui est la forme aggravée de l'asthénie. Les opérations mentales et motrices sont bloquées. Toute action intellectuelle ou motrice demande un effort au mélancolique parce qu'elle apparaît sans signification.

Au maximum on peut constater l'existence d'un état stuporeux, le malade figé ne parle ni ne bouge. La prédominance matinale des troubles est assez caractéristique.

3. *Les idées délirantes* manquent rarement. Elles sont sans fondement réel et peuvent être :
- *non congruentes* à l'humeur :
  - persécution, préjudice,
  - pouvant s'accompagner d'hallucinations;
- *congruentes* à l'humeur :
  - auto-accusation délirante parce que totalement dénuée de fondement objectif et non critiquée,
  - culpabilité, ruine,
  - incurabilité, hypochondrie pouvant aller jusqu'au syndrome de Cotard avec délire de négation.

4. *Les idées de mort : tout déprimé est confronté au suicide* qui apparaît comme la solution ultime du conflit qui oppose le Moi et le monde, dans la mesure où il permet de supprimer les deux interlocuteurs :
- ce n'est tout d'abord qu'une représentation mentale, pensée ou fantasme, qui passe spontanément dans le champ de la conscience, qu'on essaie de chasser mais qui s'accroche et peut devenir obsédante;
- puis successivement apparaissent :

- l'acceptation de la mort ou désir passif (anorexie, abandonnisme, imprudences, etc.),
- le désir effectif de mourir;
- enfin peut s'affirmer une volonté délibérée de mourir.

Les idées de mort sont au centre de la mélancolie dans la mesure où elles s'articulent avec les idées délirantes de dépréciation et apparaissent comme une solution d'apaisement à la douleur morale. Seule l'importance de l'inhibition retient certains malades.

Ceci explique que les conduites suicidaires soient parfois si graves et dramatiques chez les mélancoliques. Mais tous les mélancoliques ne font pas de tentative de suicide, qui demeure cependant le risque le plus important de l'affection, d'autant plus que la volonté de mourir peut être couverte de réticence.

5. *Le syndrome général frappe par son intensité :*
   - anorexie;
   - constipation;
   - altération de l'état général;
   - insomnie nocturne totale avec parfois confusion diurne. La prédominance matinale des troubles est assez évocatrice de la mélancolie.

Le début de l'accès

1. *Il est habituellement rapide :*
   - en quelques jours;
   - rarement quelques semaines.

2. *Il est marqué par :*
   - des troubles du sommeil, précoces;
   - une asthénie croissante;
   - une tristesse allant en s'aggravant.

3. *Une circonstance apparemment déclenchante* ou du moins favorisante, est parfois retrouvée dans les jours ou les semaines précédentes :
   - séparation, deuil;
   - vente ou construction d'une maison;
   - maladie personnelle ou d'un proche;
   - échec social ou professionnel;
   - dommage matériel, etc. Mais souvent, aucun élément de ce genre n'est retrouvé.

4. *Il existe enfin un terrain particulier :*
   - sujet jeune : 30 ans (18 à 40) en moyenne lors du premier accès;
   - antécédents personnels et/ou familiaux.

Un premier accès après 50 ans comporte des particularités dues à l'âge, mais ne constitue pas une affection à part (classique « mélancolie d'involution »).

ÉVOLUTION

1. LE PREMIER ACCÈS

- de mélancolie ou de manie franche survient chez un adulte jeune entre 18 et 40 ans;
- présentant parfois durant les années précédentes des traits de caractère névrotiques, en particulier obsessionnels;
- des antécédents familiaux, directs ou collatéraux d'états dépressifs, de tentatives de suicide, de suicide, d'agitation maniaque sont souvent retrouvés;
- dans un certain nombre de cas, il existe une circonstance déclenchante : deuil, rupture, séparation, déplacement, revers, échec, maladie, etc. vécu comme une blessure narcissique insupportable.

2. ÉVOLUTION DE L'ACCÈS

Mélancolique ou maniaque installé. Il dure un temps variable : spontanément, en moyenne sept mois, avant l'apparition des thérapeutiques efficaces. Il était parfois plus court, souvent plus long; pouvant s'étendre sur plusieurs années.

Dans certains cas rares, on le voyait passer à la chronicité; exceptionnellement cette éventualité peut encore se voir. Habituellement, il guérissait spontanément, le patient pouvant reprendre normalement sa vie antérieure.

Actuellement les thérapeutiques modernes ont notablement raccourci la durée de ces accès : les malades mélancoliques qui souffrent sévèrement sont rapidement soulagés.

3. ÉVOLUTION DE LA MALADIE MANIACO-DÉPRESSIVE

1. Ce premier accès qu'il soit mélancolique ou maniaque peut rester unique.

Le sujet n'en présentant pas d'autre durant son existence, bien qu'il demeure particulièrement sensible sur le plan émotionnel et thymique à tous les traumatismes psychiques.

2. Mais, dans environ la moitié des cas, le patient rechute soit sous forme mélancolique soit sous forme maniaque : l'intervalle libre à partir du premier accès étant extrêmement variable.

Tout peut encore en rester là.

3. Ailleurs les accès se reproduisent, tantôt sous forme uniquement mélancolique, très rarement sous forme exclusivement maniaque, ailleurs sous l'une et l'autre forme qui se succèdent dans un ordre peu prévisible.

Ce qu'il importe alors de bien préciser, c'est la périodicité. Lorsque le sujet présente un ou plusieurs accès chaque année, sa vie devient notablement perturbée en l'absence d'un traitement prophylactique de ces rechutes (sels de lithium et/ou carbamazépine). Avec l'âge, les accès tendent à devenir plus fréquents et durables.

Ainsi le poids évolutif de la psychose maniaque-dépressive est-il très variable. Ici on a observé qu'un seul accès mélancolique ou maniaque au cours de toute l'existence; là il existe plusieurs accès chaque année.

4. Les thérapeutiques actuelles ont modifié l'évolution spontanée de l'affection.

Le traitement des accès permet d'obtenir la guérison clinique de l'accès, assez vite le plus souvent. Le malade est à la fois plus rapidement soulagé et plus rapidement rendu à sa vie habituelle.

Le traitement par les sels de lithium et/ou par la carbamazépine permet le plus souvent d'assurer une prophylaxie satisfaisante des rechutes : les accès sont moins fréquents, ou persistent sous des formes mineures dont il est beaucoup plus facile d'assurer le traitement. Deux problèmes persistent :

- les PMD ou les DU résistantes aux traitements de fond;
- les abandons de traitement, qui sont beaucoup plus fréquents que les arrêts motivés par une intolérance.

4. LE PRONOSTIC D'ENSEMBLE DE L'AFFECTION EST FONCTION

- De l'intensité de la perturbation thymique, c'est-à-dire de la gravité de la sémiologie;
- de la réponse au traitement à la fois curatif de l'accès et prophylactique;
- du risque suicidaire dans les accès mélancoliques graves;
- le tout reposant finalement sur l'importance des forces conflictuelles inconscientes.

ÉTIO-PATHOGÉNIE

L'étio-pathogénie des dépressions psychotiques qu'elles soient unipolaires ou bipolaires n'est pas encore clairement élucidée. Cependant plusieurs facteurs tendent à se préciser amenant des éclaircissements sur l'origine et la prise en charge de la maladie; ce sont :

- des caractéristiques génétiques;
- des caractéristiques biochimiques;
- des facteurs psychodynamiques;

qui, pour se compléter, ne se situent pas sur le même plan et ne peuvent donc s'exclure.

1. CARACTÉRISTIQUES GÉNÉTIQUES

On distingue actuellement, du moins sur le plan génétique, les psychoses maniaco-dépressives (PMD), bipolaires, et les dépressions uni-polaires (DU) :

- dans les PMD, la concordance est de 50 à 100 % chez les jumeaux monozygotes, contre 25 % chez les jumeaux dizygotes. Le risque de la maladie est de 20 % pour les descendants apparentés directs contre 0,5 à 1 % dans la population générale. La transmission est probablement dominante à pénétrance variable, peut-être liée au sexe (chromosome X), ou multi-factorielle;

- dans les DU, l'hétérogénéité des cas rend les études génétiques plus difficiles. L'incidence des facteurs génétiques serait moindre dans :
  - la maladie dépressive pure : à début tardif, touchant les hommes,
  - que dans le spectre de maladie dépressive, à début précoce, touchant les femmes. Dans ces cas, l'incidence familiale de troubles de mécanisme dépressif serait élevée : dépression, alcoolisme.

2. CARACTÉRISTIQUES BIOLOGIQUES

De nombreuses recherches sont en cours. On peut retenir :

Anomalies des mono-amines cérébrales

- L'action des anti-dépresseurs porte sur le métabolisme synaptique des neuro-transmetteurs monoaminergiques (sérotonine, noradrénaline, dopamine, etc.) :
  - par inhibition de recaptage (tricycliques, fluvoxamine, fluoxétine),
  - par inhibition de la dégradation (IMAO),
  - ou action sur les récepteurs;
- diverses anomalies sont retrouvées chez les déprimés endogènes :
  - baisse du 5 HIAA (métabolite de la sérotonine),
  - dans les plaquettes sanguines baisse de la captation de sérotonine et du nombre de récepteurs à l'imipramine,
  - diminution de l'excrétion urinaire de MHPG (métabolite de la NA).

Mais on ne peut pas actuellement choisir un AD en fonction de son mode d'action, les données scientifiques étant trop contradictoires.

Anomalies endocriniennes

- Hypersécrétion de cortisol dans 50 % des cas de dépression endogène;
- fréquence des anomalies thyroïdiennes au cours des troubles de l'humeur (25 %).

Des tests ont été mis au point, dont on espérait qu'ils pourraient guider la thérapeutique; mais ils sont trop peu sensibles et spécifiques. Cependant, ils se normalisent avec la guérison de l'accès :

- test de frénation à la dexaméthanose (Décadron®) : l'administration de 1 mg de Décadron, à 23 heures diminue normalement la cortisolémie le lendemain;
- test au TRH : l'administration de TRH entraîne normalement une augmentation de la TSH sérique. Ces tests sont perturbés chez les déprimés endogènes et permettent de suivre l'évolution; il est probable qu'ils permettront d'isoler des sous-groupes.

TRAITEMENT ET PRISE EN CHARGE

La grande difficulté de la prise en charge durable dans la psychose maniaque-dépressive vient de l'ambivalence du patient.

Au cours de l'accès dépressif, il est fréquent que le patient surinvestisse le thérapeute dont il prétend attendre tout mais dont aussi, sans le dire et sans s'en rendre compte, il attend le pire.

Guéri de son accès, il est fréquent qu'il abandonne son thérapeute et/ou son traitement.

1. LE TRAITEMENT DE L'ACCÈS MÉLANCOLIQUE

Les accès mélancoliques francs relèvent d'une hospitalisation rapide en milieu spécialisé : soit en clinique, soit dans le service spécialisé des hôpitaux généraux, soit en hôpital psychiatrique, en particulier si une HDT est nécessaire.

Transgresser cette règle c'est s'exposer à de cruels remords si le malade se suicide avant l'hospitalisation, et à des ennuis médico-légaux (procès).

À l'heure actuelle, le traitement de l'accès mélancolique repose sur les antidépresseurs et/ou l'ECT.

Les antidépresseurs

Essentiellement les tricycliques (Anafranil® ou Laroxyl®).

- La voie parentérale n'offre pas de supériorité pharmacologique mais des avantages de sécurité : Anafranil® une ampoule à 25 mg dans 250 ml de sérum glucosé isotonique, à passer en 3 h le matin;
- surveiller pouls, TA, apparition d'effets secondaires, alimentation. Oter tout moyen suicidaire (liens, médicaments);
- augmenter la posologie de 1 ampoule tous les jours ou tous les 2 jours pour atteindre 75 mg, puis relais *per os* au bout de 10 à 15 jours : Anafranil fort (75 mg) deux comprimés le soir;
- associer Nozitran® 4 % (XXV à L gouttes) le soir (25 à 50 mg; en cas de mélancolie délirante, les doses devront être plus élevées), et/ou Tranxène® 50 deux bâtonnets le soir.

L'amélioration est toujours différée (10 à 12 jours au moins). En cas d'échec après 3 semaines, il faut :

- faire un dosage sérique : le taux sérique d'un médicament et ses métabolites doit être compris dans une fourchette variable selon les produits (de 100 à 300 ng/ml environ) :
  - si le résultat est au-dessus : c'est un échec, il faut changer d'AD ou recourir à l'ECT,
  - au-dessous augmenter la dose et attendre;

- les IMAO peuvent également être employés (après arrêt des tricycliques pendant 48 heures), ou d'autres AD (Vivalan® injectable, inhibiteurs de la recapture de la sérotonine : Prozac 20®, Déroxat® ou Seropram®).

L'ECT garde des indications

- D'emblée en cas de :
  - mélancolie délirante,
  - mélancolie stuporeuse,
  - fragilité somatique (cachexie) ou contre-indication des tricycliques.

6 à 8 séances sont généralement nécessaires. Le traitement doit être poursuivi par les AD en raison du risque de rechute à court ou moyen terme;

- après échec des AD.

2. LE TRAITEMENT DE L'ACCÈS MANIAQUE : *cf.* page 114.

3. LE TRAITEMENT PROPHYLACTIQUE DES RECHUTES

par les thymorégulateurs doit être installé :

- si les accès se répètent (un accès unique ne justifie pas de prophylaxie au long cours);
- si le sujet est suffisamment coopérant : (il ne sert à rien de prescrire un traitement qui ne sera pas pris).

Le lithium

- Sous forme de :
  - carbonate : Téralithe® comprimés à 250 mg ou Téralithe LP comprimé à 400 mg,
  - gluconate : Neurolithium® ampoules buvables à 1 et 2 grammes;
- à répartir en 2 ou 3 prises journalières, l'important étant d'atteindre une lithiémie stable et comprise dans une fourchette de 0,7 à 1 mmol/l;
- en respectant les CI : insuffisance rénale ou cardiaque, régime désodé, traitement diurétique, dysthyroïde;
- en surveillant l'observance et les effets secondaires : le patient doit être informé des signes de surdosage et faire faire une lithiémie s'il ressent nausées, diarrhée, somnolence avec tremblement et dysarthrie.

La carbamazépine **(Tégrétol® : comprimés à 200 mg et comprimés LD 200 mg et 400 mg) :**

Le lithium assure la prophylaxie des rechutes dans la plupart des cas. Certaines psychoses maniaco-dépressives à cycles très courts résistent cependant à ce traitement : on utilisera alors la carbamazépine : 400 à 800 mg/j. La posologie initiale doit être progressive et une surveillance hématologique et hépatique instituée. L'association du Tégrétol® au lithium en potentialise également les résultats.

4. LA PRISE EN CHARGE PSYCHOTHÉRAPIQUE

- Il est bien rare qu'un maniaco-dépressif cliniquement malade fasse une demande de psychothérapie analytique, à plus forte raison d'analyse. Ce qu'il demande en fait, c'est d'être soulagé, il se sent malade mais ne sent pas l'articulation de ses troubles avec l'organisation de sa personnalité.
  En général, il est raisonnable d'orienter ce patient dans une perspective psychiatrique dont les soins le soulageront et d'assurer une psychothérapie de soutien;
- ce sont habituellement les sujets présentant une structure maniaco-dépressive sans grand éclat clinique ou, maintenant, des patients notablement améliorés par les sels de lithium et/ou la carbamazépine qui demandent une psychothérapie plus approfondie qui peut être alors envisagée avec prudence.

SOINS INFIRMIERS AUX PERSONNES ATTEINTES D'ACCÈS MÉLANCOLIQUE ET DE PSYCHOSE MANIACO-DÉPRESSIVE

Nous retrouvons les mêmes objectifs, actions, éléments d'éducation que dans les états dépressifs présentés au chapitre 3.
La surveillance doit être cependant encore plus importante en ce qui concerne :

- le risque de suicide en raison de la plus grande emprise sur la personne des symptômes d'auto-dépréciation, de douleur morale et de culpabilité;
- les actions infirmières seront adaptées en fonction du versant de l'humeur du patient souffrant de psychose maniaco-dépressive.

E – LES SCHIZOPHRÉNIES

GÉNÉRALITÉS

La *schizophrénie*, encore appelée « *dissociation de la personnalité* », « *discordance intrapsychique* », est une affection mentale chronique, grave, assez fréquente, atteignant environ 1 % de l'ensemble de la population juvénile (15 à 30 ans).
La schizophrénie se caractérise par la transformation profonde et progressive de la personnalité qui cesse de construire son monde en communication avec autrui pour se perdre dans un chaos imaginaire.
Cliniquement, elle réalise un ensemble de troubles où dominent la discordance, l'incohérence, l'ambivalence, l'autisme, les idées délirantes et les hallucinations mal systématisées; et de profondes perturbations affectives dans le sens du détachement et de l'étrangeté des sentiments, troubles qui ont tendance à évoluer vers un déficit et une dissociation de la personnalité.
La schizophrénie comporte ainsi deux versants :

- un versant négatif : c'est la perturbation de la personnalité coupée du monde qui se manifeste dans le syndrome de dissociation;
- un versant positif : c'est la reconstruction délirante du Moi et du monde dans le délire autistique ou paranoïde.

Les traits saillants de la schizophrénie sont :

1. LE REPLI HORS DE LA RÉALITÉ

Dans une organisation purement subjective avec altération des relations sociales, ce trait constitue l'aggravation morbide du caractère schizoïde préexistant au départ de l'affection.

2. LA PERTURBATION CONCOMITANTE DE TOUTES LES STRUCTURES DE LA PERSONNALITÉ

- Intelligence;
- affectivité;
- comportement.

3. À CES DIFFÉRENTS NIVEAUX, ON RETROUVE LES TRAITS ESSENTIELS

L'ambivalence

- Tendance à considérer dans le même temps sous leurs aspects négatif et positif, les divers actes psychologiques;
- elle est constante bien que, parfois, discrète;
- elle se retrouve :
  - au niveau intellectuel : contradiction dans le jugement,
  - dans l'affectivité : juxtaposition de l'amour et de la haine pour la même personne,
  - dans le comportement : les décisions sont difficiles à prendre, les gestes sont indécis.

La bizarrerie

- La pensée des schizophrènes;
- leurs émotions;
- leur comportement;

revêtent un caractère :
- insolite,
- étrange,
- fantasque,
- déconcertant,

par rapport au système de référence et de valeurs communément admis.

L'hermétisme

Impénétrabilité qui vient du caractère à la fois subjectif et illogique du vécu schizophrénique et de l'opposition du sujet à communiquer ce vécu à autrui.

Le détachement

- Il ne s'agit pas du détachement du malade par rapport à ses propres expériences, mais de son détachement de la réalité;
- sur le plan phénoménologique, il correspond à une régression centripède de la conscience sur un monde imaginaire;
- dans une perspective analytique, il s'explique par l'incapacité où se trouve le sujet d'investir sa libido dans d'autres objets d'amour que lui-même (difficultés d'investissement objectal d'une libido essentiellement narcissique).

La schizophrénie est une maladie difficile au niveau du diagnostic, du traitement et du pronostic, alors qu'il est de la plus haute importance d'en faire un diagnostic précoce, dans les premiers mois, si l'on veut donner toute sa chance à la thérapeutique. Les difficultés, dans cette affection, viennent à la fois :
- de la maladie qui, au début, revêt des aspects trompeurs (*cf.* diagnostic des formes de début);

- du patient qui se réfugie dans son négativisme pour s'opposer à toutes mesures venant de l'extérieur;
- de la famille qui a trop souvent tendance à minimiser ou à cacher les troubles;
- du médecin qui, désarmé devant l'apparition de manifestations psychopathologiques, a souvent tendance à les banaliser.

Il faut savoir à la fois :
- traiter précocement les troubles;
- et mettre le diagnostic en attente : un recul d'un an est en général nécessaire.

4. DONNÉES ÉTIO-PATHOGÉNIQUES

La schizophrénie, affection chronique souvent incapacitante, atteint avec une fréquence à peu près égale les sujets jeunes des deux sexes. Elle se rencontre dans toutes les ethnies et dans toutes les cultures.

Malgré une somme considérable de travaux, on ignore encore actuellement l'étiologie de la schizophrénie. Les recherches étio-pathogéniques se répartissent autour de deux pôles : celles qui recherchent une origine organique, anatomique, macro ou microscopique, biochimique, et celles qui cherchent les voies d'une psychogenèse. Ces deux pôles sont souvent présentés comme opposés, sinon comme contradictoires.

À un certain niveau, cette distinction entre le somatique et le psychique s'estompe. Il est bien connu que les manifestations émotionnelles intenses entraînent des effets métaboliques décelables, en particulier au niveaux des catécholamines. À l'inverse, des perturbations biochimiques peuvent déterminer des manifestations émotionnelles. Mais dans un cas précis, quel est le *primum movens ?* Actuellement la schizophrénie apparaît comme la résultante de l'interaction de plusieurs facteurs, mais on ignore encore leur importance relative. En voici les principaux :

Le facteur caractériel

Au moins la moitié des schizophrènes présentait, avant l'apparition de la maladie, des traits de personnalité schizoïde.

La schizoïdie est une constitution caractérielle pathologique dont les traits principaux sont les suivants :
- repli sur soi-même;
- isolement et perte des contacts sociaux;
- affectivité ambivalente, oscillant entre la froideur et l'hyperesthésie;
- prévalence de la vie intérieure avec tendance à l'abstraction, à la rêverie, à la bizarrerie;
- esprit de système, rationalisme morbide.

Elle est fréquente chez les proches biologiques des sujets schizophrènes (10 %).

Le facteur biotypologique

47 % des schizophrènes sont de type leptosome (grand et mince),
24 % " dysplasique,
17 % " athlétique,
3 % " pycnique (biotype habituellement rencontré dans la psychose-maniaco-dépressive).

Le facteur social

1. *La schizophrénie est plus fréquente dans les couches sociales moins favorisées;* mais ceci peut s'expliquer partiellement par le fait de la désocialisation progressive des schizophrènes.

2. *L'isolement social avec repliement sur la cellule familiale,* les migrations et déracinement sont reconnus comme facteurs favorisants.

3. *La schizophrénie se voit dans tous les groupes éthniques;* le milieu culturel ne fait que changer l'expression sémiologique de la maladie.

Facteurs génétiques

Les schizophrènes apparaissent hétérogènes de ce point de vue : on oppose actuellement des formes génétiques aux formes non génétiques.

1. Formes génétiques

- Le risque morbide pour un sujet apparenté à un schizophrène est plus élevé que dans la population normale :
  - pour la schizophrénie;
  - mais également pour les personnalités schizoïdes (schizotypiques du DSM III-R) et les personnalités paranoïaques, ce qui amène à les considérer, de ce point de vue, comme appartenant à un spectre de la schizophrénie;
- le mode de transmission exact est inconnu.

2. D'autres formes seraient non génétiques

Dans ces cas on retrouve :

- des antécédents néo-nataux plus fréquents;
- et à l'âge adulte, un volume plus important des ventricules cérébraux.

Facteurs biochimiques

1. *La dopamine (DA) cérébrale* est assurément en cause :

- les neuroleptiques bloquent les récepteurs cérébraux à la DA. Leur efficacité clinique est corrélée à leur affinité pour ces récepteurs;
- les agonistes de la DA peuvent à dose élevée, produire des psychoses schizophréniformes ou aggraver les symptômes schizophréniques : L-DOPA, amphétamine, cocaïne;

2. *D'autres médiateurs semblent être en cause :* noradrénaline, sérotonine, endorphines...

Facteurs neurologiques

On retrouve assez fréquemment :

1. *Dans les études de tomodensitométrie cérébrale (TDM),* une atrophie cortico-sous-corticale (sillons élargis, gros ventricules).

2. *Des troubles précoces de la latéralisation.*

3. *Une réduction du flux sanguin cérébral frontal,* qui témoigne d'une baisse de l'activité de cette région et serait corrélée aux symptômes négatifs.

4. *De même que des anomalies histologiques.*

Le facteur psychodynamique

1. *Il existe probablement un terrain, une fragilité particulière, congénitale ou acquise,* de l'organisme, mais la survenue des manifestations psychotiques s'explique par des facteurs étroitement liés à la maturation affective et susceptibles d'en fausser le développement.

2. *La schizophrénie peut être considérée comme une réaction spécifique* déterminée par un état d'anxiété extrêmement sévère dont l'origine remonte à l'enfance mais qui est réactivée ultérieurement au cours de l'existence lorsque la tension devient telle que toute autre possibilité d'adaptation s'avère impossible.

3. *Ces affirmations théoriques se confirment de plus en plus* par les données des psychothérapies entreprises chez les schizophrènes.

4. *Incriminer l'équilibre affectif de l'enfance,* c'est mettre en cause les relations parentales. Les études sur la famille des schizophrènes sont nombreuses; en voici les principales conclusions :

- la schizophrénie est plus fréquente dans les familles désunies (séparées ou vivant ensemble dans l'hostilité) mais se voit souvent en dehors de ce facteur favorisant;
- l'ambivalence de la mère dans ses relations avec l'enfant, surtout durant les premiers temps de la vie, constitue un facteur capital; cette ambivalence s'incarne dans une relation qui oscille perpétuellement entre une sur-protection trop permissive, voire abandonnique, et une agressivité exagérée. C'est ainsi que l'on a pu décrire deux groupes de mères de schizophrènes :
  - les hyper-protectrices,
  - les rejetantes;

  en fait, elles sont tout à la fois les deux;
- l'annulation réelle ou symbolique de l'image paternelle :
  - soit du fait du père :
    * autoritaire mais défaillant,
    * ou bien falot et sans autorité;
  - soit du fait de la mère rejetant le père et assumant mal son rôle,
  - ces deux possibilités sont souvent conjointes;
- le repli sur la relation mère-enfant avec rejet de toutes ouverture sur le monde.

ÉPIDÉMIOLOGIE DE LA SCHIZOPHRÉNIE

Les schizophrènes sont exposés à une **surmortalité élevée** par rapport à la population générale, en particulier chez les sujets jeunes et dans la période qui suit la première hospitalisation.

Le risque de suicide est important : 2 à 8 % des schizophrènes meurent de suicide et, chez eux, le risque de suicide est 12 fois plus élevé que dans la population générale.

Il existe également des causes naturelles de décès, en particulier infectieuse dont la tuberculose.

La prévalence ponctuelle s'établit autour de 2 à 2,5 pour mille (Sartorius 1983).

La schizophrénie est une affection de distribution universelle et la réalité de différences géographiques dans le risque morbide est loin d'être établie.

Par rapport à une population témoin, les schizophrènes présentent un excès de naissance en hiver et au début du printemps mais l'hypothèse grippale qui découle de cette constatation n'a reçu à ce jour ni confirmation ni démenti.

La prévalence est identique pour les deux sexes mais la révélation de la maladie est plus tardive chez les femmes et chez celles-ci l'évolution est classiquement plus favorable.

Une fréquence accrue de complications obstétricales a été invoquée ainsi qu'un moindre poids de naissance.

La maladie paraît plus fréquente dans les classes sociales plus défavorisées.

Les caractéristiques prémorbides et de personnalité ainsi que les facteurs sociaux influencent davantage l'évolution que les différents groupements symptomatiques.

FORMES DE DÉBUT DE LA SCHIZOPHRÉNIE

Les formes de début de la schizophrénie sont à la fois les plus intéressantes et les plus difficiles sur le plan diagnostique, même pour le spécialiste dans certains cas :

- *ce sont les plus difficiles,* car, au début, le tableau clinique peut manquer de spécificité; la plupart des troubles psychopathologiques peuvent s'y rencontrer et les éléments de discordance sont encore très discrets, cliniquement peu apparents. Seuls, l'organisation du syndrome fondamental et les caractères évolutifs ont une certaine spécificité que l'expérience clinique plus que le savoir théorique peut reconnaître : « *La schizophrénie est essentiellement un type d'évolution, une organisation structurale et dynamique de la personne* »;
- *ce sont les plus intéressantes* car les plus ouvertes à la thérapeutique (psychothérapie, chimiothérapie, prise en charge institutionnelle). Plus la thérapeutique est précoce, plus grandes sont les chances d'efficacité et meilleur le pronostic général de l'affection.

1. DESCRIPTION CLINIQUE

Tantôt la schizophrénie paraît débuter de manière insidieuse et progressive. Ailleurs, dans les deux tiers des cas environ, son début apparent est marqué par un épisode psychopathologique aigu, lui-même très souvent précédé de prodromes dont les manifestations sont identiques à celles des formes de début progressif.

Les épisodes aigus

1. Les bouffées délirantes et hallucinatoires aiguës

- Elles constituent les formes les plus typiques d'entrée dans la maladie : c'est *l'expérience délirante primaire de la schizophrénie;*
- elles revêtent l'aspect clinique des bouffées délirantes;
- *toute bouffée délirante, même la plus typique peut, chez un sujet jeune, constituer l'expérience délirante primaire,* l'état primordial de la schizophrénie débutante;

- cependant, dans un certain nombre de cas, on peut, devant une bouffée délirante et/ou hallucinatoire aiguë, suspecter d'emblée la maladie (*cf.* chapitre 4, p. 101);
- mais il ne s'agit que d'indices; il n'y a pas d'argument diagnostique formel durant la période aiguë en l'absence de signes de dissociation. Seule l'évolution sous surveillance permet de trancher.

2. Les états dépressifs dans les SCZ débutantes

Une dépression chez un sujet jeune peut inaugurer une SCZ.

Cela pose le problème des formes dysthymiques de la SCZ. Nous avons déjà vu que ces formes étaient rattachées aux psychoses dysthymiques.

Dans le doute il vaut mieux :
- faire un traitement d'épreuve aux AD;
- considérer le sujet comme dysthymique plutôt que SCZ, car cela conduit à une attitude plus active.

Les NL et l'hospitalisation au long cours ont des effets pervers et appauvrissent la vie relationnelle du sujet; or, dans la PMD, les périodes intercritiques sont normales et justifient seulement la prévention des rechutes.

3. Les états d'excitation atypiques

a) Le diagnostic est relativement facile en présence d'un état d'agitation catatonique :
- agitation furieuse, instable, variable, intermittente, chaotique, hachée;
- s'accompagnant d'autres manifestations catatoniques (mutisme, impulsions, stéréotypies);
- mais exceptionnelle et rarement inaugurale.

b) Le diagnostic est plus difficile dans les manies atypiques :
chez un jeune sujet, cela pose les mêmes problèmes que les dépressions.

Là encore, l'épreuve thérapeutique est utile : le lithium n'a pas d'effet antimaniaque s'il s'agit d'une SCZ.

4. Les états confusionnels

Une *note confusionnelle* peut faire partie du tableau clinique des troubles de l'humeur atypiques :
- elle est rare dans les bouffées délirantes inaugurant une schizophrénie;
- les médicaments (NL, APS) ou les toxiques (alcool, drogues) absorbés par les schizophrènes sont une cause fréquente de confusion.

5. Troubles du comportement chez les adolescents

- Apparition brutale et inexpliquée de *comportements perturbés* que le sujet considère *a posteriori* avec indifférence :
  - crises de pleurs ou de fou rire,
  - excentricités vestimentaires, sexuelles ou autres,
  - claustration,
  - scènes clastiques;
- ailleurs les *impulsions* sont *plus graves :* deux modalités sont typiques et habituelles :

a) Les fugues :
- soudaines;
- longues, répétées;

- sans trouble de la conscience ni amnésie consécutive ;
- immotivées apparemment et expliquées de manière bizarre ;
- pouvant s'accompagner d'expériences sexuelles, surtout chez les filles (prostitution).

b) Auto-mutilation à visée plus ou moins suicidaire :
- du visage, des cheveux ou du sexe ;
- réalisées tantôt au cours d'un raptus anxieux, délirant et hallucinatoire, tantôt « à froid » et pauvrement expliquées par des rationalisations morbides ;
- indifférence secondaire du patient vis-à-vis de ces manifestations.

Parfois, mais rarement, ces impulsions sont dramatiques (meurtres, suicide).

Les débuts insidieux et progressifs

Les divers troubles d'installation progressive peuvent précéder ou suivre les épisodes aigus ou prendre le masque d'états névrotiques, réalisant de multiples formes cliniques qui posent des problèmes diagnostiques plus ou moins délicats.

Ces formes sont marquées par l'installation insidieuse et progressive d'un ou plusieurs des syndromes suivants dont les signes vont en s'aggravant si on les néglige :

1. Baisse de l'activité
- Sensation de fatigue, d'étrangeté, de perplexité, d'indifférence ;
- baisse du rendement scolaire ou professionnel (instabilité professionnelle) ;
- incurie, apathie, négligence corporelle, vestimentaire, verbale.

2. Troubles de l'affectivité et du caractère
- Désintérêt et indifférence ;
- caractère paradoxal des relations affectives : sentiments inadaptés, fanatiques, systématiques, engouements, foucades, haine familiale ;
- perte du sens des convenances ;
- anomalies du comportement sexuel ;
- évasion hors du réel, intérêt pour l'ésotérisme, les « sciences occultes », le mysticisme.

On a pu parler de mauvaise modulation affective sur un fond de désintérêt. Tous ces troubles frappent surtout l'entourage dans la mesure où ils tranchent avec le caractère et le comportement habituel du jeune.

3. Manifestations pseudo-névrotiques

1. Trois types de manifestations se rencontrent avec une certaine fréquence :

a) des symptômes hystériques :
- en particulier chez les filles et les sujets très jeunes ;
- simulacres psychoplastiques, excentricités, phénomènes de conversion, hyperexpressivité théâtrale ;
- il existe parfois des préoccupations délirantes, des phénomènes hallucinatoires ou des éléments dissociatifs ;

b) des préoccupations obsessionnelles :
- le plus souvent sous la forme d'idées prévalantes, de convictions bizarres et impératives ;

- volontiers centrées sur le corps;
- pouvant s'accompagner de rites obsessionnels compliqués et de manifestations psychomotrices;
- importance des préoccupations sexuelles;

c) des phobies particulières :

- ce sont des « *dysmorphophobies* »;
- portant sur le corps propre du patient : implantation des cheveux, forme du nez, des dents, du menton, du profil;
- s'accompagnant de stations devant le miroir;
- pouvant motiver une demande d'intervention chirurgicale.

2. Toutes ces manifestations névrotiques ont souvent pour caractère assez évocateur de schizophrénie de débuter et d'évoluer assez rapidement chez un sujet jeune. Dans certains cas, seule l'évolution permet *a posteriori* d'éclairer la nature réelle de ces symptômes.

4. Idées délirantes et hallucinations

a) Ce sont par ordre de fréquence décroissante :

- *thèmes hypochondriaques et d'influence :*
  - installation progressive ou rapide de troubles cénesthésiques,
  - modifications corporelles,
  - sentiment d'emprise, d'étrangeté corporelle,
  - illusions de possession zoopathique ou démoniaque,
  - idée de grossesse, de cohabitation érotique;
- idées mystiques, métaphysiques, scientifiques, exprimées habituellement de manière très abstraite;
- idées de persécution, d'empoisonnement;
- syndrome *d'automatisme mental :*
  - hallucinations psychosensorielles, psychomotrices, psychiques : transmission, répétition, vol et soustraction de la pensée,
  - accompagnées d'idées délirantes d'influence.

b) Les malades vivent souvent l'expérience délirante et hallucinatoire comme l'introduction en eux-mêmes d'une force étrangère. L'angoisse est intense dans les premiers temps de cette expérience de dépersonnalisation.
L'attitude des malades est secrète et méfiante.

5. Conduites toxicomaniaques

Elles existent sous deux aspects comme mode d'entrée dans la schizophrénie :

a) L'usage de psychodysleptiques majeurs (psilocybine, LSD 25, amphétamines), plus rarement de cannabis, conduite à une bouffée délirante (pharmaco-psychose) qui peut elle-même évoluer vers une schizophrénie.

b) Plus souvent, le sujet dépersonnalisé, anxieux, dysphorique, utilise les psychodysleptiques pour calmer ses symptômes. Il devient alors difficile de repérer la cause première. Avec la banalisation des drogues « douces » (cannabis), cette éventualité devient assez fréquente, et les rechutes sont souvent conditionnées par une reprise de la consommation.

6. Anorexie mentale

Certains cas peuvent être une forme d'entrée dans la schizophrénie :

- chez la fille : la restriction alimentaire s'accompagnant d'un rationalisme morbide sur l'alimentation;
- chez le garçon : l'anorexie mentale est beaucoup plus rare mais réputée plus grave et pouvant évoluer, plus fréquemment vers un processus dissociatif.

2. LA CONFIRMATION DU DIAGNOSTIC

Aucun de ces signes ou de ces syndromes n'est spécifique de la schizophrénie débutante, aucun d'eux ne permet de porter certainement un diagnostic aussi grave.

La confirmation du diagnostic repose sur :

- les entretiens psychiatriques répétés;
- l'étude anamnestique;
- les examens complémentaires psychologiques;
- et surtout l'évolution.

L'entretien psychiatrique part à la recherche

1. Des éléments du syndrome de dissociation

Le syndrome de dissociation résulte de l'intrication de :

- l'ambivalence;
- le détachement du réel;
- l'hermétisme;
- la bizarrerie;

dans les différentes opérations mentales :

a) dans le domaine intellectuel :

- troubles des associations qui sont floues et fortuites;
- troubles du cours de la pensée qui est chaotique et floue, interrompue par des barrages;
- troubles du langage qui est altéré dans sa forme et dans son sens;

b) dans le domaine affectif :

- indifférence affective;
- négativisme;
- régression instinctivo-affective;
- perturbation des relations sociales;

c) dans le comportement : syndrome catatonique;

2. Des idées délirantes paranoïdes

- Qui affectionnent particulièrement certains thèmes :
  - étrangeté;
  - dépersonnalisation;
  - influence;
- et qui s'organisent sur un mode autistique; le délire est exprimé dans un langage abstrait et symbolique, il est très difficile à pénétrer et paraît, de l'extérieur, incohérent, il utilise des modes de pensée magiques.

L'étude anamnestique

Elle cherche à préciser certaines données étio-pathogéniques (*cf.* généralités sur la schizophrénie, p. 126), en particulier :

- le milieu familial, son histoire (roman familial), son hérédité;
- la personnalité antérieure et son adaptation sociale;
- l'âge et le biotype sont des éléments d'orientation.

Les examens psychologiques ont une certaine valeur dans les formes de début de la maladie

1. Les tests d'efficience et de niveau

- Lorsqu'on suspecte une schizophrénie débutante, il ne faut pas leur demander une appréciation quantitative du niveau intellectuel. L'absence de détérioration intellectuelle psychométrique n'infirme pas le diagnostic. Les résultats peuvent être particulièrement bas en raison de l'inhibition ou des troubles affectifs (négativisme) du patient;
- par contre, certains types de réponses ont une valeur qualitative d'orientation :
  - au Welcher-Bellevue : résultats plus élevés aux épreuves verbales qu'aux épreuves de performances,
  - Benton : résultats quantitatifs normaux dans un temps d'exécution trop long.

2. Les tests de personnalité et tests projectifs

- MMPI : on a décrit dans ce test :
  - une note élevée à l'échelle schizophrénique,
  - un profil psychotique (notes élevées aux dernières échelles);
- le test de Rorschach fournit les indications les plus intéressantes :
  - angoisse lors de la passation du test, troubles de l'attention,
  - réponses dogmatiques et froides,
  - réponses symboliques stéréotypées, à thèmes anatomiques ou obstétricaux, ou de mort, pourriture, morcellement,
  - maniérisme des réponses sur des contenus pourtant banals.

Dans la plupart des cas, il est possible d'établir valablement le diagnostic sur les éléments tirés de l'examen psychiatrique, de l'étude de l'anamnèse et des examens psychologiques complémentaires.

Dans certains cas, le doute demeure et seule l'évolution sous surveillance régulière, permet, au bout d'un laps de temps variable (au moins 1 an), d'être certain du diagnostic.

DIAGNOSTIC DIFFÉRENTIEL

Les problèmes diagnostiques différentiels se posent essentiellement au début chez un sujet jeune. La schizophrénie est un des diagnostics les plus difficiles même pour le spécialiste, dans certains cas. Lorsque le doute persiste, il faut savoir suspendre son jugement, demander un avis éclairé et attendre l'évolution en surveillant le malade.

Les problèmes diagnostiques varient selon la forme clinique de l'affection : on peut ainsi être amené à discuter :

1. DANS LES FORMES À DÉBUT AIGU

- Des troubles atypiques de l'humeur, rattachés aux PMD et DU;
- une simple bouffée délirante. Si elle récidive plusieurs fois, à partir de quand est-on devant une SCZ? Le DSM III-R propose des critères en fonction de la durée respective et cumulée :
  - des épisodes actifs (phases aiguës, sous une forme ou sous une autre),
  - et des syndromes prodromiques ou résiduels;
- des conduites toxicomaniaques, une anorexie mentale, etc.

2. DANS LES FORMES DE DÉBUT PLUS PROGRESSIF

On doit essentiellement éliminer un *état névrotique* anxieux, phobique, hystérique ou obsessionnel, derrière lequel il faut chercher l'infiltration psychotique du Moi.

Les éléments suivants, surtout s'ils s'associent, doivent faire pencher le diagnostic vers la schizophrénie :

- tendances caractérielles schizoïdes très marquées;
- début assez rapide des troubles névrotiques;
- organisation délirante;
- tendance au repliement et difficultés majeures dans le contact avec autrui, tendances négativistes et autistiques;
- incompréhensibilité des motivations;
- absolutisme des croyances;
- rigidité des attitudes.

3. DES PROBLÈMES PARTICULIERS SONT POSÉS

- par l'âge : à l'adolescence le diagnostic est très difficile et il vaut mieux le mettre en attente que de se tromper, ce qui aurait de lourdes conséquences;
- après 45 ans, il est rare de voir des SCZ débuter. Les délires apparaissant dans la maturité sont plutôt des PHC ou des paranoïas;
- par le milieu : les enfants d'immigrés posent de difficiles problèmes de diagnostic aux psychiatres qui connaissent mal leur langue ou leur culture;
- par les conduites médico-légales : on se pose la question d'une SCZ :
  - devant certains crimes ou délits,
  - dont les motivations sont obscures,
  - qui n'ont pas de caractère utilitaire,
  - que le sujet explique mal.

Or les conséquences sont importantes, puisque dans ce cas le sujet bénéficie de l'article 122-1 du Code Pénal (voir page 325. Responsabilité du malade mental).

Cependant, un nombre croissant de criminels cherchent à plaider l'irresponsabilité et il convient donc d'être certain du diagnostic...

LA SCHIZOPHRÉNIE À LA PÉRIODE D'ÉTAT

La schizophrénie associe dans des proportions variables selon les sujets et les moments de leur évolution deux aspects, deux versants.

Le versant négatif est constitué par le retrait progressif, et plus ou moins accentué, de la réalité extérieure, le désinvestissement plus ou moins massif et le cortège de conséquences cliniquement observables sur les capacités fonctionnelles (syndrome de dissociation).

Le versant positif, reconstructif, est réalisé par le délire paranoïde.

1. SÉMIOLOGIE DE LA SCHIZOPHRÉNIE

Le syndrome de dissociation

Ce phénomène de discordance, de « *Spaltung* » a encore été qualifié de « *détachement* », de « *séjonction* », « *d'ataxie intrapsychique* ». Tous ces concepts veulent exprimer le défaut de cohésion de la vie mentale du schizophrène dans sa pensée, son affectivité et sa conduite.

La dissociation de la vie mentale du schizophrène se manifeste à l'observation par quelques qualités assez constantes.

1. L'ambivalence

« Tendance de l'esprit schizophrénique à considérer dans le même temps sous leurs deux aspects négatif et positif les divers actes psychologiques » (Bleuler).

2. La bizarrerie

Caractère insolite, fantasque, étrange, déconcertant, paradoxal, illogique des productions de la pensée schizophrénique, des comportements de ces malades.

3. L'impénétrabilité

Entre le schizophrène et autrui, il y a toujours une épaisseur d'indéchiffrable, une opacité des relations de compréhension.

4. Le détachement

- Retrait, rétractation, perte du contact vital avec le réel;
- introversion, anachorèse;
- incapacité pour le sujet d'investir sa libido dans d'autres objets d'amour que lui-même (narcissisme).

Cette dissociation intrapsychique et ces différents caractères sous-jacents se retrouvent au niveau des différentes opérations mentales :

1. *Dans la sphère intellectuelle :*

a) *dans la schizophrénie non compliquée*, les *opérations intellectuelles de base* (attention, mémoire, raisonnement, etc.) ne sont pas déficitaires, mais elles sont mal utilisées;

b) *troubles des associations :*

- associations fortuites ou par assonances;
- fusions;

- stase, adhérence de la pensée;
- ces troubles conduisent à l'incohérence;
- manque de subordination des associations à un but logique, à une motivation compréhensible;

c) troubles du cours de la pensée :

- la pensée apparaît désordonnée, embrouillée;
- tantôt ralentie jusqu'à la persévération;
- tantôt précipitée, discontinue;
- la pensée est chaotique;
- *barrages* : le débit verbal s'arrête brusquement sans que le patient semble s'en apercevoir. La pensée est suspendue. Puis le discours repart sur un autre sujet;
- *flou de la pensée;*

d) troubles du système verbal :

- *troubles des conduites verbales :*
  - mutisme,
  - réponses à côté,
  - impulsions verbales,
  - distractions;
- *altérations phonétiques :*
  - modification du timbre de la voix,
  - modifications du matériel phonétique verbal :
    . télescopage de syllabes,
    . ante- ou post- position d'un mot,
    . substitution, redoublement, inversions, etc.;
- *altération du sens des mots :*
  - métaphores,
  - néologismes très évocateurs;
- *fonctions du langage* chez les schizophrènes :
  - logolâtrie : subjectivation intégrale du matériel verbal,
  - symbole fantasmatique;

e) perturbations du système logique :

- les principes d'identité et de causalité sont sans valeur dans la pensée et la parole schizophréniques;
- la pensée schizophrénique est une pensée prélogique, magique, marquée par la toute-puissance du désir;
- elle se nourrit d'abstractions.

2. Dans le domaine affectif

L'affectivité des schizophrènes est rarement affaiblie, elle est perturbée, pervertie :

- les troubles de l'affectivité interfèrent sur l'intelligence : « *les influences affectives sur les associations sont nettement plus fortes que chez le sujet normal* » (Bleuler);
- on retrouve, dans le domaine affectif, les traits généraux de la schizophrénie : ambivalence, détachement, hermétisme, bizarrerie;

a) indifférence affective (« athymhormie ») :

- insensibilité apparente aux événements;
- analgésie morale;
- désintérêt pour l'activité pratique;

- sentiments asthéniques;
- froideur et lenteur des réactions émotionnelles;
- engourdissement;

b) négativisme :
tendance permanente et instinctive à se raidir contre toute sollicitation venant du monde extérieur;
c) parathymies :
- expressions paradoxales et souvent déconcertantes de l'humeur;
- un type fréquent, l'éclat de rire immotivé;
- s'accompagnant souvent de parasitisme mimique.

d) régression instinctivo-affective :
- l'affectivité des schizophrènes est désorganisée et admet, tout ensemble, des formes apparemment normales et même raffinées d'affects et des tendances parfois monstrueuses;
- les pulsions instinctuelles ont ici une grande force à laquelle s'ajoute la faiblesse du moi; elles font irruption à l'extérieur sous forme de comportements impulsifs *(cf. infra)*;
- la *sexualité* profondément *troublée* chez tous ces malades ne cesse de manifester ses exigences sous formes larvées et symboliques;
- le schizophrène a rarement une vie sexuelle normale sauf en période de rémission; on voit des femmes avoir des enfants, en général dans des conditions précaires;

e) perturbations des relations sociales :
- de même le schizophrène a rarement des sentiments familiaux normaux;
- et la perturbation des relations objectales dépasse rapidement le cercle familial pour se projeter sur les relations de sympathie et d'antipathie qui sont à la base de toutes les relations sociales.

3. *Le comportement :*

a) ambivalence :
- aboulie, hésitation, perplexité;
- discordance des expressions : parasitisme mimique, sourires discordants;
- comportement ambigu;
- conduites contradictoires;

b) bizarrerie :
- actes cocasses,
  - absurdes,
  - choquants,
  - capricieux et symboliques,
- maniérismes : jeu, snobisme, raffinement, outrance, coquetterie, affectation;

c) impénétrabilité :
- impulsions caractérisées par :
  - leur incoercibilité,
  - leur subjectivité,
  - le détachement affectif dans lequel elles sont vécues;
- ce peut être :
  - violences,
  - auto-mutilation, pouvant aller jusqu'à la castration,

  - tentatives de suicide,
  - meurtre ;
- toutes ces impulsions ont une valeur symbolique ;

d) détachement
- conduites négativistes :
  - claustration,
  - clinophilie,
  - fugue,
  - mutisme,
  - refus d'aliments ;
- petits signes de négativisme :
  - refus de la main tendue,
  - refus de s'asseoir,
  - fermeture des paupières,
  - haussement des épaules, etc. ;
- grandes manifestations psychomotrices :
  - accès de fureur,
  - crises clastiques,
- stéréotypies mimiques, gestuelles, phonético-verbales, des attitudes et des comportements plus complexes.

L'association de cette inertie de fond et de ces diverses parakinésies constituent le syndrome catatonique dont l'expression clinique la plus achevée, mais actuellement rarissime, est la catalepsie, conservation rigide des attitudes les plus baroques.

Le délire paranoïde

La schizophrénie est un mode d'existence délirante qui comporte des expériences délirantes primaires et une élaboration autistique secondaire du délire dans la construction d'un univers purement subjectif et totalement détaché de la réalité.

1. Le vécu délirant

Il affectionne certains thèmes particuliers.

1. Expériences d'étrangeté :

a) le malade est plongé dans un bouleversement psychique qui réalise un changement profond de l'expérience sensible.
Le schizophrène ne peut plus se raccorder aux systèmes antérieurs de référence (expérience délirante primaire) ;
b) cette expérience est habituellement angoissante ; elle est chaotique et formulée par des allusions à partir d'intuitions, d'interprétations et d'hallucinations ;
c) l'étrangeté ne porte pas seulement sur le monde extérieur mais sur le monde intérieur, le corps propre et la vie psychique personnelle qui sont alors ressenties comme impersonnels, étrangers, autres ;
d) ces sentiments d'étrangeté sont obscurs, informulables et inquiétants.

2. Expériences de dépersonnalisation :

a) lorsque l'étrangeté est surtout vécue dans le domaine intérieur et qu'elle est ressentie comme imposée du dehors, le malade se sent dépersonnalisé ;
b) cette expérience est habituellement précédée de préoccupations hypochondriaques.

3. *Expériences d'influence :*
a) l'étrangeté est alors vécue dans le domaine de la vie mentale personnelle;
b) comme venant de l'extérieur;
c) réalisant un dédoublement automatique et hallucinatoire de la vie psychique;
d) le sujet se sent influencé par des fluides, des appareils électriques qui contraignent ses actes et ses pensées et le dirigent;
e) ce délire d'influence accompagné d'hallucinations acoustico-verbale, psychomotrices et psychiques réalise **l'automatisme mental** qui est assez fréquent dans la schizophrénie sans en être spécifique (on le retrouve en particulier dans les PHC).

2. L'élaboration délirante secondaire : le délire autistique

1. *Le sujet rationnalise,* structure et enrichit ses expériences d'étrangeté, d'influence et de dépersonnalisation :
a) la dépersonnalisation s'enrichit de thèmes hypochondriaques, délire de métamorphose, négation d'organes, possession diabolique, zoopathie;
b) les idées d'influence débouchent sur des thèmes de suggestion, de substitution, d'érotisation de la pensée, des thèmes scientifiques, ou, à l'opposé, sur des thèmes persécutifs ou de complot.

2. *Le délire schizophrénique dépasse les expériences délirantes primaires;* il les organise en un univers purement subjectif, autistique, dans un mode fermé à toute communication, un monde hermétiquement clos.

3. *Ce délire autistique constitué est appelé paranoïde;* il possède les caractères suivants :
a) il est exprimé dans un langage abstrait et symbolique;
b) il est très difficile à pénétrer et paraît, de l'extérieur, incohérent ou, à tout le moins, incompréhensible;
c) il utilise des modes de pensée magiques.

4. *L'évolution de ce délire est particulière :*
- elle est chaotique, décousue, sans structuration logique;
- peu à peu le délire s'appauvrit;
- enfin le malade s'enferme dans un autisme pauvre de plus en plus hermétique.

2. L'ORGANISATION DES SYMPTÔMES : FORMES CLINIQUES DE LA SCHIZOPHRÉNIE À LA PÉRIODE D'ÉTAT

Les différents symptômes et syndromes se groupent en pratique de façon variable réalisant des aspects cliniques assez différents; c'est pourquoi, on parle volontiers des schizophrénies au pluriel : « le groupe des schizophrénies ». On décrivait quatre grands types cliniques, mais, dans la réalité concrète, toutes les formes de transition peuvent se rencontrer. D'autre part, le même malade peut, selon le moment de son évolution, réaliser des formes cliniques différentes. Enfin et surtout, les thérapeutiques ont beaucoup modifié ces tableaux.

La schizophrénie simple

1. Elle peut se rencontrer dans *trois circonstances principales :*
- dans les suites d'un épisode aigu régressif;

- dans une évolution très lentement progressive à partir de la schizoïdie;
- comme mode de stabilisation d'une forme hébéphrénique ou paranoïde (forme résiduelle).

2. *Elle est marquée par :*
   - une baisse de l'intérêt;
   - du dynamisme et du rendement;
   - sous l'effet de l'inertie et de l'apathie.

3. L'autisme se traduit par une profonde détérioration des relations avec les personnes de l'entourage et plus généralement avec le monde extérieur.

4. La perturbation affective se manifeste dans une indifférence croissante envers les êtres qui étaient l'objet des sentiments les plus vifs.

5. De telles altérations de la personnalité peuvent donner l'impression d'un déficit.

6. Il est presque toujours possible, mais parfois difficile, de saisir au cours de cette évolution, une certaine activité délirante *a minima.*

Formes hébéphréniques et hébéphréno-catatoniques

On distinguait classiquement ces deux formes, en fait, elles sont devenues plus rares et méritent d'être étudiées ensemble.

1. *Elles ont en commun :*
   - de toucher des sujets jeunes;
   - l'absence de délire paranoïde, en tout cas, apparent;
   - la prévalence de la dissociation, qui conduit rapidement à un retrait autistique;
   - la résistance au traitement neuroleptique.

2. *L'hébéphrénie :*
   - correspond sensiblement au type désorganisé du DSM III-R;
   - évolue en général de façon progressive vers l'appauvrissement intellectuel et relationnel, et donc une désinsertion psycho-sociale majeure;
   - est souvent rebelle aux traitements. C'est l'indication de neuroleptiques désinhibiteurs (Dogmatil®, Solian®, Prazinil®) à faibles doses.

3. *La catatonie :*
   - s'associe souvent au tableau précédent;
   - sous forme d'une discordance comportementale majeure :
     - perte de l'initiative motrice, pouvant aller jusqu'à la stupeur,
     - négativisme réalisant une opposition active aux ordres,
     - rigidité musculaire particulière (flexibilité cireuse) avec,
     - maintien des attitudes;
   - ce ralentissement psycho-moteur extrême peut faire brutalement place à une excitation désordonnée (fureur catatonique) et redoutable;
   - impose l'hospitalisation;
   - évolue en général de façon rémittente;
   - reste une bonne indication de l'ECT si le tableau dure et que des complications somatiques menacent (dénutrition, escarres).

4. *L'héboïdophrénie :*
- forme rare et particulière;
- survenant chez des sujets très jeunes;
- les conduites anti-sociales font évoquer une psychopathie :
  - violences intra-familiales,
  - existence marginale,
  - actes anti-sociaux (vols, brutalités froides, etc.);
- mais il existe toujours une discordance affective et comportementale avec périodes de retrait autistique.

La schizophrénie paranoïde

1. Les classiques appelaient délire paranoïde tous les délires chroniques non paranoïaques, c'est-à-dire, en plus de la schizophrénie, les psychoses hallucinatoires chroniques et les paraphrénies ou délires fantastiques. Ces deux dernières formes de délire chronique sont actuellement exclues du cadre du délire paranoïde, ce terme étant strictement réservé au délire schizophrénique.

2. *La schizophrénie paranoïde est la forme la plus typique de la maladie parce que la plus complète.* Elle groupe les deux aspects (dissociation) et positif (délire autistique) de l'affection. Certes la plupart des auteurs admettent que le délire est présent dans toute forme de la schizophrénie sous forme d'organisation délirante des rapports du Moi et du monde.

Mais on parle de schizophrénies paranoïdes lorsque les idées délirantes sont verbalisées explicitement par le patient.

3. *Le délire paranoïde comporte deux aspects :*

a) *les expériences délirantes primaires :*
- délire actif, immédiat, perceptif et sensoriel,
- d'étrangeté,
- de dépersonnalisation,
- d'influence;

b) *le fond délirant chronique,* organisation secondaire des expériences délirantes en un délire chronique qui se signale :
- non pas par ses thèmes qui, à ce stade, peuvent être multiples;
- ni par ses mécanismes car on peut y rencontrer à la fois hallucinations, illusions, interprétations et fabulations délirantes;
- mais :
  - par la structure sur laquelle il survient : la psychose dissociative,
  - par son organisation :
    . pauvre, chaotique,
    . floue,
    . hermétique, abstraite,
    . peu structurée, illogique,
    . symbolique, et magique.

Les schizophrénies dysthymiques

1. Les troubles de l'humeur sont fréquents au cours des SCZ, c'est le problème des manies et des mélancolies atypiques. Ces épisodes seraient liés aux remaniements psycho-dynamiques, et/ou aux effets des traitements.

2. Lorsque ces épisodes se répètent, cela pose alors le problème des rapports de la schizophrénie et de la psychose maniaco-dépressive.

De plus en plus, on pense que la répétition d'épisodes dysthymiques et délirants n'est qu'une forme clinique des psychoses dysthymiques (PMD et DU).

3. Cette conception nouvelle est intéressante à cause des possibilités thérapeutiques particulières :

- prévention des rechutes par le lithium, et/ou le Tégrétol®;
- traitement des accès maniques atypiques par le lithium et les NL;
- traitement des accès mélancoliques atypiques par les AD ou l'ECT.

Les formes nouvelles

Les traitements neuroleptiques, institutionnels, psychothérapiques ont profondément modifié l'aspect des schizophrénies :

- de nombreux patients gardent une vie socio-professionnelle sub-normale (SCZ résiduelle du DSM III-R);
- fréquence croissante des aspects pseudo-névrotiques, où les symptômes névrotiques ont une valeur de défense contre l'angoisse psychotique;
- les rechutes sont très souvent conditionnées par l'arrêt du traitement neuroleptique.

3. TRAITEMENT DE LA SCHIZOPHRÉNIE EN AMBULATOIRE

Toute schizophrénie nécessite une prise en charge régulière et prolongée, associant :

- un abord psychothérapeutique;
- un traitement médicamenteux.

Psychothérapie

- D'emblée, et dans tous les cas, l'attitude du psychiatre est faite d'attention, de bienveillance et de « neutralité » afin d'aider au maximum ce patient à formuler une bonne demande;
- pour certains patients, cette attitude de départ ne pourra déboucher que sur une psychothérapie de soutien, alors que pour d'autres une psychothérapie analytique pourra être entreprise avec des chances de succès.

  Entrent en ligne de compte dans cette indication :
  - la nature et l'intensité des troubles,
  - l'absence d'altération importante de la pensée et du langage,
  - le retentissement modéré des troubles sur la vie, l'activité et les capacités de contact,

– dans les formes de début aigu, l'indication psychothérapeutique (soutien ou psychothérapie analytique) ne pourra être discutée que secondairement après rémission de l'épisode.

Chimiothérapie

Son but est symptomatique. L'objectif est de réduire en priorité les symptômes qui sont sources de souffrance pour le patient.

Selon la prévalance de ceux-ci, on utilisera :

- contre l'angoisse de dépersonnalisation, l'agressivité : le Nozinan©;
- contre le retrait : le Dogmatil® ou le Prazinil®;
- contre les hallucinations et le délire : Haldol Fort®.

Pour cela, il faut :

- commencer par des doses faibles et augmenter progressivement jusqu'à la dose minimale efficace;
- prévenir et essayer de limiter les effets secondaires;
- toujours négocier avec le sujet et obtenir sa coopération active.

La question de l'hospitalisation ne se posera que devant :

- l'apparition d'un épisode aigu ne réagissant pas rapidement au traitement ambulatoire;
- éventuellement l'aggravation manifeste.

4. L'HOSPITALISATION

Le traitement hospitalier de la schizophrénie comporte quatre éléments associés :

Traitement institutionnel

L'hospitalisation est réalisée dans une structure soignante soit privée (clinique) soit publique ayant les possibilités d'un traitement dynamique des schizophrènes qui y sont réellement pris en charge.

Dans ce service, le schizophrène s'intègre dans un groupe de malades pris en charge thérapeutique par une même équipe soignante

Les problèmes relationnels entre le schizophrène et :

- les autres malades d'une part;
- le personnel soignant d'autre part, retiennent particulièrement l'attention.

Cet encadrement hospitalier actif et non angoissant rassure le patient séparé de l'ambiance extérieure ressentie comme hostile et permet la mise en place des autres éléments du traitement.

Une formule particulière d'hospitalisation psychiatrique prend de l'importance : *l'hôpital de jour.* Le malade n'y est hospitalisé que durant la journée (sauf les dimanches et fêtes), y reçoit les différents éléments de son traitement (thérapeutique de groupe, ergothérapie, chimiothérapie et psychothérapie) et regagne dans la soirée son milieu familial pour y passer la nuit.

Cette formule sert surtout de transition entre l'hospitalisation classique, dont elle permet de raccourcir la durée, et la vie normale. Elle permet de maintenir l'insertion socio-familiale des patients et de traiter à un moindre coût.

Traitement psychothérapique

Il comprend, dans la réalité concrète, deux éléments différents :

L'attitude psychothérapique de la relation entre le médecin et le patient apparaît actuellement comme une nécessité. Elle demande au médecin à la fois de grandes qualités et une bonne expérience :

1. *Engagement de longue durée :*
   - idéalement, le médecin prend en charge le schizophrène pour la durée de sa maladie;
   - pratiquement, un même médecin est responsable du patient durant son hospitalisation; il est souhaitable que ce praticien assure également la postcure.

2. *Contrôle de ses manifestations émotionnelles* et pulsionnelles, habituellement par une analyse personnelle, qui seule permet de manier le transfert massif, lourd et envahissant du schizophrène.

3. *Absence d'agressivité* et de peur qui rassure ce patient hypersensible, lui-même effrayé par la brusquerie et l'importance de sa propre agressivité.

4. *Le médecin est à la fois proche du malade et fixé à la réalité.*

5. *C'est dans cette relation* que le médecin met en place avec tout l'équipe soignante les différents éléments du traitement.

Les psychothérapies structurées

1. Psychothérapies individuelles :
   - cure anaclitique ou maternelle;
   - cure rééducative ou paternelle;
   - cure analytique.

2. Psychothérapies de groupe :
   - psychanalyse de groupe;
   - psychothérapie d'inspiration analytique;
   - psychodrame analytique ou non.

Dans tous les cas :

a) L'indication d'une psychothérapie chez un schizophrène ne peut être portée que par un spécialiste entraîné à ce genre de travail, à la demande du psychiatre traitant.

b) Elle est effectuée par un psychothérapeute spécialisé différent du psychiatre traitant, ce dernier conservant la responsabilité de l'ensemble du traitement.

Thérapeutiques physiques et chimiques

L'electro-convulsivothérapie (ECT) ne conserve que des indications rares et temporaires dans le traitement de la schizophrénie : période active de la maladie ne réagissant pas aux chimiothérapies, ce qui est rare; catatonie; dépression majeure.

L'insulinothérapie (cure de Sakel) : est quasiment abandonnée.

La cure chimiothérapique :
Les neuroleptique constituent la base du traitement chimiothérapique.

1. *Le traitement d'attaque :*
   a) choix d'un NL :
   - dans les formes paranoïdes on utilise des NL antiproductifs comme l'Haldol®;
   - dans les formes hébéphréno-catatoniques, des NL antidéficitaires à dose faible (Dogmatil®, Solian®);
   - dans l'angoisse psychotique, le Tercian® ou le Nozinan®, à doses parfois très élevées (jusqu'à 500 mg/j), la prise du soir étant plus élevée en raison de l'effet hypnotique;
   - dans les formes avec agitation et violence, les NL dont l'effet est sédatif à très forte dose (Piportil®, Moditen®);

   b) mode d'administration :
   - la voie IM est préférable :
     quand on a des doutes sur la façon dont le malade prend son traitement (il n'est pas rare que les gouttes, ou plus encore les comprimés, finissent dans l'évier ou les pots de fleurs);
     et dans les débuts du traitement;
   - la voie orale est souvent mieux acceptée;

   c) posologie :
   - l'effet d'un NL varie beaucoup suivant la dose : on peut avoir un effet antidéficitaire à faible dose, antiproductif à dose moyenne, et sédatif à forte dose;
   - il faut rechercher la dose minimale efficace, c'est-à-dire celle qui permettra de limiter les symptômes cliniques à un niveau acceptable (il n'est pas toujours possible, ni même souhaitable, de les éradiquer) pour le moins d'effets secondaires possible;

   d) le traitement, ses buts, ses modalités doivent être explicités :
   - au patient, faute de quoi on risque d'être pris pour un persécuteur;
   - et à sa famille, faute de quoi il est bien difficile de négocier une alliance thérapeutique.

   Bien des abandons de traitement viennent du non-respect de ces règles simples;

   e) *on peut adjoindre aux neuroleptiques, avec prudence* et seulement en cas de besoin :
   - *d'autres psychotropes :*
     - hypnotiques de façon temporaire,
     - tranquillisants,
     - thymo-analeptiques (jadis IMAO, actuellement Tofranil® ou Anafranil®) dans les dépressions atypiques, dans les formes déficitaires et celles où dominent le versant apathique du syndrome catatonique;
   - *d'autres médications si des effets secondaires surviennent :*
     - antiparkinsoniens de synthèse, Artane® et autres,
     - analeptiques cardio-vasculaires : Hept-a-myl® et autres,
     - laxatif (huile de paraffine), mais il faut préférer le régime riche en fibres et une ration d'eau importante (2 l/j).

2. *Le traitement d'entretien :*

a) *dès qu'on obtient une amélioration satisfaisante,* on établit un palier thérapeutique à la dose utile durant au moins un mois; puis on diminue la posologie de manière progressive;

b) les neuroleptiques à action prolongée (NAP) permettent de :

- simplifier le traitement : une injection toutes les 2 à 4 semaines;
- assurer l'observance et réduire la dose totale administrée. Il faut préalablement :
  - tester l'efficacité et la tolérance avec la molécule-mère,
  - et obtenir l'accord du patient.

  On peut employer des neuroleptiques polyvalents :
  - la fluphénazine, sous forme de Moditen Retard®, une injection toutes les 2 semaines,
  - l'halopéridol sous forme d'Haldol Décanoas®, toutes les 3 à 4 semaines,
  - la pipotiazine : Piportil L4® toutes les 4 semaines, surtout utilisé à faible dose dans les formes déficitaires. Ou encore le Fluanxol® ou le Trilifan Retard®.

    Il n'y a pas malheureusement de NAP sédatif.

3. *Durée du traitement :*

La prise de NL, continuée après la sortie du malade, doit être de très longue durée, au moins cinq ans après la disparition des derniers symptômes, si ce n'est indéfiniment, et pris avec régularité et continuité.

Il ne doit pas être interrompu en cas d'affection intercurrente; les neuroleptiques supportent sans danger toutes les associations thérapeutiques. Il faut seulement savoir qu'ils potentialisent l'effet des anesthésiques habituellement employés en chirurgie.

Dans les formes résiduelles la question se pose, au bout de quelques années, de l'arrêt du traitement.

Le patient et sa famille ont envie de « tourner la page », et se débarrasser du médicament leur apparaît parfois comme une manière magique de se dégager de la maladie.

Le traitement au très long cours a des inconvénients :

- les dyskinésies tardives semblent liées à la masse totale de NL reçue dans l'existence; elles sont peu ou pas réversibles;
- certains effets secondaires sont mal acceptés des patients en phase résiduelle, car gênant leur vie sociale :
  - prise de poids, allure figée,
  - troubles sexuels (aménorrhée-galactorrhée, impuissance),
  - hyperkinésies (« impatiences »),
- l'action sédative, si elle est exagérée, a un effet pervers en aggravant le retrait affectif et relationnel.

La question de l'arrêt est très discutée. Sur le plan pratique, il vaut mieux discuter avec le sujet :

- soit d'un arrêt progressif, avec maintien des consultations au moins 2 ans après l'arrêt complet;
- soit mieux encore, la continuation d'un traitement minimaliste (par ex. : Orap 4® ou Dogmatil®, un seul comprimé par jour).

4. D'autres thérapeutiques ont un intérêt à long terme, en particulier dans les formes comportant des épisodes dysthymiques, même si leurs résultats sont ici moins bons que dans la PMD :

- le Lithium,
- le Tégrétol®, dont l'association aux NL permet de réduire la dose de ceux-ci.

Sociothérapie :

a) Durant le séjour hospitalier :

- la structure soignante a, en elle même, un rôle sociothérapeutique déjà signalé;
- d'autre part, il est souhaitable d'intégrer le schizophrène dès qu'il s'améliore dans une équipe d'ergothérapie. L'ergothérapie est un atelier de travail thérapeutique sans but productif qui vise à intégrer le malade dans une activité définie, en équipe.

b) Dès avant la sortie de l'hôpital, l'équipe soignante met en place avec la famille les conditions d'existence :

- logement, travail lorsqu'il est possible;
- ressources financières (invalidité, mesure de protection des biens);
- le traitement ambulatoire (modalités des consultations, visites à domicile, fréquentation de l'hôpital de jour, etc.).

5. LE TRAITEMENT AMBULATOIRE

Plus encore que tout autre psychotique, le schizophrène en rémission doit être régulièrement suivi

Par un psychiatre, si possible celui l'a soigné en secteur hospitalier.
Cela peut être réalisé :

- soit à l'hôpital;
- soit en consultation de ville;
- soit au dispensaire d'hygiène mentale.

Le traitement a les buts suivants

- Conserver la relation psychothérapeutique avec le patient;
- apprécier, au long des mois et des années, son état sur le plan psychotique et en particulier dépister précocement les symptômes d'une éventuelle rechute;
- prescrire le traitement chimique d'entretien, s'assurer de sa prise régulière et de sa bonne tolérance;
- et lui fournir, en général, toute l'aide médicale et sociale dans il peut avoir besoin.

Ce traitement s'accompagne de plus en plus souvent aujourd'hui, d'une prise en charge psychothérapeutique dont les modalités varient selon l'état des patients

- Les psychothérapies de soutien étant indiquées lorsqu'il existe une symptomatologie résiduelle relativement importante;

- et les psychothérapies d'inspiration analytique lorsque les éléments du syndrome de dissociation se sont nettement améliorés.

Dans les deux éventualités, une expérience particulière des psychothérapies de psychotiques est requise du thérapeute ou de l'analyste.

AU TOTAL. À l'heure actuelle, tous les schizophrènes ne sont plus nécessairement de grands malades mentaux. Le pronostic de l'affection s'est, dans l'ensemble, bien amélioré, tout en restant sérieux, et cette amélioration va certainement encore s'accentuer.

Sur le plan thérapeutique, on peut schématiquement diviser les schizophrènes en trois groupes :

1. Ceux qui ne relèvent pas d'une hospitalisation et dont le traitement ambulatoire doit associer chimiothérapie et psychothérapie patiemment poursuivies. Le pronostic est habituellement bon sur le plan psychiatrique et médiocre sur le plan social.

2. Ceux qui relèvent d'une hospitalisation dans une structure souple pour un accident aigu. Lorsque cet épisode est enrayé, le traitement ambulatoire est mis en place et le pronostic est, somme toute, assez comparable à celui des patients du groupe précédent.

3. Enfin ceux qui ont tendance à se chroniciser à un niveau de fonctionnement, d'efficience et d'indépendance plutôt médiocre, où une prise en charge en milieu institutionnelle longue est nécessaire. Le séjour hospitalier est parfois nécessairement long pour obtenir une rémission qui va permettre une meilleure adaptation à une structure plus légère type hôpital de jour.

On le voit, le schizophrène n'est plus promis à un avenir asilaire. Cette éventualité se présente encore : elle devient rare.

SOINS INFIRMIERS AUX PERSONNES SOUFFRANT DE SCHIZOPHRÉNIE

Objectifs

La relation doit permettre au patient de restaurer son identité, de retrouver un équilibre dans ses relations pour vivre le plus près possible de la réalité.
C'est la recherche d'une autonomie maximum qui est envisagée et non la disparition de la structure psychotique de la personnalité du schizophrène.

Actions

Sur le plan physique

- Surveiller et éduquer si nécessaire quant à l'hygiène corporelle, la tenue vestimentaire (saison, activité), l'appétence pour le tabac, l'alcool, les toxiques ou les excitants divers;
- surveiller l'état physique général : constantes, état dentaire, plaies, infections, fractures, état des pieds;
- surveiller et éduquer si nécessaire quant aux conduites alimentaires. Aider la personne à prendre le temps de manger, de goûter les aliments et de respecter l'ordre des plats et varier les menus.

Sur le plan psychique et social

- Aider le patient à trouver sa place parmi les autres personnes hospitalisées et lui permettre de se confronter à la vie en collectivité afin de retrouver le lien social;
- proposer des activités à visée socio-thérapique en rapport avec les capacités intellectuelles et physiques du patient; le sport, l'expression corporelle permettent de travailler le schéma corporel et les rapports sociaux;
- encourager à participer à la vie du service;
- écouter et négocier les demandes du patient en recentrant sur la réalité;
- surveiller l'éventuelle apparition :
  - d'un état dépressif,
  - d'une fugue,
  - d'un épisode d'agitation, d'agressivité;
- accueillir la famille :
  - informer des troubles de la personne soignée et des contraintes liées à la prise en charge : visites, attitudes, permissions, traitement;
- surveiller la prise et les effets du traitement psychotrope. Voir chapitre 13.
- entrer en relation avec le tuteur ou le curateur (loi du 3 janvier 1968) pour faciliter les échanges;
- préparer la personne au projet d'alternative à l'hospitalisation. Les patients schizophrènes ont tendance à l'hospitalo-centrisme; plus l'hospitalisation est longue, plus ils ont de difficultés à quitter l'hôpital;
- maintenir les relations avec l'employeur;
- noter les observations sur les documents du service et les utiliser comme support de l'évaluation de la prise en charge.

Attitude

- Ne pas se substituer au patient;
- encourager à agir, à prononcer des demandes;
- montrer que l'on est présent et à l'écoute de ses angoisses;
- être persévérant, la relation avec le patient schizophrène est parsemée d'échecs. Les résultats sont longs à apparaître.

F – PARANOÏA ET DÉLIRES PARANOÏAQUES

INTRODUCTION

La paranoïa appartient à la fois à la psychologie et à la psychopathologie. Elle appartient à la *psychologie* en ce sens qu'elle est d'abord et fondamentalement un caractère, le caractère paranoïaque, très répandu dans le sexe masculin, caractère qui peut rester dans les limites de la tolérance sociale ou s'en écarter notablement. Même si ces manifestations restent infra-cliniques, le caractère paranoïaque est une organisation pathologique de la personnalité. Le caractère paranoïaque rentre dans *la pathologie mentale* soit par le biais des troubles du comportement qu'il détermine, soit par l'éclosion, sur ce terrain particulier, d'un type spécial de délire chronique, le délire paranoïaque.

Ainsi la paranoïa est à la fois un caractère et un délire.

Si le délire chronique apparaît toujours sur une constitution caractérielle paranoïaque, ce caractère existe souvent sans délire et on peut le rencontrer également dans bon nombre d'affections psychopathologiques : névrose obsessionnelle, mélancolie, personnalité psychopathique.

La paranoïa avec son délire qui est le plus logique, le plus construit, le plus riche, le plus solide, constitue véritablement une pathologie de la personnalité en ce sens que le délire épouse les traits du caractère morbide préexistant sans lequel il n'aurait pas pu apparaître. La paranoïa est encore l'illustration de la *pathologie de l'affectivité;* le désordre de celle-ci entraînant peu à peu dans l'aberration une intelligence au départ assez riche.

LE CARACTÈRE PARANOÏAQUE

Il se reconnaît devant l'association des traits suivants

1. *La méfiance :*
   - attitude permanente de suspicion;
   - crainte exagérée de l'agressivité d'autrui;
   - mise à distance de l'interlocuteur :
     – soit par une politesse excessive mêlée de réticence,
     – soit par une agressivité tantôt ouverte, tantôt déguisée.
2. *La psycho-rigidité :*
   - autoritarisme;
   - incapacité de mettre en cause son propre système de valeur;
   - et donc d'être ouvert à celui d'autrui.

3. *L'hypertrophie du Moi :*
   - égocentrisme et autophilie exagérés;
   - orgueil démesuré pouvant atteindre la mégalomanie;
   - intolérance et mépris d'autrui;
   - obstination et fanatisme;
   - despotisme.

4. *La fausseté du jugement :*
   - c'est le trait essentiel de la structure paranoïaque :
     « la logique du paranoïaque est faussée par la passion. Et cette emprise affective est assez forte pour lui interdire une conception exacte du monde extérieur et de lui-même car elle pèse sur les images actuelles et sur les souvenirs, ne laissant parvenir à la conscience du sujet que des notions partiellement sélectionnées et systématiquement tronquées et incomplètes »;
   - même s'il est intelligent, ce qui n'est pas toujours le cas, le paranoïaque ne peut pas se servir de ses capacités intellectuelles lorsqu'il est lui-même en cause. Le doute lui est aussi étranger que l'auto-critique; il est si fragile que la moindre critique risquerait de le ruiner;
   - les idées sont orientées par une croyance *a priori*. Ce type de raisonnement, sous l'apparence trompeuse d'une attitude intellectuelle pure, est en réalité de nature hyper-affective et ne représente, en fin de compte, que la justification des tendances affectives et des convictions *a priori* du paranoïaque. En somme, *le paranoïaque est un passionnel, un subpassionnel chronique;*
   - *le paranoïaque raisonne juste sur des prémisses fausses; ce point de départ erroné lui paraît évident en raison d'un* a priori *affectif qu'il est incapable de remettre en cause. Cette fausseté du jugement fait que* le paranoïaque est toujours à côté des vrais problèmes, *en dehors de la réalité même lorsqu'il la côtoie, et qu'il est étanche à l'opinion d'autrui.*

Lorsque ces différents traits de caractère sont suffisamment accusés pour entraîner des troubles du comportement, la biographie du sujet est marquée par l'inadaptation sociale, les échecs répétés, l'isolement et la solitude.

Le caractère paranoïaque est un caractère psychotique, au moins virtuellement, reposant sur deux mécanismes de défense typiquement psychotiques .

1. Le déni :
   Le paranoïaque aveuglé par son affectivité ne voit pas tout un plan de la réalité, il le nie. Il se trompe ainsi sur lui-même et sur le monde.

2. La projection :
   Toutes les difficultés, tous les échecs, le paranoïaque les porte au crédit d'autrui. Il ne se met pas en cause. S'il échoue, c'est que le monde est mal fait ou qu'on lui veut du mal.

Il faut rapprocher du caractère paranoïaque la personnalité sensitive (paranoïa sensitive de Krestchmer) marquée par :

- la timidité et le repliement sur soi;
- des aspects psychasthéniques : doutes, scrupules;
- hyperesthésie des relations avec autrui, aboutissant à l'échec social;

Il semble que le caractère paranoïaque typique soit un mode de défense rigide et sthénique contre la « *sensitivité* » :

- la méfiance et l'orgueil proviennent d'une confiance en soi trop fragile pour ne point avoir toujours besoin d'être réaffirmée ou craindre d'être sous-estimée;
- la psycho-rigidité est un moyen de défense contre les désirs passifs (homosexualité inconsciente);
- la fausseté du jugement est une fausse interprétation de données justes. Toute réalité est signe interprété en fonction des tendances du moi paranoïaque.

LA PARANOÏA DÉLIRANTE

1. LA PARANOÏA N'ABOUTIT PAS FATALEMENT AU DÉLIRE

On peut rencontrer des réactions paranoïaques transitoires au cours des diverses maladies mentales.

Mais, habituellement, les paranoïaques délirants délirent d'une manière particulière :

Le délire paranoïaque est une psychose chronique caractérisée par « *le développement insidieux et de causes internes d'un système délirant durable, inébranlable, allant de pair avec la conservation de la clarté, de l'ordre dans la pensée, le vouloir et l'action* ».

2. LE DÉLIRE PARANOÏAQUE

Il peut réaliser plusieurs types cliniques : mais, dans tous les cas, *il conserve des caractères communs :*

Il débute progressivement sur un terrain caractériel paranoïaque; à l'occasion d'un conflit psycho-affectif d'importance variable.

C'est un délire essentiellement interprétatif

- Tout est significatif et tout est interprété;
- ce qui est perçu est bien perçu mais est immédiatement revêtu d'une signification particulière sans rapport avec la réalité;
- ces interprétations portent tout autant sur le monde subjectif interne du sujet que sur le monde extérieur.

C'est un délire logique parce qu'il part toujours du réel, les interprétations conservent un caractère vraisemblable si bien que le délire paranoïaque est souvent partagé par l'entourage (délire à deux ou à plusieurs).

C'est un délire systématisé

- Il est bien construit;
- il est stable même si il s'enrichit;
- il s'enrichit progressivement par contiguïté à la faveur d'interprétations délirantes s'articulant les unes aux autres;
- il s'organise, s'étend mais ne varie pas, le noyau demeurant le même;
- il est habituellement centré sur un groupe social ou sur une personne; c'est un délire de relation sociale.

Enfin, c'est un délire chronique vécu en pleine lucidité.

3. LES DIFFÉRENTS TYPES DE DÉLIRE PARANOÏAQUE

Les délires passionnels

1. Ils reposent sur une passion pathologique. Toutes les manifestations de la psychose découlent de cet état passionnel initial et fondamental. La passion paranoïaque représente une émotion hypertrophique, incoerciblement liée à une idée prévalente qui s'impose de manière dominatrice.

2. Ces délires sont caractérisés par :
   - l'exaltation;
   - l'idée prévalante qui subordonne toute activité mentale à un postulat fondamental dans une conviction inébranlable;
   - leur développement « en secteur » en ce sens que le délire forme un système particulier qu'il s'enfonce peu à peu dans la réalité.

3. Il en est trois grands types :
   a) le délire de revendication :
   - le délire apparaît chez un caractériel paranoïaque à l'occasion d'un préjudice, d'une injustice vraie ou supposée, dont le patient se croit la victime et dont il veut obtenir réparation de manière impérieuse;
   - cette revendication pathologique peut se situer à différents niveaux :
     – la loi : ce sont les *quérulents progressifs* qui se ruinent en procès,
     – la santé : *les délirants hypochondriaques* qui s'insurgent contre les soins qu'on leur a donnés,
     – la métaphysique : *idéalistes passionnés,* fanatiques politiques ou religieux,
     – le savoir : *inventeurs délirants.*

Les délires proprement passionnels : délire érotomaniaque et délire de jalousie; ils ont en commun les traits suivants :
- ils se produisent sur un fond de déséquilibre caractériel;
- s'accompagnent d'un cortège de troubles qui témoignent du bouleversement de la vie psychique;
- la passion, même si elle est insérée dans une situation réelle, a une structure essentiellement imaginaire;

b) *le délire érotomaniaque* , classique mais exceptionnel :
- la malade a la conviction délirante d'être aimée par une personne d'un rang plus élevé que le sien; tout le comportement découle de ce postulat pathologique;
- le début est assez rapide;
- l'objet aimé est ressenti par la patiente comme l'initiateur et le protagoniste de la relation;
- l'érotomane, dans son délire, passe successivement par l'espoir, le dépit puis la rancune et la haine qui se substituent à l'amour, haine parfois farouche qui peut devenir dangereuse;

c) *le délire de jalousie :*
- *« consiste à transformer la situation de la relation amoureuse du couple en une relation triangulaire. Le tiers est un rival et c'est sur son image que se projettent ressentiment et haine accumulés lors des frustrations endurées par le patient »*;
- le début est marqué par l'apparition d'une idée fixe de jalousie, le plus souvent sans motif valable, parfois à l'occasion de faits plausibles;
- le délirant jaloux se sent outrageusement bafoué; il a le sentiment d'être frustré d'un bien qui se retire de lui pour aller vers autrui. L'amour d'autrui lui est dû et il ne peut supporter de le voir lui échapper;
- pendant longtemps la conviction d'être trompé se mélange de doutes obsédants. Le délirant jaloux cherche la certitude; il a besoin de preuves et cherche à en établir; il surveille, fait surveiller, ouvre le courrier, épie les gestes et interprète tout dans le sens de sa passion négative;
- le jaloux devient parfois persécuteur, s'en prenant d'ordinaire à son rival supposé;
- ce délire de jalousie est très fréquent chez les alcooliques.

Le délire de relation des sensitifs (ou paranoïa sensitive de Kretschmer)

- Survenant chez des personnalités paranoïaques particulières, dites sensitives;
- sujets extériorisant peu leurs conflits relationnels, sujets travaillés par le doute et l'aboulie;
- délire centré sur des idées de référence : le sujet se croit l'objet d'une attention malveillante de la part d'autrui;
- évolution habituelle vers la dépression, voire les conduites suicidaires;
- plus rarement vers l'hétéro-agressivité.

Le délire d'interprétation

1. Le délire d'interprétation ou « folie raisonnante » repose sur un besoin de tout expliquer, de tout interpréter, en raison d'un état larvé de persécution.

2. Ce délire se constitue de manière insidieuse, très progressivement. Lorsqu'il s'extériorise, il a déjà tout construit.

3. L'interprétation, qui est le mécanisme du délire, est une erreur intuitive qui porte sur le sens de ce qui a été vu ou entendu. C'est « l'inférence d'une perception exacte à un concept erroné ».

4. Les interprétations sont à la fois :
   - exogènes, portant sur les données sensorielles;
   - endogènes, portant sur les sensations corporelles, la pensée, la vie mentale.

5. Ces thèmes sont essentiellement persécutifs.

DIAGNOSTIC DIFFÉRENTIEL

Il faut éliminer successivement :

1. LES RÉACTIONS PARANOÏAQUES TRANSITOIRES

- Qui réalisent une forme de bouffée délirante interprétative aiguë *a minima,* qui tantôt se révélera sans lendemain et ailleurs constitue une porte d'entrée dans le délire paranoïaque chronique;
- elles surviennent tantôt sur un caractère paranoïaque habituellement non délirant, ou un caractère sensitif; ailleurs en l'absence de fonds paranoïaques;
- elles se rencontrent surtout chez :
  - les alcooliques chroniques,
  - les névrosés en période de décompensation (surtout obsessionnels);
  - au décours de certains traumatismes crâniens,
  - dans les toxicomanies aux amphétamines;
- ces réactions paranoïaques sont passagères; la mise au repos avec éloignement du problème pathogène et thérapeutique chimique amènent la guérison.

2. LES AUTRES DÉLIRES CHRONIQUES

1. *La psychose hallucinatoire chronique* qui est dominée par les hallucinations auditives et cenesthésiques et le syndrome d'automatisme mental.

2. *La paraphrénie,* dans ses variétés systématiques; mais le délire est essentiellement imaginatif, fantastique; il n'accroche pas à ce point l'affectivité.

3. *Le délire paranoïde :*
   - les thèmes de délire paranoïaque peuvent se rencontrer chez les délirants paranoïdes qui présentent parfois des interprétations pathologiques;
   - mais le délire paranoïde est :
     - flou,
     - mal construit,
     - mal systématisé, illogique,
     - pauvre;
   - il existe toujours quelques éléments, mêmes discrets, du syndrome de dissociation;
   - la schizophrénie est en général de début plus précoce (vers 25 ans).

LE TRAITEMENT

Le traitement de la paranoïa est toujours difficile et long; il est souvent décevant. S'il est essentiellement chimiothérapique, l'attitude du médecin est un des éléments capitaux de la thérapeutique. Comme dans toute affection mentale chronique, le traitement a d'autant plus de chances d'efficacité qu'il est plus précocement instauré.

1. ATTITUDE THÉRAPEUTIQUE EN FACE DE LA PARANOÏA CARACTÉRIELLE

La consultation est habituellement motivée par les troubles du caractère et du comportement en milieu familial ou professionnel :

- *l'attitude du patient* est faite de l'association de :
  - minimisation et réticence,
  - besoin de valorisation,
  - besoin de se faire passer pour une victime;
- *pour le praticien,* deux écueils à éviter :
  - compassion qui renforce le patient dans son attitude,
  - opposition qui peut permettre de mettre à jour les traits profonds du caractère mais qui rompt bientôt tout dialogue thérapeutique;
- *l'attitude du praticien* est donc :

1. de rester neutre mais attentif;

2. de prescrire un *traitement chimiothérapique :*
   - essentiellement des *neuroleptiques :*
     - moyens : Melleril® ou Neuleptil® XX à L gouttes/j,
     - polyvalents : Haldol Fort ® XV à XXX gouttes en veillant à leur tolérance : certains effets secondaires (impuissance, prise de poids) étant prétexte à l'arrêt,
   - les tranquillisants sont moins efficaces;

3. *de suivre régulièrement le patient :*
   - pour s'assurer qu'il prend sa thérapeutique;
   - que ses troubles restent dans la limite de la tolérance sociale;
   - qu'il ne s'est pas mis à délirer.

2. TRAITEMENT DE LA PARANOÏA DÉLIRANTE

La paranoïa délirante nécessite impérativement une hospitalisation en milieu spécialisé en vue d'instituer un traitement neuroleptique à hautes doses

Toute la difficulté de ce traitement repose dans l'application de ce principe, car, le plus souvent, les paranoïaques délirants, se croyant en butte à la malveillance, ne se jugent pas malades et refusent avec obstination toute mesure d'hospitalisation.

Tant que le paranoïaque délirant n'est pas dangereux, on peut surseoir, essayer de le persuader et lui donner un **traitement neuroleptique ambulatoire :**
- Haldol® 2 °/₀₀ : commencer à XXX gouttes par jour et augmenter;
- et une petite dose de Largactil® le soir, jusqu'à la limite de la tolérance.

Lorsque le patient devient dangereux

- Lorsque le délire devient très actif;
- qu'il existe des troubles nets du comportement;
- et surtout un *persécuteur désigné,*

l'hospitalisation s'impose sans le consentement du malade.
La demande de la famille permet de réaliser une HDT.
En son absence, une mesure d'hospitalisation d'office peut se discuter.

À l'hôpital psychiatrique, mise en route immédiate du traitement chimiothérapique par les neuroleptiques majeurs en intramusculaire

On associe :

1. un *neuroleptique sédatif* : Nozinan®, Largactil®;
2. un *neuroleptique polyvalent* : Haldol®, Piportil®;
3. des *antiparkinsoniens* de synthèse en cas de syndrome excito-moteur.

La posologie est progressive mais toujours importante (dose de charge); par exemple :
- Haldol® 3 ampoules (15 mg);
- Largactil® 6 ampoules (150 mg) par 24 h;

posologie répartie en trois injections.

Ce traitement parentéral est poursuivi pendant une quinzaine de jours. Puis le relais est pris per os avec les mêmes dérivés, à fortes doses. La posologie est augmentée progressivement en fonction de 2 critères :

- la persistance ou l'atténuation des idées délirantes;
- la tolérance.

Habituellement, l'amélioration ne se dessine que très progressivement au bout de plusieurs semaines, sinon de plusieurs mois, si bien que l'hospitalisation est toujours de longue durée.

Le traitement chimiothérapique s'accompagne d'entretiens répétés et prolongés

- Au cours desquels le patient doit pouvoir extérioriser largement son délire;
- en présence d'une attitude médicale qui se situe aussi loin de l'approbation qui ancre le délire que de la critique radicale qui entraîne la réticence et le repli du patient sur lui-même, voire l'inclusion du médecin dans le système délirant;
- une mesure de protection de type tutelle est parfois nécessaire avec certains délirants très rebelles au traitement. Cela permet :
  - d'interrompre la quérulence, les actes d'un majeur sous tutelle étant nuls de droit,
  - de rappeler au psychotique le principe de la réalité, qui se manifeste ici par l'État de Droit.

La postcure est tout aussi importante, sur le plan du pronostic d'ensemble, que le traitement d'attaque hospitalier

- *Le malade doit être régulièrement suivi :*
  - tous les mois au début,
  - tous les 3 mois par la suite, s'il va bien;
- *par un spécialiste :*
  - soit à la consultation du service dans lequel il a été traité,
  - soit à la consultation d'hygiène mentale du dispensaire du secteur,
  - soit en ville, mais un confrère libéral n'a pas toujours les moyens de suivre de tels patients qui ne sont pas toujours coopérants;
- en vue :
  - de juger l'état du patient et de dépister une éventuelle rechute délirante,
  - de prescrire et de surveiller le traitement chimiothérapique d'entretien :
    - soit *per os :*
      . Haldol® 2°/₀₀ de XL à XC gouttes par jour,
      . avec une petite dose de Largactil : (50 à 75 mg le soir),
    - soit sous forme à action prolongée qui trouve ici une très bonne indication : Haldol Décanoas® 100 à 150 mg IM toutes les 4 semaines;
- *la postcure, avec ce traitement chimiothérapique d'entretien,* doit être poursuivie indéfiniment, les interruptions du traitement étant causes de rechute. Il n'est pas toujours possible d'éradiquer une activité délirante qui ne compromet pas nécessairement l'adaptation sociale.

SOINS INFIRMIERS AUPRÈS DES PERSONNES ATTEINTES DE PARANOÏA ET DE DÉLIRE PARANOÏAQUE

Objectif

La relation doit permettre à la personne de retrouver une quiétude intérieure, une estime de soi en lien avec la réalité, et faire disparaître le sentiment de méfiance.

Attitude

L'attitude du soignant est primordiale dans la relation avec la personne souffrant de paranoïa car elle conditionne la réussite des actions engagées :

- se positionner en référent de la réalité,
- se montrer souple, neutre mais ferme,
- être très précis dans ses propres propos afin de ne pas laisser entrevoir d'imperfection dans l'organisation des soins. Il y va de la confiance que la personne a dans le soignant,
- trouver un juste milieu dans la distance relationnelle afin de ne pas éveiller le doute sur sa propre crédibilité ou bien devenir persécuteur,
- céder la place à un collègue si l'on perçoit l'apparition d'un de ces obstacles dans la relation.

Actions

L'accueil : période très difficile. Il faut convaincre la personne qu'elle est malade (ce qui n'est en général pas son avis !).

- L'admission est fréquemment assortie d'une demande d'un tiers (HDT) ou du préfet (HO) (cela donne un caractère « officiel » à la maladie). Il faut donc préciser :
  - les limites de la liberté assorties à l'hospitalisation,
  - les règles de vie du service, et les différentes périodes rythmant la journée sans donner trop de détails qui pourraient ouvrir la porte des réclamations,
- fournir un pyjama : c'est « conforme » au statut du patient et cela permet de limiter le risque de fugue.

La surveillance psychique

- Surveiller le comportement (agressivité, agitation) :
  - prévenir le médecin,
  - préserver les autres patients ;
- écouter : discerner ce qui est délirant de la réalité. Décrire le délire et une éventuelle critique de celui-ci quand elle apparaît (la critique du délire est la remise en question des idées délirantes par la personne elle-même) ;
- adapter ses propres réponses en faisant référence à la réalité ;
- accepter la prise d'initiative en prenant soin de bien en préciser les limites. Le but est de canaliser la méfiance et non pas d'alimenter le délire ;
- surveiller la prise du traitement médicamenteux et informer des effets secondaires qui peuvent aiguiser la méfiance de la personne ;
- prévenir que le traitement est de longue durée, qu'il devra être poursuivi après l'hospitalisation ;
- préparer la sortie progressivement ;
- informer des structures de soins extra-hospitalières ;
- noter les informations dans les documents du service et les utiliser pour réaliser l'évaluation de la prise en charge.

G – PSYCHOSE HALLUCINATOIRE CHRONIQUE

INTRODUCTION

La psychose hallucinatoire chronique (PHC) est une psychose délirante chronique, un type particulier de délire chronique, basé sur un syndrome d'automatisme mental qui repose sur des hallucinations, perceptions sans objet, que le sujet vit comme des perceptions irrécusables.
La PHC est une entité nosographique typiquement française. À l'étranger, ces délires sont considérés soit comme des psychoses paranoïdes (schizophrénies délirantes chroniques), soit comme des paranoïas délirantes.

ASPECT CLINIQUE DE LA PHC

Le début de l'affection passe pratiquement toujours inaperçu et c'est d'ordinaire à la période d'état que l'on voit le malade pour la première fois.

Le tableau clinique est dominé par le syndrome d'automatisme mental qui associe :

- des hallucinations essentiellement auditives, cenesthésiques et psychiques ;
- et un délire d'influence.

1. LES HALLUCINATIONS

Elles sont :

- *constantes* et nécessaires au diagnostic ;
- *riches* et multiples ;
- à prédominance auditive et cenesthésique ;
- *inaugurales*, même si elles passent inaperçues au début, le délire étant toujours secondaire ;
- *chroniques*, n'ayant aucune tendance à régresser spontanément.

Hallucinations auditives

- Le patient perçoit des bruits étranges venant de l'extérieur et surtout des voix habituellement malveillantes sinon menaçantes. Elles peuvent être moqueuses, critiques ou banales ;
- elles servent souvent de canal au syndrome d'influence : elles donnent des ordres, répètent en écho les paroles ou les actes du sujet (écholalie, échopraxie) ;

- habituellement le sujet croit à la réalité objective, extérieure, de ces perceptions sans objet. D'autres fois, cette croyance n'existe pas et le patient considère ces phénomènes comme artificiels et sans réalité extérieure (on parle « d'hallucinose »), mais il les vit dans son délire : « on me fait entendre ».

Hallucinations cenesthésiques

- Impressions somesthésiques désagréables, voire douloureuse;
- rapportées par le sujet à une influence externe maléfique;
- elles peuvent donner au patient un aspect hypochondriaque.

Hallucinations olfactives et gustatives

- Plus rares que les précédentes, auxquelles elles sont habituellement associées, lorsqu'elles existent :
- elles sont également ressenties comme désagréables et pénibles;
- et sont bientôt intégrées dans le délire : ce sont des mauvaises odeurs, de mauvais goûts, que l'on envoie de l'extérieur dans un but de malveillance ou de persécution.

Les hallucinations visuelles sont beaucoup plus rares dans la PHC

Les hallucinations psychiques, encore appelées « *pseudo-hallucinations* », sont, au contraire, fréquentes :

- voix intérieures;
- pensées transmises;
- énonciation et commentaire des pensées et des actes;
- vol, dévinement de la pensée;
- scies verbales et jeux verbaux.

2. LE VÉCU DÉLIRANT

Même si ces phénomènes hallucinatoires, **psychosensoriels et psychiques, sont livrés par le patient et décrits par le médecin de manière isolée,** ils s'intègrent toujours dans une atmosphère de délire d'influence et de persécution.

Les hallucinations sont vécues comme des expériences agressives envoyées de l'extérieur contre le corps ou la pensée du sujet.

Ce délire constitue une rationalisation morbide secondaire, visant à expliquer l'existence de ces étranges phénomènes hallucinatoires autrement que par la maladie.

Pour le patient, ce délire d'influence se traduit par

1. *Des phénomènes imposés*

Le malade a perdu sa liberté d'agir et de penser, de vouloir et de parler; il est sous l'emprise de quelqu'un situé à l'extérieur :

- on le fait penser : idéation inspirée, devinement de la pensée;
- on le fait parler : hallucinations psychomotrices verbales;
- on le fait agir ou on l'empêche d'agir.

2. *Des phénomènes parasites :*

- sa vie mentale ne lui appartient plus; elle se déroule de manière automatique. Les phénomènes psychologiques sont vécus passivement : « ça pense en moi », « ça parle en moi »;
- cet automatisme mental donne au sujet le sentiment d'être continuellement surveillé, souvent à l'aide d'appareils scientifiques nouvellement découverts et plus ou moins compliqués, qui permettent de voir ce qui se passe dans sa tête et agir sur ses pensées.

Ainsi, le malade se sent en butte à la persécution subtile d'inconnus (« on »), de l'entourage ou de corps organisés (police, gouvernement, franc-maçonnerie).

Les caractères du délire dans la PHC sont donc les suivants

- Essentiellement hallucinatoire;
- thème de persécution, d'influence, de possession;
- systématisation assez pauvre;
- vécu passif sans désordre grave du comportement;
- explications logiques mais pseudo-scientifiques et magiques (télépathie, communication de pensée, téléguidage, médium);
- ce délire est souvent vécu dans une atmosphère dépressive.

3. ÉVOLUTION DE LA MALADIE

Le début de la maladie

- Il ne peut être précisé que par l'anamnèse auprès du malade et de son entourage. Lorsqu'on voit le patient à la période d'état, ce début remonte souvent à plusieurs années;
- *la PHC survient à l'âge adulte, après 35 ans.* Elle débute parfois soudainement par des hallucinations auditives ou psychiques, une impression étrange de devinement, de contrôle de l'extérieur;
- après une *période de doute,* de perplexité, d'étrangeté, les phénomènes imposés et parasites sont acceptés passivement et bientôt s'enrichissent;
- d'ordinaire, le patient les garde secrets pendant longtemps et le comportement extérieur n'est modifié que par quelques troubles caractériels dont l'entourage ne voit pas l'explication. L'activité ménagère ou professionnelle n'est que peu perturbée pendant longtemps;

- peu à peu, le patient de plus en plus envahi par l'automatisme mental a tendance à se replier sur lui-même; il ne parle presque plus; il ne participe plus à la vie familiale et attire alors l'attention. Dans l'ensemble, il reste assez bien toléré par le groupe social qui ne comprend pas toujours la portée de ces troubles;
- parfois le début est progressif.

Ultérieurement

- Pour les classiques, et en particulier Gilbert Ballet qui a décrit l'affection en 1912, la PHC évolue vers la détérioration mentale, le déficit, l'affaiblissement. Mais celui-ci n'est pas constant;
- en fait, dans sa forme typique, la PHC évolue très longtemps sans altération de la lucidité et des capacités intellectuelles. C'est un délire partiel;
- l'évolution de la PHC, comme celle de tous les délires chroniques, peut être émaillée de « *moments féconds* », c'est-à-dire d'épisodes aigus où la production hallucinatoire, délirante et l'automatisme mental subissent une recrudescence;
- actuellement, sous l'effet du traitement neuroleptique, la PHC a tendance à « s'enkyster », les expériences hallucinatoires s'éteignent, le délire se calme et entre peu à peu dans le passé. Il devient inactif. Mais les phénomènes sont rarement critiqués *a posteriori* et demeurent comme « un noyau résiduel ».

LES PROBLÈMES DIAGNOSTIQUES

Dans la PHC, les problèmes diagnostiques sont de deux ordres, de difficulté et d'importance très inégales :

1. ÉLIMINER UNE PSYCHOSE HALLUCINATOIRE AIGUË

Bouffée délirante, expérience délirante primaire de la schizophrénie. Ce problème ne se pose que durant une période évolutive, active, processuelle de la PHC.

Les éléments différentiels sont les suivants :

- présence du syndrome d'automatisme mental dans la PHC; il est absent dans la bouffée délirante, mais possible dans la schizophrénie aiguë;
- importance des hallucinations auditives, en faveur de la PHC;
- organisation du délire sur des thèmes d'influence et de persécution à partir des hallucinations;
- la conscience n'est pas altérée dans la PHC.

2. LE VÉRITABLE PROBLÈME EST DE DIFFÉRENCIER LA PHC DES AUTRES PSYCHOSES DÉLIRANTES ET HALLUCINATOIRES CHRONIQUES

La PHC se sépare du délire paranoïde de la schizophrénie

- Par l'existence dans cette dernière d'un syndrome de dissociation psychique et comportementale, absent dans la PHC où la pensée n'est pas dissociée; elle fonctionne et s'exprime clairement. Le délire est d'ailleurs logiquement exposé;
- le début est en règle générale beaucoup plus tardif (après 45 ans);
- l'activité socio-professionnelle du sujet reste adaptée pendant assez longtemps;
- dans la PHC, les hallucinations l'emportent sur le délire dont elles constituent le fondement; le délire découle des hallucinations et non l'inverse.

La PHC se sépare des délires paranoïaques

La discussion est parfois rendue difficile du fait qu'une authentique PHC peut survenir sur un caractère paranoïaque et du fait également que certains grands délirants paranoïaques peuvent devenir secondairement hallucinés. Cependant :

- le délire dans la PHC n'a pas le caractère logique, plausible, vraisemblablement qu'il a dans la paranoïa délirante. Le délire est à la fois évident et moins riche. Il ne comporte pas non plus la note passionnelle si importante chez les paranoïaques;
- le délire dans la PHC est toujours subordonné aux hallucinations auditives et au syndrome d'automatisme mental. Au contraire dans la paranoïa, le délire procède presque uniquement à partir d'interprétations erronées.

La PHC se sépare assez facilement de la paraphrénie

- Les paraphrénies sont très rares;
- elles sont beaucoup moins hallucinatoires;
- le délire d'imagination de la paraphrénie est plus riche et plus luxuriant que dans la PHC.

La PHC des alcooliques est une modalité évolutive assez fréquente

Des épisodes hallucinatoires surviennent :

- chez un alcoolique (hallucinose des buveurs), en général gros consommateur permanent;
- se répètent tandis que l'alcoolisation continue.

Le sevrage et l'abstinence sont nécessaires mais ne suffisent pas toujours à faire disparaître les troubles délirants.

TRAITEMENT DE LA PHC

1. AVANT L'HOSPITALISATION

Dans la majorité des cas, la PHC est une indication formelle d'hospitalisation en milieu psychiatrique (public ou privé) en vue de

- Confirmer le diagnostic au sein des délires chroniques;
- tarir les hallucinations par un traitement neuroleptique majeur.

Dans certains cas, l'hospitalisation peut paraître moins urgente

En particulier chez les sujets âgés, lorsque les phénomènes hallucinatoires sont d'apparition récente et se révèlent peu évolutifs. Chez les sujets plus jeunes, de la cinquantaine, lorsque les troubles paraissent modérés, il faut craindre une part de réticence et préférer l'hospitalisation.

Dans tous les cas, la PHC non hospitalisée doit recevoir un traitement neuroleptique ambulatoire

- Le neuroleptique à utiliser de préférence est l'Haldol® en solution à 2°/₀₀ :
  - parce qu'il est le plus *hallucinolytique* parmi tous les neuroleptiques actuellement utilisés,
  - parce que, à doses modérées, il est *bien supporté* en particulier par les sujets âgés;
- *ce traitement se déroule de la manière suivante :*
  - début : XV gouttes par jour,
  - monter progressivement la posologie à XC gouttes en 15 jours environ,
  - surveiller l'évolution des hallucinations et surveiller l'apparition éventuelle d'effets secondaires du neuroleptique;
- lorsque les phénomènes psychotiques ne sont pas nettement influencés par le traitement il faut l'augmenter progressivement jusqu'à la limite d'apparition des phénomènes secondaires.

2. TRAITEMENT HOSPITALIER D'ATTAQUE

On préfère là encore l'Haldol® en raison de ses propriétés hallucinolytiques :

- *on peut débuter ce traitement d'emblée* per os, *mais on préfère souvent commencer le traitement par voie parentérale* (intramusculaire) pendant une quinzaine de jours, à raison de trois ampoules de 5 mg par jour;
- il n'y a pas d'autres contre-indications que la maladie de Parkinson et les autres affections neurologiques confirmées (SEP, SLA, etc.). L'insuffisance cardiaque, rénale ou hépatique ne sont pas une contre-indication;
- la posologie doit être prudente chez les sujets âgés (jamais par voie parentérale sur ce terrain);

- *en surveillant les effets secondaires ;*
- on débute à XXX ou VL gouttes et on monte en une quinzaine de jours à CXX gouttes. Cette posologie est maintenue pendant quelques temps et on observe si elle fait disparaître les hallucinations ;
- dans l'affirmative, cette posologie est respectée pendant 2 mois environ puis réduite progressivement jusqu'aux alentours de LX gouttes par jour ;
- dans la négative, on n'hésite pas à monter jusqu'à une posologie très élevée qui ne peut être fixée *a priori* car elle est fonction à la fois de sa tolérance et de son efficacité : 500 gouttes parfois. Lorsqu'on a tari les hallucinations et l'automatisme mental, on baisse progressivement la posologie ;
- de toutes les façons, une hospitalisation de plusieurs semaines, sinon de plusieurs mois est nécessaire.

3. AU SORTIR DE L'HÔPITAL

Débute la postcure qui doit être de longue durée comme dans toutes les affections psychotiques chroniques (*cf.* schizophrénie et paranoïa).

SOINS INFIRMIERS AUPRÈS DES PERSONNES SOUFFRANT DE PSYCHOSE HALLUCINATOIRE CHRONIQUE

Objectif

La disparition des troubles est tributaire de l'action des neuroleptiques incisifs. La relation consiste donc à accompagner le patient durant les soins en lui procurant le plus de sécurité physique et psychique possible.

Actions

- Surveillance du traitement et de ses effets :
  - aider le patient à accepter son traitement et vérifier qu'il est pris en totalité,
  - observer les attitudes de la personne : la survenue d'une hallucination confère une attitude différente à la personne soignée (attitude d'écoute),
  - encourager la personne à verbaliser ses perceptions,
  - évaluer la fréquence de survenue des hallucinations ;
- être attentif à une éventuelle tentative de suicide ou à la survenue d'un épisode d'agitation et veiller à préserver les autres patients ;
- solliciter la personne afin de prévenir d'un isolement en proposant des activités à visée sociothérapique ;
- en présence de plaintes somatiques, de douleurs, rechercher les signes objectifs qui permettent de distinguer une hallucination d'une réelle affection. Signaler au médecin ;
- noter les observations dans les documents du service et les utiliser pour évaluer les résultats de la prise en charge.

Attitude

Être à l'écoute, rassurant, se positionner en tant que référent de la réalité.

H – PARAPHRÉNIE

1. ÉPIDÉMIOLOGIE

Cette forme rare de délire chronique débute durant la vie adulte entre 35 et 50 ans et suit son cours, à bas bruit, pendant des années, voire des dizaines d'années.

Des antécédents psychiatriques, au moins mineurs, sont habituellement retrouvés dans la famille.

Les personnes atteintes de cette affection présentent souvent des traits psychopathiques et des éléments de caractère hystérique (mythomanie).

La fréquence réelle de l'affection est difficile à apprécier car la plupart de ces patients ne font pas parler d'eux et ne demandent pas de soins.

2. CLINIQUE

Le début de l'affection est insidieux, lentement progressif, parfois émaillé d'une bouffée anxieuse, sur une personnalité fragile.

Le délire constitué à la période d'état se caractérise par :

- son absence de systématisation, il est labile et fantaisiste,
- l'absence de vraisemblance et de construction logique,
- les thèmes de transformation, de filiation sur un mode mégalomaniaque.

Le mécanisme du délire est principalement imaginatif, les hallucinations sont secondaires et les interprétations pauvres.

En dehors du délire, les facultés intellectuelles sont conservées ; le patient ou la patiente reste adapté(e) à sa vie familiale et professionnelle.

Le ou la malade ne parle pas de son délire sauf souvent à deux ou trois personnes proches.

L'évolution est chronique.

3. LE TRAITEMENT

Il est semblable à celui de tous les délires chroniques, en particulier de la Psychose Hallucinatoire Chronique.

Il ne doit pas être invasif et entraîner pour le patient plus de gêne que son délire qu'il supporte plutôt bien.

SOINS INFIRMIER AUPRÈS DES PERSONNES ATTEINTES DE PARAPHRÉNIE

Il est difficile de présenter des actions infirmières dans la prise en charge des patients atteints de paraphrénie.

En effet, ces personnes ne sont que très rarement demandeurs de soins et leur pathologie n'est en général pas un obstacle à une vie autonome et s'accorde bien sur le plan familial.

I - CONFUSION MENTALE

La confusion mentale est une altération particulière de la conscience qui se trouve dans un état intermédiaire entre la lucidité et le coma (P. Chaslin).
Ce trouble de la conscience est toujours la manifestation cliniquement constatable d'une agression aiguë ou subaiguë intéressant l'ensemble du système nerveux et retentissant sur toute l'activité mentale qui s'en trouve obérée. Il s'agit, le plus souvent, d'une intoxication cellulaire métabolique dont le type est l'œdème cérébral. À ce titre, *la confusion mentale apparaît comme la plus organique des psychoses (avec la démence)* bien qu'il existe manifestement des états confusionnels psychogènes.
La conscience est destructurée, la perception du monde, à partir des messages sensoriels, et, *a fortiori*, les rapports du monde et du Moi ne peuvent être appréhendés correctement. Ces perceptions mal intégrées sont également mal mémorisées. Toutes les opérations de la vie mentale (attention, orientation, mémoire, imagination, raisonnement, jugement, affects, comportement, etc.) dont la synthèse et l'heureux exercice nécessitent la lucidité de la conscience, se trouvent perturbées.
Dans cet état crépusculaire, toutes les représentations défilent qu'elles soient d'origine sensorielle ou d'origine endogène, hallucinatoire, sans laisser de bonnes traces mnésiques.

Cette obnubilation de la conscience ouvre la porte à l'imaginaire et au rêve désordonné qui est vécu immédiatement. Le délire onirique est fréquent dans les formes majeures de confusion mentale (épilepsie, *delirium tremens,* bouffées oniroïdes, toxiques exogènes); ce délire représente le versant positif du syndrome dont la confusion est l'aspect négatif. *Ce rétrécissement du champ de la conscience permet l'intrusion dans la vie mentale d'une activité psychique pathologique : l'expérience délirante actuelle.*

La confusion mentale est un syndrome très fréquent tant en pathologie générale et neurologique qu'en pratique psychiatrique. Mais les états confusionnels posent des problèmes diagnostiques, thérapeutiques et pronostiques très différents selon que :

- le syndrome confusion mentale est un épiphénomène au décours;
  - d'une affection :
    - . neurologique,
    - . neurochirurgicale,
  - d'une intoxication métabolique,
  - d'une intoxication exogène, en particulier médicamenteuse;
- ou sur l'état confusionnel est au premier plan clinique résumant, en apparence ou en réalité, la maladie.

SÉMIOLOGIE DE LA CONFUSION MENTALE

Le tableau clinique de l'état confusionnel est bien particulier

Dans ces formes les plus typiques telles que les syndromes confuso-oniriques de l'alcoolisme subaigu, il est constitué par :

- un syndrome psychiatrique :
  - présentation désorganisée,
  - perturbation des opérations mentales,
  - délire onirique;
- un syndrome général.

1. LE SYNDROME PSYCHIATRIQUE

La présentation du malade est caractéristique

- Altération du faciès et de la mimique, qui est :
  - inexpressive,
  - ou inadaptée : hébétée, ahurie, égarée;
- tenue souvent sale et débraillée;
- troubles de la parole : dysarthrie, et du langage : incohérence verbale, sans aphasie vraie, reflétant l'incohérence idéïque;
- activité motrice :
  - réduite, sans initiative,
  - pouvant aller jusqu'à la stupeur,
  - alternant avec une agitation désordonnée.

Les opérations mentales sont nettement perturbées

- L'attention spontanée est faible;
- l'attention volontaire est impossible à soutenir;
- les perceptions sont floues;
- la désorientation temporo-spatiale est constante et complète;
- la mémoire est très défaillante :
  - la fixation est pratiquement nulle, du fait du déficit de l'attention,
  - l'évocation des souvenirs est très laborieuse et reste imprécise et fragmentaire; ces troubles de la mémoire entraînent une amnésie lacunaire post-critique que l'on retrouve après la disparition de l'épisode confusionnel;
- les fausses reconnaissances sont habituelles;
- le jugement est pratiquement inexplorable.

Mais deux faits sont essentiels :

1. Pour pauvre qu'il soit, on établit toujours un contact verbal avec le malade, même si ce contact est lointain et les contenus verbaux très pauvres.

2. Le malade fait un effort pour sortir de son chaos. Aux questions, il ne donne pas une réponse immédiate et absurde, il tente de se ressaisir, de réfléchir, il manifeste sa perplexité par des phrases comme « je ne sais pas », « que se passe-t-il? », « où suis-je? ».

Le délire onirique

La conscience étant obscurcie et le bon fonctionnement de la vie mentale perturbé, le Moi est envahi par l'imaginaire fantasmatique.

Le délire onirique est caractérisé par :

- une grande *richesse hallucinatoire,* surtout visuelle mais également auditive et cénesthésique;
- son caractère labile, haché, chaotique, incohérent;
- intégrant une partie de la vie extérieure souvent déformée parce que mal perçue;
- entraînant l'adhésion immédiate du sujet; le délire est vécu et le malade s'y engage vivement;
- les thèmes de l'onirisme sont centrés sur deux pôles : l'univers professionnel et le monde animal mais ces représentations imagées se situent presque toujours dans une atmosphère terrifiante entraînant une anxiété extrême;
- cet onirisme est vécu, il détermine le comportement du malade.

Ce délire onirique est réalisé au mieux dans la grande crise de *delirium tremens.*

2. LE SYNDROME GÉNÉRAL EST PRESQUE CONSTANT

- Troubles non spécifiques :
  - fièvre variable,
  - dénutrition et déshydratation du fait des troubles comportementaux, oligurie,
  - désorganisation du cycle nycthéméral,
  - troubles neurovégétatifs;
- signes dépendant de l'étiologie, qu'il faut chercher avec soin car ils orientent le diagnostic :
  - signes de localisation neurologique,
  - signes infectieux,
  - traces de traumatismes, etc.

DIAGNOSTIC

1. DIAGNOSTIC POSITIF

Le diagnostic de confusion mentale est assez facile devant l'association des éléments suivants :

- obnubilation de la conscience intermédiaire entre l'état vigile et le coma;
- désordre particulier de la présentation;
- perturbations de toutes les opérations mentales;
- efforts du patient pour sortir de sa confusion;
- délire onirique;
- altération de l'état général.

2. DIAGNOSTIC DIFFÉRENTIEL

La confusion mentale dans sa forme typique, habituelle, ou dans ses formes stuporeuses ou hallucinatoires, ne doit pas être confondue avec :

La mélancolie stuporeuse

Qui comporte parfois une note confusionnelle surajoutée en particulier chez les sujets âgés; mais derrière l'inertie, l'akinésie, le mutisme, un examen prolongé et répété découvre des capacités opérationnelles intactes, une mémoire valable, une orientation satisfaisante et des thèmes mélancoliques d'incapacité, d'auto-accusation, d'incurabilité.

Les signes généraux se résument à l'asthénie et à l'anorexie, il n'y a pas de fièvre.

La bouffée délirante polymorphe

Surtout dans sa forme oniroïde. Si les opérations intellectuelles sont parfois émoussées par l'exubérance d'un délire très actif, le malade est présent au monde réel qu'il intègre extemporanément dans son délire.

Les syndromes démentiels

Qui posent en fait le problème le plus difficile :

- la confusion peut inaugurer une démence;
- mais seule l'irréversibilité et la durée du tableau permettront de porter le diagnostic.

L'aphasie sensorielle

Dont les paraphasies, exprimées à fort débit verbal, peuvent faire croire à une incohérence idéo-verbale.

Le délire aigu

C'est un syndrome confusionnel malin de symptomatologie et d'évolution suraiguës, devenu très rare, mais généralement mortel.

Il peut être primitif ou bien secondaire à toutes les affections somatiques sérieuses lorsque le terrain est prédisposé, ou encore secondaire à certaines affections psychiques (manie aiguë, schizophrénie).

Il est caractérisé par :

- sur le plan psychique par :
  - une confusion mentale profonde,
  - et un délire onirique intense;
- sur le plan somatique par une grave atteinte de l'état général avec hyperthermie, déshydratation et hyperazotémie.

3. DIAGNOSTIC ÉTIOLOGIQUE

La confusion mentale partage le pronostic de sa cause. Les facteurs endogènes ou exogènes susceptibles de provoquer un état confusionnel sont légion.

Causes neurologiques

Par atteinte du système nerveux central : les examens complémentaires sont dominés par le scanner cérébral.

1. Confusions traumatiques
   - Immédiates ou au réveil d'un coma : par contusion cérébrale;
   - secondaires, après intervalle libre (IL), devant faire évoquer :
     – un hématome extradural, après IL court (quelques heures), d'évolution très aiguë : c'est le type même de l'urgence neuro-chirurgicale,
     – un hématome sous-dural, après IL de quelques jours à plusieurs semaines. Il doit toujours être évoqué chez le vieillard et l'éthylique.

2. Accident vasculaire cérébral
   - Installation brutale;
   - terrain à risque : HTA surtout, cardiopathie emboligène;
   - déficit focalisé.

3. Tumeurs cérébrales

   Ce sont surtout les tumeurs d'évolution rapide qui s'accompagnent de confusion. On retrouve de façon variable, en fonction du siège et de la nature de la tumeur :
   - un syndrome d'hypertension intracrânienne;
   - un déficit focal;
   - une épilepsie partielle.

   L'examen clé est encore le scanner : le FO, l'EEG sont souvent pris en défaut; la PL est formellement contre-indiquée.

4. Les infections du système nerveux central (SNC) :
   - encéphalites virales;
   - encéphalites bactériennes, évoluant vers l'abcès;
   - méningo-encéphalite tuberculeuse.

5. Causes toxiques, très nombreuses

   Retenons :
   - l'alcool : ivresse aiguë, *delirium*, encéphalopathie de Wernicke-Korsakoff (voir chapitre alcoolisme);
   - médicaments : souvent responsables de confusion, en particulier :
     – chez les sujets âgés,
     – en cas de polythérapie : interactions médicamenteuses,
     – intoxication volontaires.

   Notons que parmi les psychotropes, sont souvent en cause : les AD tricycliques, les antiparkinsoniens, les neuroleptiques sédatifs;
   - psychodysleptiques utilisés par les marginaux;
   - toxiques ménagers, industriels ou agricoles.

6. Causes métaboliques
   - Début des accidents hypoglycémiques ou acidocétosiques des diabétiques;
   - encéphalopathies métaboliques : hépatique, etc.

7. L'épilepsie est responsable de confusion dans trois situations
   - Confusion post-critique après une crise généralisée;
   - état de mal :
     - état de mal-absence,
     - ou état de mal partiel complexe,
     - seul dans ces cas l'EEG permet le diagnostic;
   - confusion chronique des surdosages médicamenteux.

Causes psychiatriques

1. En dehors des pathologies aiguës vues au chapitre diagnostic différentiel, qui peuvent présenter un aspect confusionnel.

2. Certains patients présentent des états confusionnels psychogènes
   - États seconds hystériques;
   - stupeur émotionnelle chez les victimes de catastrophes;
   - bouffées oniroïdes.

LE TRAITEMENT

1. TOUT ÉTAT CONFUSIONNEL DOIT ÊTRE HOSPITALISÉ

- Dans un service de médecine interne ou de spécialité, lorsque la confusion n'est qu'un symptôme, ou plus souvent la complication d'une maladie organique connue ou reconnue;
- dans un service de psychiatrie, lorsque la confusion mentale est au premier plan du tableau clinique.

Dans tous les cas où la cause de l'état confusionnel n'apparaît pas clairement, une enquête :
- clinique;
- anamnestique :
- complémentaire;

s'efforce de retrouver au plus vite l'étiologie responsable.

2. EN EFFET LE TRAITEMENT HOSPITALIER DE LA CONFUSION MENTALE EST DOUBLE

Traitement symptomatique

Il associe :

1. des soins généraux, dans une chambre bien éclairée et sous surveillance infirmière constante jour et nuit;

2. la réhydratation : elle est, dans la plupart des cas, réalisable par la bouche. De grandes quantités de liquides doivent être apportées chaque jour sous diverses formes (bouillon, eau, jus de fruit, tisanes) et ceci d'autant plus qu'il existe un état d'agitation ou un onirisme actif. Il est cependant nécessaire d'avoir recours parfois à la sonde nasale ou la perfusion intra-veineuse. Dans tous les cas, il faut surveiller la réanimation sur les ionogrammes sanguins suffisamment rapprochés;

3. les psychotropes : on s'adresse plus volontiers aux neuroleptiques qu'aux tranquillisants, les butyrophénones sont plus indiqués (Haldol®, Tripéridol®) lorsqu'il existe un intense activité hallucinatoire. Le traitement est entrepris par voie intramusculaire, puis au bout de quelques jours, il est poursuivi par la bouche;

4. vitaminothérapie à fortes doses (vitamines du groupe B et C);

5. il est nécessaire de supprimer tous les autres médicaments, à l'exception de ceux qui sont indispensables. Une antibiothérapie doit être instituée en cas d'infection bactériologiquement prouvée.

Traitement étiologique, lorsqu'il est possible

- Exérèse secondaire d'une tumeur cérébrale;
- traitement anticomitial de l'épilepsie;
- traitement tranquillisant injectable dans le *delirium tremens;*
- durièse osmotique et réanimation respiratoire dans les intoxications volontaires graves.

Dans les bouffées oniroïdes et les états confusionnels émotifs ou psychogènes, le traitement psychotrope revêt une particulière importance.

SOINS INFIRMIERS AUPRÈS DES PERSONNES ATTEINTES DE CONFUSION MENTALE

Objectif

La relation avec le patient confus a pour objectif :

- de répondre rapidement à l'urgence;
- de surveiller et rassurer le patient par rapport à l'efficacité du traitement étiologique.

Actions

a) Au niveau de l'urgence :

- prévenir le médecin;
- prévenir d'un risque de blessure, mais ne pas attacher la personne. Rester près d'elle;
- préserver la sécurité des autres patients;
- administrer le traitement injectable permettant de faire céder l'agitation et surveiller les effets.

b) Au niveau du traitement étiologique :

- procurer du calme;
- administrer les traitements médicamenteux en lien avec l'étiologie de la confusion. Surveiller et noter les effets tant sur le plan physique que psychique;
- aider à effectuer les soins d'hygiène corporelle;
- réhydrater la personne (2,5 litres d'eau par jour);
- surveiller l'alimentation (le patient est parfois dénutri). Rechercher et signaler une éventuelle oligurie;
- surveiller et noter la température :
- surveiller la qualité du sommeil et veiller à la régularité du rythme nycthemé-ral);
- rechercher des signes neurologiques, infectieux, toxiques, traumatiques;
- aider progressivement le patient à trouver des repères fixes dans le service (par rapport au personnel soignant et aux locaux);
- noter les observations dans les documents du service et les utiliser pour réaliser l'évaluation de la prise en charge.

Chapitre 5

SOINS INFIRMIERS AUX PERSONNES ATTEINTES DE PERVERSIONS, D'ÉTATS PSYCHOPATHIQUES, D'ÉTATS LIMITES

A – LES PERVERSIONS

La perversion est un état psychopathologique et les pervers constituent une vaste population hétérogène. Pour le psychiatre, le terme de perversion désigne à la fois un acte, éventuellement un symptôme, un caractère pathologique et une affection essentiellement caractérielle. Pour l'analyste il signifie tantôt un acte pervers (c'est le sens commun) et tantôt une structure, la structure perverse, troisième grand type structurel entre la structure névrotique et la structure psychotique. À la réflexion, le concept de perversion révèle bien son double sens à la fois clinique, un acte, une conduite, un symptôme, voir un syndrome pathologique ou une maladie mentale, et psychologique, la structure perverse. Il n'est pas difficile d'articuler les deux acceptations du terme en tenant compte de leurs perspectives particulières. Mais il est bien plus difficile de concilier ici la psychiatrie et la psychanalyse, à moins que les psychiatres veuillent bien renoncer à conserver comme référence la perversion constitutionnelle.

1. LES TRAITS DE CARACTÈRE CONSTITUTIONNEL SONT CLASSIQUES

- Impulsivité;
- sadisme et cruauté;
- inaffectivité;
- amoralité;
- asociabilité;
- inéducabilité;

mais il s'agit d'une entité théorique et non d'une réalité clinique. Certes l'un ou l'autre de ces traits, voire plusieurs, se rencontrent, à un degré variable, chez certains pervers, mais le pervers constitutionnel est un mythe. Perversion et pervers ont mauvaise presse en raison même de leur nature, en raison en particulier de l'asociabilité.

2. CLINIQUEMENT LES PERVERS

Se présentent comme des déséquilibrés psychopathes (personnalité psychopathique)

Au niveau :
- du caractère;
- de la biographie;
- et du comportement;

Mais comme des psychopathes particuliers

- Si les traits de caractère sont habituellement tout à fait superposables;
- les pervers évitent bien plus que les psychopathes de faire parler d'eux, d'avoir des démêlées avec les structures en place;
- et leur vie est habituellement plus rangée afin de ne pas attirer l'attention sur leur comportement spécifique.

Et surtout parce que leur comportement libidinal est dominé par une ou plusieurs conduites perverses

- Tantôt la perversion-acte est directement liée à l'obtention du plaisir sexuel, de l'orgasme :
  - perversion sado-masochique,
  - exhibitionnisme/voyeurisme,
  - coprophilie,
  - fétichisme;

  tantôt la perversion-acte n'est pas liée directement à l'obtention de ce plaisir :
  - sadisme et cruauté,
  - masochisme,
  - coprophilie,
  - nécrophilie.

3. SUR LE PLAN PSYCHOLOGIQUE, LA STRUCTURE PERVERSE

Étonne

- Par son absence de conflictuation apparente, la faiblesse de l'élaboration psychique et de la secondarisation des processus psychiques ;
- par le manque à utiliser la parole comme voie de décharge tempérée ;
- par l'inflation permanente et chronique de la mise en acte, fuite des représentations mentales directement du préconscient dans l'action, court-circuit de la conscience pour éviter le surgissement d'angoisse.

Fonctionne par clivage

- L'exemple type en est le fétichisme où coexistent côte à côte et sans s'influencer mutuellement deux courants de pensées, l'un en rapport avec la réalité qui constate la castration féminine et l'autre qui n'en tient nul compte ;
- le clivage se retrouve aussi dans l'évolution libidinale où certains courants sont solidement liés à des objets partiels et d'autres ont dépassé la prégénétalité. Dans l'ensemble, le manque de maîtrise des pulsions partielles est un trait caractéristique de la perversion.

Les fantasmes fondamentaux semblent être associés à un scénario de scène primitive non seulement sadique mais totalement destructive; le rôle de la mère est souvent ressenti comme actif, sinon même phallique.

L'absence de mentalisation, ou du moins son défaut, paraît le meilleur moyen d'éviter à tout jamais à la conscience de se rapprocher de telles représentations et de tels émois.

Au total, la perversion apparaît comme une psychose d'actes. Comme dans la psychose, la perception de la réalité est ici déformée sous la pression de nécessités internes.

B – LES ÉTATS PSYCHOPATHIQUES

La définition nosologique de l'état psychopathique ou déséquilibre psychique comporte deux aspects complémentaires :

- un versant positif constitué par :
  - l'importance des troubles du comportement, reposant sur :
  - une organisation caractérielle particulière où dominent,
  - le déséquilibre et l'impulsivité qui se retrouvent au niveau de tous les secteurs de la personnalité ;
- un versant négatif :
  - l'absence de symptomatologie directement psychotique, le contact avec autrui est particulier mais n'échappe pas au principe de la réalité pour se réfugier dans la projection du monde fantasmatique intérieur. L'existence du psychopathe est fortement perturbée mais ce n'est pas une organisation délirante,
  - et l'absence également de symptomatologie névrotique patente.

Bref, le déséquilibre mental est une affection dans laquelle la pathologie est formée par les troubles du comportement.

DESCRIPTION CLINIQUE

LES TRAITS DE CARACTÈRE DU PSYCHOPATHE

Le psychopathe est un dysthymique

L'humeur, chez ces sujets, présente des variations anormales, brutales, superficielles, rapides et objectivement peu motivées.

Le psychopathe présente constamment des troubles caractériels

Irritabilité, susceptibilité, sur un fond de structure caractérielle très variée :

- tous sont hyperémotifs : possédant à la fois des traits de caractère oral, des éléments d'immaturité affective ;
- mais certains présentent de plus des traits, notamment hystériques, ou manifestement paranoïaques.

***L'immaturité du psychopathe** s'exprime dans ses tendances sado-masochistes*

Le déséquilibré aime faire souffrir les autres :

- par ses paroles ;
- par ses actes.

Ce sadisme revêt parfois l'importance d'une véritable perversité; de même, il éprouve le besoin de se faire souffrir, de se mettre dans des situations inconfortables ou impossibles, d'attirer l'inimitié ou la colère d'autrui.

Le psychopathe est constamment mythomane

- L'enjolivement et la modification fallacieuse du vécu n'ont pas ici, comme chez l'hystérique, fonction de préserver la bonne image de soi dans l'esprit d'autrui, de séduire et d'attirer son affection;
- elle vise directement à des bénéfices pratiques. Elle est consciemment utilisée à des fins précises.

Le psychopathe partage encore avec le pervers

- L'impulsivité : le psychopathe est toujours au bord du passage à l'acte, expliquant les troubles de comportement;
- la déficience du sens moral;
- l'inadaptabilité et l'inamendabilité.

2. LA BIOGRAPHIE DU PSYCHOPATHE EST BIEN PARTICULIÈRE

Les péripéties de l'existence du psychopathe sont le résultat de ses traits de caractère.

Aucun des éléments biographiques n'a de valeur suffisante et formelle en lui-même; c'est leur association qui donne un profil si particulier au *curriculum vitæ* de ces patients :

- l'enfance peut avoir été normale ou subnormale, mais souvent déjà on retrouve :
  - école buissonnière,
  - retard scolaire,
  - fugues,
  - larcins,
  - méchanceté envers les camarades, les animaux;
- service militaire, les psychopathes :
  - s'engagent volontairement à 18 ans,
  - désertent souvent,
  - passent la moitié de leur temps en salle de police ou en prison,
  - affectionnent les régiments « durs » (Légion, Bataillon d'Afrique, sections spéciales);
- sur le plan professionnel, le psychopathe est à la fois :
  - instable dans les emplois mais également dans les professions,
  - chômeur par périodes; à d'autres moments il assurera transitoirement un travail excessif;
- leur vie sexuelle, sentimentale et conjugale est également heurtée et instable :
  - amour à la fois passionnel, narcissique et jaloux,
  - c'est dans les relations amoureuses que s'extériorise le plus leur profonde tendance sadique et masochiste : brouilles, disputes, scènes violentes, chantage au suicide, séparations et divorces.

Au total, ces sujets s'avèrent inaptes à la vie familiale et conjugale; de même, ce sont rarement de bons parents :
- assez souvent, il se soucient peu de leurs enfants;
- les placent ou les abandonnent;
- les perturbent par leurs éclats ou leur déséquilibre;

- les psychopathes ont pratiquement toujours des démêlés avec la justice. Plus que par leur gravité, ces délits frappent par leur caractère itératif :
  - conduite automobile sans permis, en état d'ivresse,
  - émission de chèques sans provisions,
  - escroqueries et abus de confiance,
  - bagarres après boire,
  - vols d'importance variable, etc.,
  - ivresses pathologiques;
- les décompensations psychopathologiques sont fréquentes :
  - accès d'agitation,
  - syndromes dépressifs,
  - états confusionnels,
  - bouffée délirante.

Ces troubles associés aux ivresses pathologiques et aux tentatives de suicide rendent compte de la fréquence des hospitalisations dans la vie de ces patients.

3. LE COMPORTEMENT DU PSYCHOPATHE

est sous dépendance directe des anomalies caractérielles. La biographie ne met en évidence que les perturbations les plus évidentes socialement.

Trois types de conduites pathologiques se retrouvent avec fréquence mais diversement associées chez les psychopathes sans être, pour autant, leur monopole :

Les perversions sexuelles

Ce sont toutes les conduites sexuelles où le plaisir préférentiel ne se situe pas au niveau de l'orgasme mais au niveau des gestes qui y sont directement ou symboliquement rattachés :

- fétichisme;
- exhibitionnisme ou voyeurisme;
- coprophilie et perversions anales;
- sadisme;
- masochisme.

Les conduites antisociales

- Le vol est en règle utilitaire, mais les psychopathes cherchent souvent l'excuse du vol impulsif (kleptomanie); vol symbolique : par exemple fétichiste;
- incendies;
- escroqueries, chantages, menaces;
- réactions homicides.

Toxicomanies

- Au tout premier chef, l'alcoolisme impulsif et massif plutôt que chronique;
- appétence pour les toxiques illégaux : cannabis, LSD 25, cocaïne;
- abus de médications psychotropes ou tranquillisants, dont l'usage suicidaire est fréquent;
- recours épisodiques aux toxiques opiacés, et parfois toxicomanie durable.

ÉVOLUTION

Le déséquilibre psychique débute habituellement avec l'adolescence.

L'atmosphère du milieu familial et les relations avec les parents sont particulières. Les psychopathes ont des parents à la fois rigides et perturbés par :

- l'éthylisme chronique;
- un caractère névrotique ou psychotique;
- une structure paranoïaque.

Les premiers désordres du comportement apparaissent comme des tentatives de réaction, sinon de rébellion contre un milieu familial qui apparaît, à l'adolescent, à la fois frustrant et insupportable.

- Dans les grands déséquilibres psychiques se manifestant par des traits de caractère et des conduites perverses, le début remonte toujours à l'enfance (*cf.* biographie);
- au contraire dans les formes les plus riches de traits névrotiques, le début des troubles psycho-sociaux est plus tardif.

Dans tous les cas, c'est habituellement lors du service militaire (car cette affection est essentiellement masculine même si certaines femmes névrotiques peuvent présenter certains traits de déséquilibre) que l'affection dévient patente.

- Dès lors dans la jeunesse et le début de la vie adulte, l'évolution de l'affection suit le cours du déséquilibre décrit au moment de la biographie;
- à partir de la quarantaine, ici un peu plus tôt, ailleurs un peu plus tard, les troubles du caractère et du comportement semblent s'atténuer et le patient arriver à une certaine adaptation sociale plus ou moins marginale.

Tantôt le déséquilibré arrive peu à peu à harmoniser son champ relationnel, professionnel et affectif en fonction de son caractère et les troubles deviennent mineurs. Ailleurs, la stabilisation relative se fait à un niveau plus médiocre :

- désocialisation importante, clochardisation;
- apparition d'une affection psychotique chronique, en particulier paranoïaque.

Enfin certains psychopathes, après de nombreuses tentatives de suicide, arrivent à se tuer, ou se faire tuer dans une rixe ou un accident.

APERÇUS PSYCHOPATHOLOGIQUES

1. ON RETROUVE CHEZ LES DÉSÉQUILIBRÉS PSYCHOPATHES COMME CHEZ LES PERVERS

- L'importance de la mise en acte et de la décharge motrice intenses, rapides et massives, au détriment de la parole et du discours qui permettent un écoulement progressif, pondéré et fractionné de l'excitation;
- la faiblesse :
  - de la mentalisation,
  - de la conflictuation,
  - de l'élaboration psychique,
  - de la secondarisation des processus psychiques.

2. LE DÉSÉQUILIBRE PSYCHIQUE

Il peut se concevoir comme une construction défensive, rigide, coûteuse et pratiquement inabordable, apparemment contre l'angoisse mais en fait tout à la fois contre la perversion et surtout contre la psychose, voire contre la mort; mort, folie et perversion étant associées aux fantasmes profonds rattachés à un scénario de scène primitive sadique où la mère jour un rôle actif.

C'est peut-être parce qu'il ne s'agit pas que de castration mais de destruction, d'anéantissement, de dévoration, de risque de morcellement que l'angoisse et l'activité psychique sont traitées avec une allergie aussi intense.

C – LES ÉTATS-LIMITES

L'état-limite est à la fois un syndrome clinique surtout caractérisé par certains troubles du comportement et des troubles de l'humeur et un mode de fonctionnement psychique qui est plus proche de la psychopathie que de la névrose et de la psychose.
Ce sont des sujets qui ont été victimes durant leur enfance précoce d'un traumatisme désorganisateur : sévices, violences, agressions sexuelles, relations avec des parents très perturbés, deuils graves non accompagnés, traumatisme qui a empêché une structuration psychique satisfaisante. Ils ne peuvent fonctionner à peu près qu'en s'appuyant sur une autre personne dans une relation d'étayage et ils sont très sensibles à la pression des événements de la vie qui peuvent facilement les déstabiliser.

Sur le plan clinique, leur diversité est très grande :
- certains font montre d'une bonne adaptation sociale, mais plus sur le plan professionnel qu'affectif et familial, et souvent elle ne dure qu'un temps;
- d'autres se manifestent par des troubles importants du caractère (névroses de caractère);
- mais le plus grand nombre décompensent par périodes sur un mode anxieux, dépressif ou addictif, voire psychosomatique.

Ce sont des personnalités chez lesquelles on voit s'associer les troubles suivants :
- des troubles de l'humeur qui est très instable, les périodes dépressives sont fréquentes, pas nécéssairement durables pouvant s'accompagner de tentatives de suicide;
- des troubles du caractère, en relation à la fois avec les troubles de l'humeur, l'impulsivité, l'anxiété, qui gênent de toutes les façons les relations avec les autres, relations habituellement intenses, excessives, dépendantes et orageuses émaillées de colères, parfois de violences plus souvent dirigées contre soi-même que vers autrui. Toutes ces mises en actes s'avèrent dommageables, à des degrés divers, à l'intéressé.

Tous ces troubles du caractère et du comportement n'arrivent habituellement pas à colmater l'angoisse, essentiellement centrée sur la peur du vide et de l'abandon que le patient ou la patiente essaie, dans le même temps, de provoquer. C'est souvent l'intensité extrême de l'anxiété qui provoque des passages à l'acte, en particulier suicidaire.

L'évolution est variable mais la vie de ces sujets est toujours mouvementée et dramatique. Les tentatives de suicide sont habituelles et le suicide réussi n'est pas exceptionnel. D'autres modes de décompensation se rencontrent également avec une grande fréquence : états dépressifs, crises anxieuses, bouffées délirantes. Très souvent ces patients ont recours aux conduites addictives : boulimie, alcoolisme, toxicomanie, en particulier médicamenteuse.

La prise en charge thérapeutique de ces patients états-limites est très aléatoire et très difficile; ses résultats sont donc très variables en fonction des sujets et de thérapeutes. Ces personnes se vivant beaucoup plus comme des malheureux – ce qu'elles sont – que comme des malades, elles ont beaucoup de mal à accepter de demander une aide spécialisée, en particulier à un psychiatre, en dehors des périodes de décompensation.

SOINS INFIRMIERS AUPRÈS DES PERSONNES ATTEINTES DE PERVERSION, ÉTAT PSYCHOPATHIQUE, ÉTAT LIMITE

Objectifs

La relation avec le patient psychopathe, pervers ou souffrant d'état limite a pour objectif de proposer à la personne un cadre structurant et une perspective de réinsertion sociale.

Actions

- L'observation du comportement du patient est au centre de la prise en charge :
  - être attentif aux manifestations d'auto ou hétéro agressivité. Autrement dit, il faut savoir prévenir une tentative de suicide ou des actes de violence envers les autres patients ou le personnel;
  - être attentif aux comportements sexuels et préserver les autres patients (principalement protéger les patients qui ne sont pas en mesure de se manifester face à une agression sexuelle);
  - surveiller l'accès au poste de soins et particulièrement l'accès à l'armoire contenant les médicaments.
- Proposer un programme d'activités :
  - le sport est une bonne indication pour canaliser les pulsions agressives;
  - la participation aux tâches ménagères du service (dressage de la table avant les repas par exemple) permet au patient de trouver un rôle défini au sein du groupe social. C'est habituellement pour lui une situation valorisante mais aussi génératrice d'angoisses en raison des contraintes occasionnées; il faut respecter certaines règles. Habituellement le patient manifeste son angoisse au travers d'une attitude déviante (vol, passage à l'acte, toxicomanie, alcoolisme, etc.). L'encadrement soignant au cours de cette activité doit alors permettre de verbaliser l'angoisse. La relation dans ce type d'activité est très délicate et réclame une grande vigilance. Le patient ne peut s'empêcher à un moment de tester le soignant.
- Certaines règles liées à la vie du service doivent être entendues. Elles sont fixées par l'équipe, et cadrent l'hospitalisation du patient. À cet égard, la cohérence de l'équipe doit être solide. Ces règles ont trait aux sorties, aux visites, aux possibilités de recevoir un appel téléphonique ou du courrier.
- Organiser une entrevue avec l'assistante sociale est un acte souvent incontournable tant les problèmes de logement, les problèmes financiers ou de relation avec l'employeur font partie inhérentes des troubles. C'est également avec l'assistante sociale qu'est abordé le projet de réinsertion. Il est nécessaire d'opérer une transition entre l'hospitalisation et le retour à la vie autonome par le biais d'un centre de postcure ou de convalescence. L'assistante sociale est la personne ressource dans ces situations. L'infirmier assure un rôle d'accompagnement et de soutien.
- Noter les observations sur les documents du service et s'y référer pour réaliser l'évaluation de la prise en charge.

Attitude

L'accueil des patients pervers ou psychopathes est souvent problématique en raison de leur propension à déstabiliser le service (équipe soignante et patients). L'objectif est de gagner la confiance du patient (cohérence de l'équipe) tout en étant rassurant, bienveillant, mais néanmoins ferme.

Chapitre 6

SOINS INFIRMIERS AUPRÈS DES PERSONNES ATTEINTES DE TROUBLES DES CONDUITES ALIMENTAIRES

A – ANOREXIE MENTALE

INTRODUCTION

Affection de d'adolescente de 12 à 20 ans, l'anorexie mentale se caractérise par une restriction progressive de l'alimentation. Rare chez le garçon, cette restriction s'accompagnes :
- *d'aménorrhée;*
- *d'anorexie;*
- *d'amaigrissement.*

On considère comme possibles, un certain nombre de facteurs déclenchants :
- traumatisme psycho-affectif :
- souvent le traumatisme invoqué est la révélation d'un conflit latent;
  - conflit affectif et sexuel :
    - . refus de la féminité (ambivalence de la mère),
    - . déception sentimentale,
    - . rivalité dans la famille (surtout avec le père);

– conflit professionnel :
. échec aux examens,
. problème d'insertion sociale,
. difficulté d'adaptation.

ÉPIDÉMIOLOGIE DES TROUBLES DES CONDUITES ALIMENTAIRES

ANOREXIE MENTALE

La prévalence varie entre 0,7 et 1,2 % chez les filles de 15 à 20 ans; elle est dix fois moindre chez les garçons de même âge.

L'âge moyen du début se situe autour de 16 ans.

Elle survient davantage dans les classes sociales aisées mais sa prévalence urbaine n'est pas assurée.

Les facteurs éthniques jadis évoqués en faveur de la race blanche n'ont plus cours et l'affection se retrouve dans la plupart des éthnies.

La nécessité de maîtriser un poids faible, quelles qu'en soient les raisons, est un facteur de risque.

La comorbidité avec la boulimie est fréquente.

LE DIAGNOSTIC REPOSE SUR UNE ENQUÊTE SOMATIQUE ET PSYCHIATRIQUE

1. SOMATIQUE

Jeune fille de 12 à 20 ans, aspect infantile, cure d'amaigrissement en cours :

- *amaigrissement :* global, intense 30 à 40 % du poids initial, bien toléré;
- *anorexie :* soit avouée, soit masquée, soit tout à fait dissimulée (vomissements cachés, prise de laxatifs);
- *aménorrhée secondaire :* précoce, totale et constante. La fille était réglée auparavant. Les règles disparaissent après quelques mois d'amaigrissement;
- bilan endocrinien : montre des anomalies qui sont secondaires à la dénutrition. Le diagnostic différentiel est celui des maladies cachectisantes (maladie de Basedow, cancer, diabète, maladie cœliaque).

2. PSYCHIATRIQUE

Deux points sont importants : la structure psychologique sous-jacente de la malade, mais aussi la dynamique de la famille.

Structure psychologique

- Niveau intellectuel souvent supérieur à la normale, rendement scolaire brillant;
- intellectualisme pur mais rigide;
- imagination très riche : tendance à la fabulation, théâtralisme spectaculaire;
- affectivité :
  - immaturité et infantilisme,
  - conflits sexuels (refus de la féminité),
  - sentiment de frustration, de culpabilité.

L'ensemble pouvant réaliser des structures névrotiques :
- névrose d'angoisse;
- surtout structure hystérique;
- parfois traits obsessionnels.

On recherchera aussi des traits de personnalité schizoïde (repliement, rationalisation morbide, opposition, ambivalence).

La dynamique familiale

Milieu souvent clos et renfermé, dépendance, mère inquiète, surprotectrice, père sans autorité.

L'enfant a souvent été difficile à élever, fragile, souvent hyporexique.

L'ambivalence des relations mère-fille est souvent évidente.

L'anorexie alourdit le climat familial où apparaissent anxiété et discussions autour d'une « conspiration alimentaire ».

L'ÉVOLUTION

Elle est variable. Traitée, les symptômes régressent peu à peu, l'aménorrhée étant le dernier signe à disparaître; l'avenir est réservé :
- risque de rechutes,
- risque de psychose schizophrénique.

TRAITEMENT

Il repose sur deux principes fondamentaux :

- isolement du milieu familial, de la mère surtout, pouvant être réalisé de différentes manières :
  - internat,
  - foyer secondaire,
  - hospitalisation;
- psychothérapie – dont le but est d'essayer une élucidation des conflits intra-psychiques.

Psychothérapie active, dite de soutien, sans aucune rigidité. Elle sera poursuivie jusqu'à la résolution la plus complète possible du conflit.

À ces deux principes, on associera un certain nombre de thérapeutiques symptomatiques :

- de l'anxiété;
- du syndrome dépressif;
- du vécu para-délirant;

tranquillisants, neuroleptiques, thymo-analeptiques.

SOINS INFIRMIERS AUPRÈS DES PERSONNES SOUFFRANT D'ANOREXIE

Objectif

La personne soignée doit atteindre en 12 à 15 semaines (durée minimum nécessaire) un poids de X kilogrammes défini par le médecin et l'infirmière avant l'hospitalisation.

Actions

1. Le contrat

La proposition des actions de soins est assortie d'un contrat dont les conditions sont les suivantes :

- acceptation de l'objectif « poids/temps »;
- hébergement en chambre seule;
- isolement : une demi-heure avant le repas,

deux heures après le repas;

- interdiction :
  - d'accéder aux toilettes,
  - de recevoir du courrier,
  - de recevoir des visites,
  - de téléphoner;
- un système de gratification est organisé et lié aux progrès réalisés.

Ex. : Si la personne soignée réalise un gain de poids de 5 kg en deux semaines, elle obtiendra la possibilité d'avoir la télévision dans sa chambre.

- Les repas sont pris :
  - en chambre seule,
  - en tête-à-tête avec l'infirmière,
  - en groupe avec l'infirmière selon une démarche progressive;
- les apports hydriques sont limités à 1,5 litre par jour (une patiente anorexique est capable de boire 5 à 7 litres d'eau par jour);
- arrêt des traitements laxatifs;
- Arrêt du tabac (le tabac pouvant être utilisé comme coupe-faim).

2. Organisation des soins

La relation est centrée sur la nourriture et guidée par la surveillance :

- du poids;
- de l'état somatique;
- de l'état psychique...

  a) La surveillance du poids fait l'objet d'une courbe et s'effectue selon les modalités suivantes :

  - 1 fois par jour durant les trois premières semaines;
  - 3 fois par semaine les 4, 5 et 6e semaines;
  - 2 fois par semaine les 7e et 9e semaines;
  - 1 fois par semaine les semaines suivantes.

  b) La surveillance de l'état général

  - Le pouls, la température et la tension artérielle sont contrôlés quotidiennement, à heure fixe, et notés par l'infirmière sur la feuille de température;

- les prélèvements sanguins suivants sont réalisés à l'admission et en cours d'hospitalisation : ionogramme, numération formule sanguine, bilan hépatique, bilan thyroïdien.

c) La surveillance psychique est centrée sur l'écoute de la personne soignée. La participation aux activités proposées et la surveillance des dissimulations. L'ensemble des observations réalisées fait l'objet d'un rapport écrit :

- l'écoute est attentive au vécu corporel, à l'anxiété et à l'acceptation du contrat; ces trois éléments sont étroitement liés à l'objectif de poids à atteindre;
- l'animation des activités :
  L'activité prend ici un sens particulier car elle est centrée sur l'alimentation. L'animation est le fruit d'une collaboration entre l'infirmière et la diététicienne et répond à un programme précis et progressif qui peut être le suivant :
  – organisation d'un atelier goûter (préparation d'un gâteau),
  – apprentissage de la pesée des aliments,
  – atelier de cuisine (préparation d'un repas),
  – première sortie à l'extérieur du service pour prendre un goûter,
  – prise d'un repas avec l'infirmière,
  – prise du repas en groupe dans la salle de restaurant du service,
  – sortie au restaurant accompagnée.
  Remarque : il est nécessaire de tempérer l'activité de la personne soignée. En conséquence, il est utile de prévoir un emploi du temps des différentes activités proposées.

d) La surveillance des dissimulations

Cette surveillance consiste : à contrôler le contenu des poubelles; à surveiller si la personne ne se fait pas vomir; à détecter les faux prétextes pour ne pas manger, à repérer l'utilisation de laxatifs.

Les observations sont consignées dans les documents du service et permettent d'évaluer les résultats de la prise en charge.

2. *L'attitude du soignant*

Assurer une présence quotidienne, être bienveillant, calme, mais ferme quant aux dispositions du contrat.

B – LA BOULIMIE

ÉPIDÉMIOLOGIE

Sa fréquence d'apparition est devenue considérable et constitue maintenant un authentique problème de santé publique.

Dans les pays occidentaux, elle atteint :

- **1,5 %** de la population générale
- **7 %** de la population des adolescents et jeunes adultes.

Sa fréquence dans le sexe féminin est de 6 pour 1.

Elle serait, pour certains auteurs (Fairburn et Cooper 1989), plus fréquentes dans les classes sociales aisées. En fait, elle touche toutes les populations jeunes.

L'anorexie mentale est associée à la boulimie dans 50 % des cas.

DIAGNOSTIC

La boulimie est l'absorption exagérée, rapide, incontrôlée, compulsive de grandes quantités de nourriture plus sous l'effet d'une contrainte intérieure difficilement répressible que sous l'emprise de la faim.

L'accès se termine habituellement par un vomissement provoqué. Il s'agit d'une pratique secrète, honteuse et culpabilisée qui passe très facilement inapercue de l'entourage tant qu'elle ne s'accompagne pas d'une prise de poids importante.

Dans la moitié des cas, elle ne se manifeste que par crises. C'est en particulier le cas au cours de l'anorexie mentale.

Il est nécessaire de distinguer les symptômes/conduites et le syndrome/maladie.

1. SYMPTÔME OU CONDUITE BOULIMIQUE

Absorption impulsive, rapide, vorace et cachée de grandes quantités de nourriture, elle se réalise dans des accès répétitifs dont le rythme est variable mais souvent quotidien pendant une certaine durée.

Les crises sont souvent précédées d'un sentiment de malaise d'apparence dépressive et suivies d'une impression d'épuisement et de honte. Elles se terminent habituellement par des vomissements faciles.

Les aliments absorbés sont très divers, excluant habituellement la viande; chaque patiente a souvent ses préférences. Mais les aliments sucrés sont dans l'ensemble les plus recherchés.

Ce sont habituellement des adolescentes ou des jeunes femmes qui vivent péniblement ces symptômes avec un sentiment de dépendance.

Ces conduites-symptômes peuvent être apparemment isolées. Elles sont en fait souvent associées à :

- un état dépressif;
- une anorexie mentale;
- voire une toxicomanie;

qui sont de ce fait systématiquement recherchés.

2. LE SYNDROME/MALADIE BOULIMIQUE REPOSE SUR L'ASSOCIATION DES CINQ CRITÈRES SUIVANTS

- Épisodes répétés d'accès boulimiques,
- sentiment de perte du contrôle alimentaire et de dépendance à ce type de comportement;
- vomissements pour enrayer la prise de poids,
- relative fréquence des accès (deux par semaine pendant au moins trois mois);
- préoccupations corporelles surtout centrées sur le poids.

THÉRAPEUTIQUE

Elle est identique à celle de l'anorexie mentale, les deux syndromes étant souvent associés.

SOINS INFIRMIERS AUPRÈS DES PERSONNES SOUFFRANT DE BOULIMIE

La relation doit aider la personne boulimique à modifier ses représentations de la fonction des aliments.

Surveillance

Physique

- Établir une courbe de poids et l'afficher dans la chambre;
- surveiller le pouls, la tension artérielle et la température;
- effectuer les bilans sanguins prescrits dans le cadre de la surveillance de l'état général de la personne;
- encourager à s'hydrater : 2 litres d'eau par 24 heures.

Psychique

- Aider à identifier les périodes ou situations ayant une influence sur le comportement boulimique (soulager d'une angoisse);
- identifier les produits alimentaires ingérés dans le cadre de la boulimie;
- proposer des entretiens avec la diététicienne afin d'éduquer la personne sur la valeur nutritive des aliments pour l'aider à modifier ses habitudes alimentaires;
- proposer des techniques permettant de pallier l'angoisse sans avoir recours à la nourriture (respiration, yoga, relaxation, expression corporelle, activité sportive...);
- signifier les progrès réalisés et le mieux être ressenti par la personne;
- préparer le retour à domicile en fin d'hospitalisation;
- noter les observations dans les documents du service et s'y référer pour réaliser l'évaluation de la prise en charge.

Attitude

- Dédramatiser la situation;
- aider la personne à se déculpabiliser;
- être attentif aux difficultés psychiques éprouvées dans la gestion de l'anxiété et par rapport à la modification du schéma corporel.

Chapitre 7

SOINS INFIRMIERS AUX PERSONNES AYANT DES CONDUITES ALCOOLIQUES ET TOXICOMANIAQUES

A – ÉPIDÉMIOLOGIE DES TOXICOMANIES ET DE L'ALCOOLISME

En France, on compte actuellement entre 100.000 et 150.000 toxicomanes ; ils étaient 80.000 en 1987 (surtout héroïnomanes).
L'étude américaine ECA montre bien la comorbidité entre toxicomanie et alcoolisme :

- le risque de toxicomanie est multiplié par 6 pour les alcooliques ;
- le risque d'alcoolisme est multiplié par 4 pour les toxicomanes.

La prévalence des troubles mentaux est estimée entre 55 % et 100 % dans certaines études. Pour l'étude ECA, ils sont respectivement de 36,6 % chez les alcooliques et de 53,1 % chez les toxicomanes. Ces troubles sont essentiellement dépressifs, anxieux et antisociaux.

Facteurs socio-démographiques

Ils sont plus fréquents chez les hommes avec un ratio de 2,5 à 3 pour une femme ; ce sont des hommes qui présentent des troubles de l'adaptation sociale et vivent, de ce fait, dans de mauvaises conditions.

Les facteurs de risque :
- syndrome d'hyperactivité dans l'enfance et conduites antisociales ;
- un grand nombre de toxicomanes et d'alcooliques sont issus de familles à problèmes : deuils, divorces, abandons, placements, avec souvent des troubles mentaux dans la famille.

La fréquence des tentatives de suicide est de 10 à 25 % chez les alcooliques ; elle est de 50 % chez les toxicomanes.

Les complications somatiques sont présentes chez 90 % des alcooliques et chez 50 % des toxicomanes.

Les accidents de la route et du travail sont plus fréquents dans ces deux populations qui accusent également une surmortalité significative : l'alcool est la 3e cause de décès en France. Le taux de mortalité des toxicomanes est trente fois supérieur à celui de la population générale.

B – L'ALCOOLISME

INTRODUCTION

L'alcoolisme est une forme de toxicomanie. Comme tout toxicomane vrai, l'alcoolique éprouve un désir invincible, le besoin de boire, il a tendance à augmenter les doses et il est vis-à-vis des boissons alcoolisées dans une situation de dépendance psychique et physique. Il ne peut s'arrêter de boire sans être malade. Tout buveur n'est pas un alcoolique mais il le devient peu à peu lorsqu'apparaissent l'appétence irrésistible et la dépendance.

L'alcoolisme est, de très loin, la forme la plus répandue de toxicomanie, du moins dans nos régions. Ses complications sont nombreuses et les malades de l'alcoolisme innombrables. Les complications somatiques sont bien connues des gastro-entérologues, des neurologues, des ophtalmologistes, etc.; il s'agit habituellement de complications dysmétaboliques d'abord, et assez longtemps réversibles, puis dégénératives et irréversibles à ce stade.

Sur le plan mental, les complications sont nombreuses. Là aussi elles sont assez longtemps réversibles mais finissent par aboutir à des détériorations irrémédiables.

L'incidence de l'alcoolisme dans la pathologie proprement psychiatrique est considérable mais diversement appréciée. Environ un malade mental hospitalisé sur cinq est un alcoolique. Cette fréquence semble être en cours de diminution, tout comme les statistiques officielles montrent que la population générale a tendance à diminuer sa consommation de boissons alcoolisées.

Si les complications psychopathologiques de l'alcoolisme relèvent du psychiatre, l'alcoolisme dans son ensemble, n'est pas un problème psychiatrique ni essentiellement médical (hors les complications somatiques), c'est à la fois un problème social et un problème politique.

L'ÉTHYLISME CHRONIQUE

Dans la plupart des cas, les accidents aigus et subaigus surviennent sur un fond d'imprégnation habituelle. Quant aux manifestations chroniques, elles ne se dévoilent qu'au décours d'une intoxication longtemps et fidèlement entretenue.

1. LA PRÉSENTATION DE L'ALCOOLIQUE CHRONIQUE EST PARTICULIÈRE

- Visage congestionné et couperosé ;
- conjonctivites injectées et subictériques ;
- haleine d'odeur particulière, aromatique et alcoolisée.

2. L'ATTEINTE PHYSIQUE EST RÉELLE MAIS VARIABLE

Un ou plusieurs des symptômes ou syndromes suivants peuvent se rencontrer :

- troubles digestifs :
  - pituites matinales témoignant de la gastrite voire d'un ulcère,
  - hépatomégalie d'abord régulière de la stéatose puis nodulaire de la cirrhose ;
- troubles neurologiques :
  - dyschromatopsie puis amblyopie de la névrite optique,
  - tremblement matinal, calmé par le premier verre,
  - crises épileptiques,
  - crampes et aréflexie des membres inférieurs, signes précoces de polynévrite.

Toutes ces complications somatiques peuvent conduire le patient à l'hôpital et, éventuellement, lui faire admettre la nécessité d'un traitement.

3. LES MODIFICATIONS PSYCHIQUES SONT DÉJÀ IMPORTANTES

- Hyperémotivité, irritabilité, colères brusques ;
- thymie très variable : alternance d'euphorie et de dépression ;
- troubles intellectuels :
  - baisse du rendement professionnel,
  - troubles de l'attention et de la mémoire,
  - baisse des capacités d'adaptation et du jugement ;
- l'affectivité est également perturbée.

Les tendances narcissiques s'accroissent au détriment de l'intérêt pour les autres. Apparaissent ou s'aggravent alors :

- indifférence ou agressivité ;
- insouciance et colère vis-à-vis du conjoint, des enfants, éventuellement rendus responsables de l'intempérance.

Parallèlement apparition de pleurnicheries avec protestation de bons sentiments, de repentir, de promesses.

La tendance dépressive est périodiquement ravivée par un sentiment d'anxiété, à un maximum matinal et vespéral, qui naît de l'intuition de la gravité de son état et de l'impossibilité de renoncer à la boisson.

COMPLICATIONS AIGUËS DE L'ÉTHYLIQUE CHRONIQUE

1. LES IVRESSES HABITUELLES

L'ivresse simple est caractérisée par

- Excitation intellectuelle et motrice;
- sensation d'euphorie ou de tristesse;
- loquacité;
- diminution du contrôle de soi avec parfois instabilité agressive.

L'ivresse aggravée

Si l'intoxication est poursuivie, apparaissent parfois des états où dominent :
- une ataxie cérébelleuse avec maladresse des mouvements, titubations, chute;
- exaltation de l'humeur de plus en plus forte;

et le sujet soit s'effondre dans un coma profond, soit présente un état de malaise digestif avec vomissements. Au bout de plusieurs heures de sommeil quasi comateux, le sujet se réveille et après une phase d'obnubilation de durée variable, il réintègre son état mental habituel.

Le taux d'alcoolémie atteint dans ces différentes phases est variable pour chaque individu, mais, en général, l'ivresse grave n'apparaît qu'au-dessus de 1,50 g/l.

2. LES IVRESSES ANORMALES

On retiendra comme ivresses anormales trois types particuliers : excito-motrice, hallucinatoire et délirante. Elles surviennent chez des alcooliques de longue date.

Ivresse excito-motrice

- Survenue d'une crise d'excitation majeure, avec fureur, entraînant des bris d'objets ou des gestes dangereux, chez un sujet ayant absorbé une quantité d'alcool moyenne;
- rapidement l'agitation cesse et un sommeil profond, proche du coma, lui succède. Ces crises d'ivresse excito-motrice se caractérisent par leur violence et leur imprévisibilité;
- elles sont suivies d'amnésie et ont tendance à la récidive.

Ivresse hallucinatoire

- Proche des syndromes confuso-oniriques;
- avec hallucinations surtout visuelles très intenses;
- entraînant un état d'agitation particulier.

Ivresse délirante

Elle se présente sous la forme de crise d'ivresse caractérisée par la persistance quasi délirante de certaines idées où dominent les thèmes suivants :
- auto-dépréciation délirante, avec parfois auto-dénonciation;
- persécution;
- jalousie, grandeur.

La répétition de ces épisodes aboutit à un délire chronique.

Habituelles, compliquées ou anormales, les ivresses résultent toujours d'un excès de consommation dans un laps de temps déterminé. Les ivresses anormales sont de mauvais augure. Elles doivent faire redouter la survenue d'autres complications, non pas tant le *delirium tremens,* toujours possible, que des complications délirantes chroniques.

Il vaut mieux employer le terme d'anormales que pathologiques en raison du problème de la responsabilité de ces sujets, qui ne relèvent pas d'ordinaire de l'article 64 : « pathologique » peut laisser des doutes aux magistrats ou aux jurés...

À l'inverse des ivresses, le *delirium tremens* survient le plus souvent du fait de l'interruption involontaire et brusque de la consommation alcoolique.

3. DELIRIUM TREMENS

Le *delirium tremens* est l'accident aigu le plus typique de l'éthylisme chronique; c'est un délire confuso-onirique avec fièvre et tremblement.

Prodromes

- Quelques signes digestifs, surtout l'anorexie;
- troubles neurologiques, surtout l'insomnie et l'aggravation du tremblement : crise épileptique inaugurale;
- obtusion intellectuelle.

Phase d'état

Puis, à la tombée de la nuit le plus souvent, la période d'état s'installe rapidement.

1. L'aspect du malade :
   - le visage est à la fois pâle et vultueux;
   - le regard anxieux et apeuré;
   - il est en proie à une vive agitation;
   - se montre parfois menaçant.
2. Le délire hallucinatoire :
   les hallucinations sont :
   - fugaces et mobiles;
   - exagérées par la tombée de la nuit et l'obscurité;
   - elles deviennent alors de plus en plus terrifiantes;
   - elles sont surtout visuelles : animaux féroces ou petites bêtes terrifiantes, objets menaçants;

- mais aussi somesthésiques;
- parfois auditives, gustatives, olfactives.

3. Les thèmes délirants :
il s'agit toujours de persécution :
- en rapport avec le travail,
- et avec les difficultés conjugales et familiales.

4. La confusion mentale :
elle s'associe aux hallucinations et au délire pour entraîner des troubles du comportement, des fausses reconnaissances et aggraver l'état de panique du sujet.

La confusion mentale est toujours importante; la désorientation temporelle et spatiale complète.

5. Signes neurologiques :
- tremblement généralisé prédominant aux extrémités; il est intense et anarchique;
- dysarthrie;
- troubles de l'équilibre.

6. Les signes généraux sont constants :
- fièvre variable, parfois élevée;
- sueurs abondantes;
- urines rares;
- déshydratation importante : langue rôtie, soif intense.

Au total, il s'agit d'un état de délire hallucinatoire aigu avec agitation psychomotrice et tremblement, où s'associent des signes généraux nets. L'enquête étiologique viendra confirmer le diagnostic d'alcoolisme chronique important, et retrouve habituellement un facteur déclenchant : le sevrage brusque à la faveur d'une infection intercurrente, d'un traumatisme, d'une intervention chirurgicale.

Le pronostic

Il est fondé sur :
- l'âge du malade;
- l'importance de la déshydratation et des signes généraux;
- l'état viscéral;
- la nature de la circonstance déclenchante.

L'évolution est variable

- Parfois défavorable, délire persistant jusqu'à l'épuisement total du sujet qui meurt dans un tableau de coma hyperthermique avec défaillance cardiaque;
- parfois ictère grave, convulsions, hémorragie méningée;
- souvent favorable grâce au traitement moderne.

Mais pour l'avenir demeurent les risques :
- de délabrement mental;
- de récidive;
- d'encéphalopathies alcooliques.

Le diagnostic différentiel est à faire avec

- L'accès de manie aiguë;
- un épisode psychotique aigu chez un épileptique;
- les délires des maladies infectieuses. Il convient également de ne pas confondre le *delirium tremens* avec les autres accidents de l'éthylisme chronique :
- l'ivresse simple;
- une hémorragie méningée;
- l'encéphalopathie de Wernicke;
- une hypoglycémie alcoolique.

4. DÉLIRE ALCOOLIQUE SUBAIGU

- Décrit par Lasègue et Magnan, il est beaucoup plus fréquent actuellement que le *delirium tremens* typique;
- le tableau clinique est sensiblement le même, mais le délire hallucinatoire est modifié dans le sens de l'onirisme :
  - état hallucinatoire vécu, mobile, où les perceptions hallucinatoires ou illusoires du malade se meuvent avec la rapidité des images du rêve,
  - la confusion mentale est importante, le malade est au moins obnubilé, il est désorienté,
  - l'atteinte de l'état général n'est pas grave et ne présente jamais l'acuité du *delirium tremens;*
- la déshydratation n'est jamais majeure;
- le diagnostic est en général facile : délire onirique, confusion mentale, chez un sujet dont l'alcoolisme est connu.

5. ENCÉPHALOPATHIE DE WERNICKE

Dite aussi de Gayet-Wernicke; elle est rare mais très grave :
- survenant chez des alcooliques dénutrits;
- de façon assez rapide :
  - à l'occasion d'un sevrage : elle complique alors le DT,
  - une cause iatrogène : la perfusion de sérum glucosé sans vitaminothérapie conjointe chez l'alcoolique;
- le tableau clinique comporte :
  - un syndrome confuso-onirique (*cf.* p. 172),
  - un syndrome neurologique particulier :
    - . polynévrite habituelle,
    - . ataxie avec rigidité oppositionnelle, très évocatrice,
    - . et surtout paralysies oculo-motrices et nystagmus labile et inconstant mais quasi-pathognomonique dans ce contexte,
- les examens de laboratoire montrent :
  - des anomalies du LCR (hyperprotéïnorachie, etc.);
  - une hypovitaminémie B_1;

- l'évolution dépend de la précocité du traitement :
  - la vitaminothérapie urgente, massive (200 à 500 mg/j) et parentale (IM) peut guérir l'encéphalopathie,
  - mais les séquelles sont habituelles sous forme de syndrome de Korsakoff,
  - et la mort n'est pas rare;
- le traitement est donc préventif : vitaminothérapie B_1 de tous les alcooliques.

LES COMPLICATIONS CHRONIQUES

1. LES SÉQUELLES POST-CRITIQUES

Au décours de certaines ivresses pathologiques, excitomotrices, mais surtout hallucinatoires ou délirantes, on peut noter des séquelles post-critiques évoquant un état voisin du délire :

- conviction délirante de la réalité des images oniriques, fixations post-oniriques;
- persistance d'un état d'hallucinose acoustico-verbale avec ébauche de critique.

Le passage à la chronicité de ces épisodes est très rare : il faut noter l'absence de confusion mentale ou même d'obnubilation post-critique.

L'évolution est bonne, ces épisodes d'apparence chronique se résolvent rapidement, surtout sous l'influence du sevrage et de la thérapeutique.

2. LES ENCÉPHALOPATHIES ALCOOLIQUES

Encéphalopathie hépatique

- Chez un alcoolique cirrhotique surviennent :
- spontanément ou à l'occasion d'une hémorragie digestive, d'une infection, d'un abus alcoolique;
- une confusion mentale progressive évoluant vers le coma;
- avec *fœtor hepaticus;*
- le tracé EEG est particulier;
- et le pronostic sombre.

Syndrome de Korsakoff

- S'installe :
  - parfois progressivement, et dans ces cas, les traitements sont inefficaces,
  - en général comme séquelle de l'encéphalopathie aiguë de Wernicke;
- le tableau clinique comprend :
  - des troubles majeurs de la mémoire,
  - amnésie de fixation massive : le sujet ne peut constituer aucun souvenir. Il est incapable de raconter l'histoire de sa maladie, il oublie à mesure ce qu'on lui dit,

- l'évocation des souvenirs anciens est également perturbée mais moins que pour la fixation,
- une inconscience du trouble que le sujet compense par des fabulations compensatrices et des fausses reconnaissances,
- alors qu'il n'y a pas de confusion vraie;
- l'étiologie est ici carentielle : avitaminose B_1;
- le traitement repose sur la vitamine B_1;
- mais le pronostic est sombre :
  - certains patients récupèrent au bout de plusieurs mois,
  - mais la plupart restent gravement invalides,
  - et un certain nombre meurt plus ou moins rapidement.

Démences alcooliques

- Beaucoup d'alcooliques présentent une détérioration intellectuelle, plus ou moins réversible à l'arrêt de l'intoxication;
- les démences alcooliques au sens strict sont réalisées par l'encéphalopathie de Marchiafava-Bignami, qui est rare et de diagnostic difficile;
- les démences séniles banales sont les plus fréquentes.

3. LES DÉLIRES CHRONIQUES ALCOOLIQUES

Psychose hallucinatoire alcoolique

- Décrite par Kraepelin sous le nom de « paranoïa hallucinatoire des buveurs »;
- le début est souvent brusque faisant suite à un épisode onirique;
- puis s'installent des hallucinations auditives de toutes sortes : bruits, voix, paroles articulées;
- la conviction délirante est totale mais avec une certaine indifférence aux propos hallucinatoires;
- le tableau réalisé est typique de la psychose hallucinatoire chronique.

Psychoses interprétatives

1. Les faits cliniques sont bien connus et assez fréquents :
   - un alcoolique chronique accuse sa femme d'avoir un ou plusieurs amants;
   - au début ces idées de jalousie ne se manifestent qu'au moment des ivresses;
   - peu à peu elles vont s'installer durablement;
   - pour aboutir à un véritable délire paranoïaque accompagné éventuellement de démarches parfois agressives auprès de l'amant supposé.

2. La signification de ces faits est discutée mais l'hypothèse la plus raisonnable est que l'alcool joue comme circonstance déclenchante d'une structure paranoïaque à peu près compensée jusque-là.

L'ALCOOL ET L'ALCOOLIQUE

1. LES BOISSONS

- Toutes les boissons alcooliques peuvent être utilisées et elles le sont. Mais pour un alcoolique donné et pour un type d'alcoolique déterminé, il existe souvent une boisson privilégiée :
  - la consommation de vin rouge ordinaire diminue en France (alcool alimentaire),
  - apéritifs anisés ou vins cuits,
  - bière,
  - alcools distillés, surtout d'importation : whisky, rhum, etc.

Cette préférence semble résulter de la concordance de facteurs généraux (habitudes locales, prix de revient, etc.) et d'une ou plusieurs expériences personnelles agréables ;
- les quantités absorbées sont variables car la tolérance corporelle et psychologique est variable selon les individus et, chez le même individu, selon les circonstances.
  Ce qui est essentiel dans l'alcoolisme c'est la répétition de la consommation excessive. Une ou plusieurs ivresses ne font pas un alcoolique même si les quantités absorbées en ces occasions ont été considérables. Par contre la consommation régulière et prolongée de doses excessives conduit sûrement et inévitablement à l'imprégnation chronique.
  Le seuil raisonnable de consommation est impossible à fixer, étant très variable selon les individus ;
- un autre paramètre essentiel de l'alcoolisme chronique est la nutrition. L'alcool, sous toutes ces formes, n'est bien utilisé qu'en petites quantités par un organisme sain dont le système digestif est en bon état. Lorsque l'état général n'est pas bon, le système digestif perturbé et que l'alimentation n'est pas équilibrée et suffisante, l'alcool devient un poison.

2. LES BUVEURS

Certains traits de caractère leur sont communs avec les toxicomanes

- L'appétence ;
- l'accoutumance (ils supportent des doses de plus en plus élevées) ;
- la préférence pour la localisation orale du plaisir ;
- le besoin de se faire du mal (masochisme).

D'autres traits de caractère leur sont communs à la fois avec les toxicomanes et avec les psychopathes

- L'immaturité :
  - mauvaise tolérance aux frustrations,
  - difficulté à différer un plaisir ou à y renoncer,

  - besoin de dépendance et de soumission,
  - besoin de réassurance,
  - mauvaise maîtrise de l'agressivité;
- la dysphorie ou dysthymie dont les variations sont ici modifiées artificiellement par la boisson.

Mais ils possèdent entre eux quelques particularités propres

1. Une homosexualité latente, intense mais fortement refoulée, qui transpire dans leurs relations entre hommes sur les lieux de travail et encore plus sur les lieux de boisson.

Les relations avec les hommes sont encore marquées d'un vif sentiment de rivalité.

2. Les femmes des alcooliques ont souvent des traits communs qui ont attiré l'attention et suscité de nombreuses études.

Ce sont des femmes qui sont à la fois autoritaires, besogneuses, fortes, cassantes, dominatrices, masculines. L'alcoolique donne l'impression d'avoir besoin d'elle, de la redouter et de la détester, tandis que cette femme, de manière complémentaire, a besoin de cet homme pour le mépriser, le dominer. Dans ces conditions, les troubles sexuels sont constants et de l'ordre de l'impuissance (aggravée par l'effet du toxique).

Au total, l'alcoolisme trouve une place bien particulière dans le champ de la psychopathologie. Il n'est ni névrose ni psychose. Il est proche de la psychopathie et de la perversion mais s'en distingue cependant, tout de même que de la toxicomanie dont il est une forme mais, sur le plan psychopathologique, bien différente.

On tend de plus en plus actuellement à ne plus considérer l'alcoolisme comme réactionnel mais comme une structure psychotique :

- structure à première vue assez proche de la paranoïa, l'alcoolisme étant alors un compromis défensif pour prévenir l'éclosion psychotique; mais c'est encore voir l'alcool comme symptôme, réaction ou défense;
- plus profondément l'alcoolisme apparaît comme proche de la structure psychosomatique ce qui :
  - situe son origine très précocement,
  - indique que quelques représentations importantes n'ont jamais pu passer dans le langage et sont inscrites dans le corps,
  - pose le problème de la latence entre ces difficultés de symbolisation très précoces et majeures et le début de l'éthylisme, latence où peuvent se rencontrer cependant diverses maladies psychosomatiques.

LA PRISE EN CHARGE

Amener le patient à prendre conscience de son intoxication, de la nécessité de se traiter, puis de se faire suivre régulièrement, cela peut paraître simple; en fait tous les thérapeutes qui s'attachent à ce problème en connaissent les difficultés.

1. TRAITEMENT DE FOND DE L'ALCOOLISME CHRONIQUE

C'est un traitement long et difficile dont la cure de désintoxication n'est qu'un temps qui ne peut réussir qu'avec la collaboration du patient.

Cure de « désintoxication »

- Elle est nécessaire chez tous les sujets alcoolo-dépendants car le sevrage ne peut être réalisé sans danger en ville;
- imposée socialement, réclamée par la famille ou le malade, elle est souvent vécue sur un mode quasi-magique;
- elle repose sur l'association : hospitalisation, sevrage, organisation du traitement ambulatoire;
- le sevrage prévient l'apparition du *delirium tremens* par un traitement vitaminique et neuroleptique; il est mis à profit pour dépister et traiter d'éventuelles lésions organiques.

Le traitement dissuasif

Il peut être réalisé de deux manières :
- soit injection d'apomorphine suivie d'absorption d'alcool avec surveillance cardio-vasculaire; cette méthode pénible est de plus en plus délaissée;
- soit l'utilisation d'Espéral® : la prise de boisson alcoolique provoquant : malaises, tachycardie, nausées, vomissements. Tout ceci vise à dissuader le patient de boire de crainte d'un malaise, du moins aussi longtemps qu'il continuera de prendre son médicament tous les matins;
- on peut utiliser d'autres produits : le Flagyl® qui modifie le goût des boissons; (mais son usage prolongé n'est pas recommandé), l'Aotal® qui diminuerait l'appétence pour l'alcool.

La postcure

Elle constitue le temps essentiel et fondamental de la thérapeutique; c'est elle dont dépend le maintien de l'abstinence.
- La charge en incombe aux psychiatres des dispensaires (consultation d'hygiène mentale) et/ou aux médecins praticiens (alcoologues des CHAA, médecins généralistes);
- ils peuvent être aidés dans cette tâche par de nombreuses associations d'anciens buveurs : Alcooliques Anonymes (AA), Croix Bleue, Vie Libre, etc. Les réunions de groupes (groupes d'alcooliques) sont un des piliers de la postcure en institution. Ce ne sont ni vraiment des thérapies de groupe ni des psychodrames. En présence d'un thérapeute, ou mieux d'un couple de thérapeutes, les patients alcooliques parlent le plus spontanément et le plus librement possible. Le but est surtout d'aider ces gens à retrouver la parole et de pouvoir ainsi s'exprimer autrement qu'en actes.
  L'entourage familial doit aider le patient à persister dans la tempérance; valoriser ses efforts d'insertion.

La cure de désintoxication n'est pas réalisable rapidement dans tous les cas

Essentiellement parce qu'elle requiert accord et collaboration active du patient. Dans les cas difficiles, elle ne peut être envisagée que dans un deuxième temps :

- avant de reconnaître son état et accepter les mesures nécessaires, l'alcoolique, dans certains cas difficiles, demande à être réassuré;
- la mise en route d'un traitement médicamenteux présenté comme une aide psychologique est alors bien utile :
  - essentiellement tranquillisants, en préférant les tranquillisants sédatifs (Equanil®, Procalmadiol®, Valium®, Seresta®, Atrium® 300) qui sont bien supportés par ces sujets,
  - souvent un appoint neuroleptique à faible dose (Haldol® 2 ‰) est utile,
  - vitamines, en particulier B1.

2. CAS PARTICULIERS

DT et confusion chez l'alcoolique

- Le traitement est celui de toute confusion : *cf.* p. 176;
- mais il est surtout préventif :
  - chez l'alcoolique désireux de cesser de boire, en recommandant de boire beaucoup d'eau et de prendre Equanil® *per os* et vitamines,
  - chez l'alcoolique hospitalisé pour une autre raison : sevrage alcoolique total et tranquillisants IM, hydratation, vitamine B1 IM.

L'ivresse alcoolique

- Ivresse simple : tranquillisants IM et surveillance au domicile;
- ivresse pathologique : hospitalisation d'urgence en milieu psychiatrique :
  - neuroleptiques injectables : Haldol® 5 mg 1 à 2 ampoules IM,
  - le Largactil® est contre-indiqué;
- coma éthylique :
  - sonde gastrique (risques de vomissements),
  - changement de position (risque d'escarres et de myolyse),
  - perfusion bicarbonatée et salée,
  - vitaminothérapie B_1 parentérale (IM),
  - réchauffement en cas d'hypothermie.

Encéphalopathie de Wernicke

- Urgence métabolique;
- exigeant les soins non spécifiques de la confusion,
- et de la vit. B_1 (Benerva® 200 à 500 mg/j IM),
- mais le véritable traitement est préventif :
  - pas de perfusion glucosée chez l'alcoolique,
  - à moins d'assurer simultanément l'apport de vitamine B_1.

Délires alcooliques

- Sevrage alcoolique ;
- et traitement identique à celui des autres psychoses (neuroleptiques).

SOINS INFIRMIERS AUX PERSONNES AYANT DES CONDUITES ALCOOLIQUES

Objectifs

La relation doit conduire le patient à :
- rompre le lien de dépendance à l'alcool ;
- retrouver un état général satisfaisant ;
- un équilibre familial et socio-professionnel.

Les actions

1. L'accueil
- Montrer une présence soignante apaisante et déculpabilisante ;
- signifier que la personne est hospitalisée (fournir un pyjama) ;
- installer en chambre seule et veiller à maintenir un minimum de clarté (l'obscurité est angoissante) ;
- proposer des soins d'hygiène si nécessaire ;
- proposer et encourager la personne à se réhydrater. Il est préférable de fournir des contenants en plastic. Le verre est un danger potentiel de blessure (maladresse, tremblements, risque d'auto-mutilation) ;
- surveiller l'état de conscience et la survenue de vomissements, diarrhées, ou pertes de sang (hematémèse, rupture de varices œsophagiennes) ;
- contenir un éventuel état d'agitation.

2. L'hospitalisation

Surveillance physique :
- surveiller l'alimentation et le poids ;
- réhydrater : 2,5 litres d'eau par jour ;
- contrôle quotidien du pouls, de la tension artérielle et de la température ;
- observer et rechercher d'éventuels symptômes digestifs (hematémèse, maelena, ulcères) ; neurologiques (épilepsie, tremblements...) ; cardio-respiratoires (douleur, essoufflements), ophtalmologiques ;
- encourager à soigner l'hygiène et l'apparence physique.

Surveillance psychique :
- réaliser un entretien permettant de connaître les « habitudes » alcooliques du patient : type de boisson, quantité, période de la journée (pour rechercher les périodes de la journée où l'anxiété augmente), solitaire ou collectif, permanent ou intermittent.
  Les cures de sevrage réalisées et les rechutes, les tentatives personnelles de sevrage ;
- surveiller : la conscience, le sommeil, la mémoire, l'émotivité, l'humeur, le comportement général ;

- favoriser la verbalisation des sensations d'anxiété, des envies de consommer de l'alcool;
- évaluer un éventuel risque de tentative de suicide ou l'apparition d'un état confusionnel;
- établir une relation avec la famille afin de l'informer et l'éduquer sur les moyens qui vont aider le patient à s'abstenir de consommer de l'alcool au domicile;
- proposer des activités à visée sociothérapique (participation à la vie du service, jeux, activité sportive, culturelle;
- éduquer le patient quant aux complications qu'il risque de voir apparaître s'il prolonge son intoxication;
- administrer le traitement médicamenteux et en surveiller les effets (voir chapitre 13);
- noter l'ensemble des observations sur le dossier du patient.

Le soutien social :

Il résulte d'une coopération entre l'infirmier(e), l'assistante sociale et le patient et permet par le biais d'accompagnements de réaliser des démarches facilitant la réinsertion dans les meilleures conditions.

Les démarches sont réalisées auprès de l'employeur, de l'ANPE, des services du logement, de la sécurité sociale, ou permettent de procurer une allocation et une protection sociale pour les plus démunis.

La surveillance spécifique :

- veiller que la patient ne se procure pas de boissons alcoolisées. L'approvisionnement peut provenir des patients du service, de la propre famille, des proches. Le patient peut lui-même être tenté par les flacons d'alcool médical ou les eaux de toilette utilisées pour les soins;

Conduite à tenir en cas de delirium tremens :

- raccompagner et allonger le patient dans sa chambre, maintenir une présence infirmière rassurante;
- prévenir le médecin;
- conserver une certaine clarté dans la chambre (l'obscurité totale potentialise l'angoisse);
- écarter les objets dangereux;
- réhydrater et appliquer les prescriptions;
- noter les observations réalisées dans les documents du service et s'y référer pour évaluer les résultats de la prise en charge.

C – LES TOXICOMANIES

INTRODUCTION

« On appelle toxicomanie l'appétence anormale et prolongée manifestée par certains sujets pour des substances ou des drogues dont ils ont connu accidentellement ou recherché volontairement l'effet sédatif, euphorisant ou dynamisant – appétence qui devient rapidement une habitude tyrannique et qui entraîne presque inévitablement l'augmentation progressive des doses » (A. Porot).

La toxicomanie n'est donc pas l'effet physiologique inéluctable d'un toxique mais le comportement spécifique d'un sujet particulier en présence d'une substance donnée.

La toxicomanie repose sur l'association nécessaire des trois critères suivants :

- l'invincible désir ou le besoin de continuer à consommer la drogue et à se la procurer par tous les moyens;
- la tendance à augmenter les doses;
- la dépendance d'ordre psychique et physique.

Il est aisé de critiquer l'exactitude de ces critères mais, schématiquement, ils situent correctement le problème : est toxicomane celui qui ne peut pas se passer de drogue, qui fera tout pour s'en procurer, qui est malade lorsqu'il doit s'en passer.

Il ne suffit donc pas de toucher à certaines substances pour être toxicomane. La toxicomanie tient essentiellement dans la dépendance et toutes ses conséquences.

Il demeure cependant une ambiguïté importante. En effet les drogues onirogènes, LSD 25 et champignons hallucinogènes :

- n'entraînent pas un désir impérieux;
- ne nécessitent pas l'augmentation des doses;
- et ne déterminent qu'une dépendance purement psychologique dont le poids est fonction de la personnalité.

Stricto sensu, elles n'entraînent donc pas de toxicomanie vraie. Cependant leur usage répété pose des problèmes assez voisins. D'une part, il est fréquent que les hallucinogènes entrent dans le cadre d'une poly-toxicomanie; d'autre part, ils déterminent assez souvent des accidents psychiatriques aigus (bouffées délirantes, confusion mentale, états d'agitation atypiques, etc.).

Ces toxicomanies modernes qui réalisent un phénomène social au niveau de la jeunesse sont donc très différentes des grandes toxicomanies classiques causées par les dérivés de l'opium. Cependant, si les substances sont différentes, la personnalité de ces sujets est souvent bien voisine ainsi que leur comportement vis-à-vis de la drogue.

LES DIVERSES TOXICOMANIES

La classification de Lewin (1928) distingue 5 catégories. Elle est toujours en usage mais les médications psychotropes s'y placent mal :

- *euphorica :* opium, morphine, héroïne ;
- *phantastica :* cannabis et hallucinogènes ;
- *inebriantia :* alcool, éther ;
- *hypnotica :* hypnotiques, en particulier barbituriques ;
- *excitantia :* café, tabac, maté, amphétamines.

On tend à utiliser actuellement une classification en fonction des effets psychotropes, sur le modèle de la classification de Delay et Deniker.

1. Psycholeptiques (sédatifs) :
   - les stupéfiants :
     - l'opium,
     - et ses alcaloïdes (morphine),
     - et ses dérivés (héroïne) ;
   - les barbituriques ;
   - les tranquillisants et les hypnotiques.
2. Psychoanaleptiques (stimulants) :
   - les amphétamines et produits apparentés ;
   - la cocaïne.
3. Psychodysleptiques (délirogènes) :
   - le cannabis sous ses nombreuses formes ;
   - les hallucinogènes majeurs : LSD 25, mescaline, psilocybine ;
   - les solvants organiques, mais aussi l'alcool, l'éther, les atropiniques.

Le mode de consommation de ces produits a beaucoup évolué dans la décennie 80 :

- usage récréatif, souvent bien maîtrisé, du cannabis et de la cocaïne ;
- usage accru de l'alcool sur un mode toxicomaniaque, compulsif, comme produit de remplacement ou en association ;
- développement de polytoxicomanies où tout est consommé « pourvu que ça défonce ».

Les définitions des termes en usage :

- pharmacodépendance (terme préféré à celui de toxicomanie) : modification du comportement, résultant des effets d'une substance et réalisant une pulsion à en reprendre, pour en retrouver les effets et parfois éviter les effets du sevrage ;
- la tolérance est le besoin d'augmenter les doses pour obtenir les mêmes effets ;
- la dépendance associe tolérance et syndrome de sevrage ;
- l'abus de drogue sans dépendance n'est pas une toxicomanie.

1. HÉROÏNE ET HÉROÏNOMANIES

L'héroïne (« cheval » ou « tigre » dans l'argot spécialisé) est le toxique le plus dangereux à la fois à brève échéance (risque mortel de syncope bulbaire par surdosage), moyenne (dégradation psychologique, délinquance) et longue échéance (ruine de la santé mentale et physique). C'est aussi le plus répandu chez les toxicomanes vrais. L'héroïnomanie est le type même de la toxicomanie. Ici le danger vient bien de l'accoutumance; l'augmentation des doses s'ajoute à la malnutrition pour détruire la santé physique et psychique de l'individu.

L'héroïne

1. C'est un dérivé semi-synthétique de la morphine, qui est l'alcaloïde principal de l'opium : c'est la diacétylmorphine. Elle était à l'origine un traitement « héroïque » des morphinomanes, d'où son nom.

2. Elle est douée de nombreuses propriétés communes aux morphiniques :
   - sur le système nerveux central : effet antalgique majeur; effet sédatif à doses modérés, paradoxalement stimulant à doses plus élevées;
   - sur le système respiratoire : effet dépresseur dose-dépendant. C'est le mécanisme de la mort par surdosage accidentel ou volontaire *(« overdose »)*;
   - bradycardie, myosis (bon signe d'intoxication aiguë), constipation.

3. Elle est particulièrement toxique, avec une tolérance et une dépendance rapides.

Usage de l'héroïne

1. « La poudre » :
   - l'héroïne est exclue de la pharmacopée et n'est plus utilisée en thérapeutique;
   - elle n'est donc disponible que sur le marché clandestin, auprès des revendeurs *(« dealers »)* sous forme de poudre, dans des paquets de papier (« képas » en verlan);
   - on peut la priser (« sniffer »), mais elle est surtout utilisée par voie IV. L'injection directe procure un « flash », sensation extrêmement brutale et violente de plaisir complet.
     L'échange rituel ou le partage des seringues est à l'origine de la dissémination du SIDA dans ces milieux.

2. Effets aigus :
   - l'effet recherché par le toxicomane est, comme pour la morphine, le bien-être, « la lune de miel », qui est de courte durée. Ultérieurement, lorsque la suggestion et l'accoutumance sont installées, ce n'est que le soulagement de son besoin, la cessation de l'état de manque que recherche l'intoxiqué;
   - l'intoxication aiguë par surdosage entraîne torpeur, abattement, perte de connaissance et bientôt asphyxie par paralysie respiratoire et OAP. C'est l'indication en urgence du Narcan® IV;
   - l'héroïne n'est pas hallucinogène et n'entraîne des phénomènes délirants ou dissociatifs que chez les malades mentaux.

3. Effets chroniques :
   - *l'état de manque* survient à distance de l'arrêt ou de la réduction des doses (6 à 9 h environ) : il est marqué par une angoisse intense et une insomnie avec signes sympathiques (mydriase, rhinorrhée et larmoiement, tremblement). La subagitation anxieuse est habituelle, de même que des sueurs, des douleurs abdominales et lombaires intenses;
   - *l'intoxication chronique est semblable à celle de tous les dérivés opiacés :*
     – elle se repère par :
       . le mysosis, très caractéristique,
       . l'altération de l'état général (dénutrition, infections),
       . les traces de piqûres sur les bras;
     – elle se complique :
       . d'infections très diverses, liées à une absence totale d'hygiène : infection virale (hépatite B), à pyogènes, tuberculeuse;
       . MST et au premier chez le SIDA (plus de 50 % de toxicomanes HIV+).
       Cela a conduit à la mise en vente libres des seringues. Chez les sujets non atteints, la vaccination antihépatique est souhaitable (Hévac B®);
       . d'une désinsertion sociale rapide :
         . le toxicomane recourt à divers expédients illégaux pour se procurer de l'argent : vols, prostitution, trafic de drogue,
         . son existence est conditionnée par l'héroïne, qui est le centre de ses préoccupations.

Formes cliniques

1. L'opiomanie classique des poètes et des anciens coloniaux a pratiquement disparu en Europe.

2. L'héroïnomanie est rarement pure et continue.

Elle complique des pathologies mentales très diverses : déséquilibre psychique, névroses graves, personnalités pathologiques.

Elle dépend des possibilités d'approvisionnement. Les opiacés médicamenteux sont très recherchés et les toxicomanes réalisent des prouesses pour en obtenir (Palfium®, Dolosal®, Fortal®, etc.).

L'alcoolisation s'y ajoute de plus en plus souvent.

2. LA COCAÏNE

La cocaïne est extraite de la feuille de coca. Elle fait la fortune du grand banditisme sud-américain (Bolivie, Colombie).

Elle se présente sous forme de poudre blanche qui est essentiellement prisée (« se faire une ligne » ou un « rail »).

Ses effets

1. *Psychiques :* exaltation de l'humeur et de la vigilance, pouvant s'accompagner de troubles du jugement et des conduites.

2. *Physiques :* syndrome adrénergique net avec :
   - mydriase;
   - tachycardie;
   - frisson;
   - nausées.

3. *Des accidents peuvent survenir :*
   - crise d'angoisse;
   - syndrome confusionnel avec onirisme, voire
   - accès délirant aigu.

   Les hallucinations tactiles avec sensation de parasites grouillant sur et sous le peau sont alors très habituelles.

Son usage

- Il reste encore limité en France : très coûteuse, elle est surtout employée dans les milieux intellectuels et artistiques;
- par contre se développe aux États-Unis un usage toxico-maniaque du « crack », mélange héroïne-cocaïne, fumé en pipes de verre, qui induit une dépendance rapide.

3. LE CANNABISME

Le cannabisme est répandu dans le monde entier, mais surtout dans le pourtour du bassin méditerranéen et le nord de l'Inde. Ici, ce n'est qu'une intoxication mineure, très investie socialement, comme le tabac par exemple. Ailleurs, il est déjà plus nocif et ses dangers se rapprochent de ceux de l'alcool (ivresses, complications psychiatriques éventuelles).

Deux éléments entrent – ici comme toujours – en ligne de compte dans la gravité :
- la quantité de substance utilisée :
  - à court terme, c'est le rapport quantité/temps,
  - à long terme, c'est la quantité totale;
- la personnalité de l'utilisateur :
  - à la fois sur le plan physique,
  - et sur le plan mental.

La drogue

Cannabis sativa indica est le nom de la plante d'où proviennent toutes les substances cannabiques. Cette plante (chanvre indien) est une variété du chanvre dont notre chanvre textile est une autre.

Cannabis sativa indica ne comporte qu'un seul genre mais ses caractères morphologiques se modifient suivant le climat et l'altitude, ce qui donne de nombreuses espèces.

Le chanvre indien est utilisé de deux façons :
- soit la résine recueillie autour des sommités fleuries des plans femelles, c'est le *haschich;*

- soit la plante en nature (feuille, tige), c'est l'herbe, la *marijuana;* la teneur en principe actif est environ cinq fois moindre.

Le principe actif du cannabis a pu être parfaitement isolé; il s'agit du tétrahydrocannabinol (THC).

Le cannabis, le haschich et l'herbe possèdent de nombreuses appellations selon les différentes régions du globe où ils sont utilisés; ces noms pouvant également désigner des mélanges.

Le haschich peut être :

- *ingéré,* mélangé aux aliments, en particulier aux confiseries, pâtisseries et boissons;
- *fumé* surtout, mélangé en proportions variables avec du tabac; il dégage alors une odeur particulière et reconnaissable.

L'herbe est fumée, pure ou mélangée au tabac.

Les effets aigus

Ils sont essentiellement fonction de la dose :

1. *Exaltation* de l'humeur, de l'esprit et de la sensibilité. L'association des idées est grandement facilitée.

2. *Phénomènes sensoriels :*
   - hyperesthésie généralise et particulièrement visuelle, auditive et tactile;
   - ce sont essentiellement des illusions sensorielles, voire des phénomènes hallucinosiques, hypnagogiques ou non; l'irréalité de ces phénomènes sensoriels n'échappe jamais complètement au sujet.

3. *Altération des coordonnées temporo-spatiales :*
   - le cours du temps prend une allure vertigineuse ou se stabilise brutalement dans un présent infini;
   - les distances sont considérablement accrues.

4. *Les troubles de la conscience :*
   - le cannabis altère la conscience qu'il obscurcit mais sans l'entraîner dans la confusion mentale nette;
   - mais le trouble de la conscience est fonction de la dose et de la nature de la personnalité du toxicomane.

Dans l'ensemble, les dérivés cannabiques ont un effet excitant à doses modérées et des effets dépressifs à fortes doses, tout comme l'alcool. Le parallèle peut être poursuivi puisque le haschich utilisé en excès détermine la survenue d'ivresses marquées d'une note d'impulsivité particulière.

Les effets physiques comportent tachycardie, rougeur conjonctivale et sécheresse de la bouche.

Les effets chroniques

Ils sont en réalité des troubles chroniques.

Les sujets qui abusent du haschich de manière prolongée voient progressivement

- toutes leurs capacités diminuer;
- leur santé physique s'altérer;
- et s'installer un état de dégradation intellectuelle et sociale.

L'existence de psychoses cannabiques chroniques est connue depuis bien longtemps

On les observe surtout dans les pays où l'usage du cannabis est très courant et fait partie des habitudes sociales comme les boissons alcoolisées dans nos pays.

L'association des trois critères suivants est nécessaire au diagnostic :

- absence d'antécédents psychiatriques;
- antériorité nette du cannabisme par rapport aux complications psychiatriques;
- existence de rechutes secondaires à des excès inhabituels de drogues.

Leur aspect sémiologique est tout à fait comparable à celui des psychoses non toxiques mais avec une nette préférence pour les tableaux dissociatifs.

Ceci pose le problème théorique du rôle de la drogue qui, à la lumière de ces faits cliniques, apparaît davantage comme facteur déclenchant sur une personnalité schizoïde fragile.

4. TOXICOMANIES MÉDICAMENTEUSES

Les substances utilisées

1. Ce sont toutes les substances réputées stimulantes et euphorisantes :
   - au premier chef, les produits de la liste II (ex. : tableau B) : dérivés de l'opium (morphine, codéine), antalgiques de semi-synthèse (Palfium®, Dolosal®), y compris les plus récents, réputés dépourvus d'effet de dépendance (Temgésic®);
   - les amphétamines et leurs dérivés : Maxiton®, Tonedron®, Corydrane® que les toxicomanes se procuraient avec de fausses ordonnances. Depuis quelques années, ces substances ont été retirées de la pharmacopée et du commerce, si bien que l'utilisation des amphétamines par les toxicomanes a très nettement diminué; par contre les sportifs continuent à les employer;
   - également les anorexigènes qui sont des dérivés des amphétamines plus ou moins déguisés; les psychostimulants comme le Captagon®;
   - les antidépresseurs vrais, tricycliques ou IMAO, ne sont pas utilisés par les toxicomanes parce que dépourvus d'effet agréable; le Survector® est par contre bien apprécié pour ses effets stimulants.
2. D'autres médicaments sont également utilisés :
   - essentiellement des *hypnotiques* et les *tranquillisants :* certains hypnotiques barbituriques ou non entraînent à fortes doses, chez certains sujets, des effets d'exaltation et d'excitation qui sont éventuellement potentialisés par l'alcool;

- mais l'imagination ne manque pas et bien d'autres produits sont parfois utilisés en vue d'obtenir des effets spéciaux (en particulier l'Artane®, antiparkinsonien considéré comme anodin jusque là).

3. Tous ces produits sont utilisés :
   - soit par voie buccale, en comprimés, dont la consommation journalière peut devenir considérable ;
   - soit sous forme injectable. Les drogués sont habiles à transformer les comprimés en solution injectable (ce qu'ils faisaient également pour l'elixir parégorique).

Les toxicomanies médicamenteuses se rencontrent rarement comme pures et isolées, sauf chez les professionnels de la santé et les névrosés d'âge mûr.

Elles sont habituellement une étape des polytoxicomanies, où les médicaments sont des produits de remplacement ou d'association.

Les effets aigus des amphétamines et dérivés

1. Ce que le toxicomane demande aux amphétamines et autres stimulants, ce n'est pas tant l'euphorie que l'hypervigilance, la puissance intellectuelle, la disparition de la fatigue ; c'est pourquoi ces produits ont été tant utilisés par les étudiants, les sportifs.

2. À faibles doses, ces substances donnent une impression subjective de clarté d'esprit, de plus grande acuité sensorielle et intellectuelle avec insensibilité à la fatigue. Cet effet entraîne une impression affective agréable.

3. À fortes doses, surtout par voie intraveineuse, l'amphétamine détermine des troubles somatiques et psychiques :
   - sur le plan somatique :
     - tachycardie,
     - nausées, vomissements,
     - mydriase,
     - frissons ou transpiration,
     - anorexie,
     - insomnie complète ;
   - sur le plan mental :
     - recrudescence de l'anxiété, corollaire de l'hyper-vigilance,
     - la conscience paraît en éveil, mais il existe une certaine confusion,
     - exaltation hypomoniaque,
     - des complications délirantes aiguës sont possibles sous forme :
       . d'agitation psychomotrice agressive et anxieuse,
       . et d'idées délirantes de référence et de persécution.

La plupart de ces effets sont la conséquence de l'action sympathico-mimétique des amphétamines.

Les effets chroniques

1. Sur le plan somatique, ils sont schématiquement superposables à ceux qui sont engendrés par le morphinisme chronique. Ils sont à la fois digestifs, nerveux et généraux, à ceci près que :

- le tremblement et la tachycardie sont ici plus importants;
- il existe un état de subconfusion mentale chronique en rapport avec les troubles du sommeil et de l'alimentation.

2. Sur le plan mental, la prise régulière d'amphétamines à des doses excessives entraîne presque inévitablement des complications psychiatriques bien connues des utilisateurs : c'est « l'effet parano » : le drogué se sent bientôt surveillé, poursuivi par la police, des indicateurs, etc. Ces idées délirantes s'enrichissent peu à peu, s'accompagnent de confusion mentale et de dégradation corporelle. Ce tableau aboutit au bout d'un temps variable à une véritable psychose chronique habituellement plus proche de la schizophrénie que de la paranoïa.

Ces tableaux psychotiques sont habituellement réversibles sous traitement.

5. LE LSD 25 ET LES AUTRES DÉLIROGÈNES

1. Le LSD 25 :
   - dérivé de semi-synthèse de l'acide lysergique, alcaloïde de l'ergot de seigle;
   - c'est une substance remarquablement active à doses très minimes;
   - il s'est beaucoup raréfié sur le marché clandestin.
     Après avoir suscité l'intérêt des médecins, puis du mouvement hippie (T. Leary et la « politique de l'extase »), son usage est tombé en désuétude;
   - les effets, aigus, étaient ceux d'une expérience onirique et délirante aiguë (« voyage » ou « trip »);
   - les complications, notamment psychotiques, étaient fréquentes.

2. D'autres substances possèdent également des effets dysleptiques, onirogènes ou hallucinogènes :
   - certaines sont naturelles :
     – la mescaline, dérivée du cactus peyotl (« la plante qui fait les yeux émerveillés »),
     – la psilocybine, dérivée des champignons hallucinogènes;
   - d'autres synthétiques : phencyclidine.

LES TOXICOMANES

Il est classique de distinguer trois grands groupes de toxicomanes selon leur structure psychique

- Les psychotiques;
- les névrosés;
- les psychopathes.

1. LES TOXICOMANES PSYCHOTIQUES

- Des conduites toxicomaniaques plus ou moins durables se rencontrent chez les psychotiques et en particulier dans certaines formes de début de la schizophrénie;
- d'autre part, certaines intoxications aiguës au LSD 25 entraînent des expériences de dépersonnalisation suffisamment intenses pour déterminer l'apparition d'un syndrome de dissociation qui peut durer quelques temps;
- ces états psychotiques aigus surviennent chez des sujets prédisposés;
- tantôt ils sont sans lendemain, réalisant une simple bouffée délirante toxique; ailleurs ils marquent l'entrée dans une authentique schizophrénie;
- le plus souvent, en réalité, ces sujets ne se présentent pas comme de vrais toxicomanes car l'usage des drogues et leurs effets passent assez vite au second plan derrière les perturbations de la personnalité.

2. LES TOXICOMANES NÉVROSÉS

- Ici la toxicomanie apparaît compulsive, l'angoisse n'entraîne pas une fuite immédiate vers la drogue.
  Le sujet assume pour une part son anxiété; d'autre part, il lutte contre ses tendances toxicophiliques.
- Les éléments névrotiques de la personnalité sont divers et, dans la plupart des cas, ne permettent pas d'identifier une structure névrotique particulière bien organisée.
- Ces toxicomanes névrotiques présentent à la fois :
  - des traits anxieux :
    . nosophobie,
    . angoisse à la moindre sensation somatique nouvelle,
    . crises d'angoisse avec agitation,
    . manifestations psychofonctionnelles diverses;
  - des traits hystériques :
    . théâtralisme,
    . chantage,
    . suggestibilité,
    . mythomanie;
  - plus rarement des traits phobiques et obsessionnels;
- ces toxicomanes névrotiques sont plus ouverts à une action psychothérapeutique.

3. LES TOXICOMANES PSYCHOPATHES

- Ce sont les plus nombreux et les plus typiques;
- on retrouve chez eux de nombreux traits du déséquilibre psychique :
  - la dysphorie,
  - l'impulsivité,
  - le masochisme,
  - les troubles du caractère et du contact;

- tous les psychopathes ne sont pas toxicomanes mais tous présentent des tendances toxicophiliques qui sont particulièrement évidentes dans leur comportement vis-à-vis de l'alcool. L'alcoolisme du psychopathe est intermittent et massif;
- le comportement et la biographie de ces toxicomanes psychopathes rappellent le déséquilibre psychique par leur instabilité et leurs démêlées avec toutes les structures sociales établies.

  Cependant, ils en diffèrent :
  - du fait que leur impulsivité s'épuise essentiellement dans leurs conduites toxicomaniaques et non dans d'autres actes auto- ou hétéro-agressifs,
  - du fait également que leur existence est souvent organisée autour d'une mystique qui est une rationalisation de leur passivité.

Cette distinction ancienne conserve une valeur relative dans la compréhension et dans la prise en charge des toxicomanes; elle n'est que relative parce que le recours à la drogue est souvent utilisé actuellement comme mesure de défense illusoire dans des moments d'aggravation et de régressions des sujets *borderline* (états limites).

4. CHEZ LA PLUPART DES TOXICOMANES, ON RETROUVE HABITUELLEMENT UN ENSEMBLE DE TRAITS DE PERSONNALITÉ

1. *L'oralité* toujours manifeste en raison de l'avidité et de l'insatiabilité de ces sujets en éternel état de demande, de manque et de besoin, qui donnent si souvent l'impression de dévorer tout ce qui se présente ou s'offre à eux; mais on saisit bien vite qu'il s'agit d'une régression orale particulière car l'incorporation destructrice de l'objet n'entraîne qu'un bénéfice narcissique des plus minimes. L'oralité n'est qu'une étape régressive.

2. Le toxicomane régresse *au narcissisme.* À travers ses comportements, il ne peut se défendre de la recherche du plaisir immédiat au niveau auto-érotique qui, seul, l'intéresse. Les objets ne l'intéressent qu'en tant que « pourvoyeurs de nourriture » ou plus précisément en tant que « caches temporaires du vide narcissique ».

Cette régression narcissique est particulière; elle n'aboutit pas au triomphe mais à la destruction : c'est la mégalomanie renversée.

3. Les zones érogènes préférentielles sont la bouche, la peau et l'intérieur du corps. Aussi la sexualité *génitale* apparaît pauvre si elle n'est pas intégrée dans un ensemble de plaisir toxicomaniaque.

Habituellement les pulsions sexuelles sont déviées de leur but naturel (l'objet) et orientées vers la recherche narcissique du plaisir. La toxicomanie est un mode de perversion (déplacement du but et de l'objet de la pulsion).

4. La toxicomanie est *auto-destructrice.* Ces sujets semblent trop fragiles pour agresser autrui, pour décharger activement leurs pulsions hostiles; c'est à eux-mêmes qu'ils s'en prennent par l'intermédiaire de la drogue. Ils ont conscience de se faire du mal et ils peuvent en tirer plaisir. Le *masochisme* est une dimension fréquente de la toxicomanie.

5. Ces sujets sont d'humeur instable; ils sont dysphoriques, *dysthymiques* comme les personnalités psychopathiques. Ils présentent des oscillations rapides d'humeur, passant par des tendances expansives peu explicables à des sentiments dépressifs intenses.

6. *L'angoisse* est à la fois au centre de leur existence subjective et rapidement évitée, abolie, comme dissoute par l'impulsivité.

Cette *impulsivité* irréversible, si frappante chez ces sujets, vient justement de l'incapacité :

- à supporter l'angoisse née des conflits et frustrations internes et externes ;
- et à lui trouver une issue dans un comportement adapté.

L'impulsivité est la fuite immédiate de toute tension née de l'émergence de l'angoisse.

7. La personnalité du toxicomane est socialement marginale. Le toxicomane s'exclut du groupe social dont il conteste radicalement le système des valeurs et s'installe dans une attitude de passivité, d'abandon et parfois de révolte. D'autre part, il est mal supporté par le groupe social qui adopte plus facilement une attitude de réprobation morale et de rejet qu'une attitude positive de compréhension.

CONCLUSION

Un des premiers caractères des toxicomanes modernes est d'utiliser plutôt des toxiques nouveaux existant dans l'arsenal thérapeutique, d'en fabriquer ou même d'en inventer.

La deuxième caractéristique, et la plus importante, est représentée par l'extrême fréquence de la polytoxicomanie.

Enfin, il convient de rappeler que la grande majorité des toxicomanes actuels ont moins de 30 ans, assez souvent moins de 20 ans au début de leur intoxication.

SOINS INFIRMIERS AUPRÈS DES PERSONNES AYANT DES CONDUITES TOXICOMANIAQUES

Objectif

La relation doit aider le patient toxicomane à rompre les liens qui le tiennent au produit, au réseau de ce produit.
Deux composantes sont au centre de l'action :

- l'une somatique : la dépendance physique;
- l'autre mentale et sociale : la dépendance psychique.

La prise en charge : hospitalisation et postcure

1. L'hospitalisation

- Accueillir le patient en instaurant un climat de confiance, c'est-à-dire en ménageant sa susceptibilité;
- procéder à un entretien :
  - pour évaluer la demande de soins. (voir texte de loi du 31 décembre 1970 – Lutte contre la toxicomanie, chapitre 15),
  - l'accord du patient est indispensable; la cure est contraignante, la participation doit être active,
  - préciser les modalités de la cure (en fonction du protocole du service);
- soumettre le contrat de soins à l'accord du patient.
  C'est un contrat moral dont les modalités sont les suivantes :
  - durée minimum de l'hospitalisation : 8 à 15 jours,
  - pas de visites (amis – famille) jusqu'au 8e jours des soins,
  - respect des règles et habitudes de vie du service (vie en collectivité),
  - pas de violence,
  - pas de drogue, ni alcool,
  - pas de médicaments personnels,
  - accepter d'être fouillé,
  - la rupture du contrat met fin à l'hospitalisation;
- installer la personne si possible en chambre seule ou s'assurer qu'elle ne partage pas la chambre d'un autre toxicomane;
- les effets personnels feront l'objet d'une fouille et seront placés au vestiaire du service. Un pyjama du service sera fourni au patient afin de limiter le risque de fugue;
- présenter les lieux ouverts à la présence du patient;
- procurer les moyens d'assurer une bonne réhydratation, et une hygiène corporelle digne. Veiller à procurer une bonne alimentation;
- procéder à l'admission dans les règles des lois du 27 juin 1990 et du 31 décembre 1970 (voir chapitre 15 concernant les textes législatifs en psychiatrie);
- procéder à un recueil de données permettant d'évaluer l'importance de la toxicomanie dans la vie de la personne (cet entretien est réalisé conjointement avec le médecin du service).
  Ces informations portent sur : l'âge du sujet, la durée de l'intoxication, les produits utilisés, les tentatives de sevrage antérieures (seul ou en institution), le mode de vie actuel (activité, revenus, logement), les problèmes de santé liés à

l'usage de stupéfiants (VIH, hépatite, manque), les antécédents médicaux psychiatriques et judiciaires.

Durant le séjour :

- permettre au patient de verbaliser les souffrances qui accompagnent le sevrage (douleurs physiques, persistance ou non du besoin du produit, état émotionnel) ainsi que les sensations de mieux-être, le ressenti corporel, sa fierté au regard des progrès réalisés;
- au fur et à mesure des progrès, proposer des activités ludiques, culturelles, sportives;
- noter les observations dans les documents du service et s'y référer pour évaluer les résultats de la prise en charge.

Attitude soignante :

- être ferme, faire référence au contrat de soins;
- parler en termes de règles;
- rester à l'écoute;
- distinguer les attitudes de manipulation, de séduction, provocation, culpabilisation ou fausses acceptations venant du malade.

2. *La postcure*

C'est la seconde partie de la prise en charge relationnelle. Elle fait suite à l'hospitalisation. Le sujet a perdu la dépendance physique du produit, mais c'est insuffisant pour parler de guérison. La postcure nécessite une attention particulière car son échec signifie le retour dans la drogue.

La postcure se déroule en milieu rural ou urbain, au sein d'une institution fonctionnant selon un mode de vie communautaire où sont organisées diverses activités dans un but de réinsertion sociale.

L'admission est précédée d'une préparation et d'un ou plusieurs entretiens. Le séjour n'est sujet à aucun frais pour l'intéressé.

La personne doit accepter d'être éloignée de son milieu de vie habituel.

Chapitre 8

SOINS INFIRMIERS AUPRÈS DES PERSONNES ÂGÉES ATTEINTES DE TROUBLES NEUROPSYCHIATRIQUES

A – ÉPIDÉMIOLOGIE DES DÉMENCES

Prévalence de la démence dans huit pays d'Europe (Allemagne, Espagne, Finlande, Grande-Bretagne, Italie, Norvège, Pays-Bas et Suède) en fonction de l'âge et du sexe (étude EURODEM) :

Ages	**65-69**	**70-74**	**75-79**	**80-84**	**85-89**	**90-94**
Femmes	1,1	3,9	6,7	13,5	22,8	32,2
Hommes	2,2	4,6	5,0	12,1	18,5	32,1
Total	1,4	4,1	5,7	13,0	21,6	32,2

Prévalence de la maladie d'Alzheimer :

Ages	**60-69**	**70-79**	**80-89**
Femmes	0,4 %	3,6	11,2
Hommes	0,3 %	2,5	10

La fréquence n'est donc pas plus élevée chez les femmes que chez les hommes, contrairement à une idée assez répandue.

Facteurs de risque

Antécédents familiaux :

- le risque est alors augmenté de 2,5 à 4,6 % ;
- 15 % des déments ont ou ont eu un parent proche atteint de la même maladie.

Ce qui suggère le rôle de facteurs génétiques. On connaît actuellement le polymorphisme du gêne et le rôle de l'apolipo-protéine E ou APOE dont seul l'allèle epsilon est associé à la maladie.

Facteurs personnels :
traumatisme crânien, hypothyroïdie, dépression.

B – GÉNÉRALITÉS HISTORIQUES ET SÉMIOLOGIE

La démence est classiquement un affaiblissement psychique progressif, global et profond qui altère les fonctions intellectuelles basales et désintègre les conduites sociales à tel point que le malade finit par perdre complètement le contrôle de lui-même.
La démence résulte d'un processus organique (involution cérébrale) :
- *acquis ;*
- *déficitaire ;*
- *progressif ;*
- *évoluant fatalement vers la mort ;*
- mais dans un délai qui peut varier de quelques mois à plusieurs années.

La démence est donc classiquement une affection incurable, maligne tant sur le plan vital que mental.
La notion de démence n'a pas toujours eu ce sens irréversible et définitif. Pour Pinel, la démence est « *une débilité particulière des opérations de l'entendement et des actes de la volonté... ; les idées sont incohérentes entre elles et sans rapport avec les objets extérieurs* ». Esquirol marque bien la différence entre l'idiotie et la démence en tant que déficit : « *l'homme en démence est privé des biens dont il jouissait autrefois, c'est un riche devenu pauvre ; l'idiot a toujours été dans l'infortune et la misère* ». Esquirol ne considère pas l'état démentiel comme irréversible. Il parle de « *démence aiguë* » ; « *l'homme en démence peut varier* ».

Il était fatal qu'à une époque où la grande partie des maladies mentales évoluait vers la chronicité asilaire, le terme « *d'affaiblissement progressif et définitif* » ait été appelé à recouvrir une grande partie de la pathologie mentale. C'est le problème des démences vésaniques considérées comme le terme évolutif de toutes les psychoses. L'état démentiel est alors de plus en plus considéré comme un état terminal.

C'est peut être par opposition à ce caractère terminal secondaire des démences, en particulier vésaniques, que Kraepelin étend son terme de « démence précoce » de l'hébéphrénie à certains délires chroniques. Ce terme de « démence précoce » s'est peu à peu vidé de son contenu. L'apparition de l'impaludation dans le traitement de la paralysie générale, en 1917, est venue saper la définition classique trop hermétiquement close, en brisant le dogme de l'incurabilité. Pour conserver au terme de démence son acceptation de syndrome anatomoclinique, il faut actuellement qualifier « d'état démentiel » le seul tableau clinique. Au total, afin de ne pas poser abusivement un diagnostic aussi grave, porteur d'un pronostic fatal, on ne peut parler de démence qu'après :
- un recul évolutif suffisant (au moins un an) ;
- une recherche étiologique ;
- une attitude thérapeutique active (traitement anti-dépresseur, maintien des relations sociales).

DIAGNOSTIC CLINIQUE DE L'ÉTAT DÉMENTIEL AU DÉBUT

Il est souvent possible de suspecter le diagnostic et de le confirmer par des examens cliniques et complémentaires avant la période d'état où le diagnostic est cliniquement évident.

1. CIRCONSTANCES DU DIAGNOSTIC

Il faut penser à la possibilité d'un état démentiel débutant chez un sujet de plus de 55 ans devant les quatre éventualités suivantes :

Survenue d'une dégradation des conduites de la vie courante, longtemps masquée par des automatismes

- Négligence de soi : propreté, vêture;
- incapacité à se retrouver et s'orienter dans des lieux familiers;
- oublis fréquents;
- incapacité à remplir les formulaires administratifs, à rendre la monnaie.

Survenue de troubles du caractère et du comportement

- Irritabilité et labilité émotionnelle avec pleurs, colère;
- instabilité;
- opposition;
- turbulence;

qui étonnent :

- du fait de leur installation progressive en quelques semaines ou quelques mois;
- qui marquent un net changement par rapport à la structure caractérielle antérieure du sujet;
- et qui étonnent encore par leur manque de motivation objective.

Survenue d'un délire chronique de persécution chez un sujet indemne jusque-là de tout antécédent psychotique

- C'est un délire pauvre, de préjudice plus que de persécution;
- visant l'entourage immédiat;
- auquel le patient attribue la responsabilité des difficultés existentielles qui découlent de l'installation de l'affaiblissement mental.

Surtout découverte d'une baisse de rendement intellectuel, déficit débutant qui peut s'extérioriser

- dans la vie professionnelle sous forme d'une baisse d'efficience;
- dans la vie courante, surtout dans les propos du sujet.

2. L'EXAMEN CLINIQUE À CE STADE

Il retrouve toujours des troubles de la mémoire

- Que le sujet essaie de cacher, de minimiser et de compenser car il en a une certaine conscience ;
- ce sont toujours les faits les plus récents qui sont oubliés les premiers ;
- à ce stade, les grands points de repère biographiques sont encore conservés (date de naissance, adresse, nombre et noms des enfants) alors que déjà le patient se trompe sur son âge.

Les troubles de l'orientation temporo-spatiale *qui sont sous la dépendance des troubles de la mémoire manquent rarement.*

L'altération du jugement *est facilement appréciée à l'aide de quelques phrases-tests telles que :*

« J'ai trois frères : Pierre, Paul et moi », « le directeur de la SNCF a remarqué que les accidents surviennent toujours sur le dernier wagon ; aussi a-t-il décidé de le supprimer sur tous les trains ».

On ne peut suspecter cliniquement un état démentiel débutant qu'en l'absence de confusion mentale, c'est-à-dire que le patient doit être bien présent à l'examen et répondre sans peine aux questions.

3. EXAMENS COMPLÉMENTAIRES

Ils sont indispensables quoique souvent décevants.

Examens sérologiques, à la recherche d'une étiologie curable

- NFS et ionogramme ;
- T3 T4 TSH, sérologie syphilitique ;
- éventuellement dosage de la vitamine B12.

EEG

- Qui montre une diminution de l'alpha et une *désorganisation des tracés ;*
- et permet de suivre l'évolution.

La TDM cérébrale (scanner) est fondamentale. Elle permet de repérer

- un processus expansif : tumeur, hématome sous-dural ;
- des anomalies parenchymateuses séquellaires d'accidents vasculaires :
  - hypodensités après AVC ischémiques, pouvant toucher des territoires vasculaires différents,
  - cavités porencéphaliques après résorption des hématomes ;

- une atrophie sous-corticale (dilatation ventriculaire), accompagnant ou non;
- une atrophie corticale (dilatation des sillons).

Les épreuves psychométriques permettent d'évaluer

- Un indice de détérioration;
- des arguments en faveur de l'organicité.

DIAGNOSTIC CLINIQUE DE L'ÉTAT DÉMENTIEL À LA PÉRIODE D'ÉTAT

Le tableau clinique est typique, à ce stade, et constitué par un syndrome psychiatrique particulier, associant :

1. TROUBLES DE LA MÉMOIRE

- Habituellement *précoces;*
- *ils ne manquent jamais;*
- mais *variables* dans leur importance, leur intensité allant de la dysmnésie légère à l'amnésie totale;
- il n'y a pas de rapport direct entre la gravité de la maladie et l'importance des troubles de la mémoire;
- ils sont également variables dans leur nature mais il est constant que la *mémoire de fixation* soit la première atteinte, réalisant un oubli à mesure. Mais la mémoire d'évocation n'est pratiquement jamais indemne.

2. L'ORIENTATION TEMPORO-SPATIALE

- La détérioration est constante;
- sous la dépendance directe des troubles de la mémoire;
- elle est souvent plus marquée et plus évidente dans le temps que dans l'espace;
- elle revêt volontiers un caractère absurde, fidèle reflet des troubles du jugement;
- il faut apprécier les possibilités de correction et le retentissement de ce trouble sur le comportement.

3. LES TROUBLES DU COMPORTEMENT

- Très souvent à l'origine du diagnostic;
- leur date d'apparition est très variable;

- mais *ils sont constants* au cours de l'évolution ;
- ces troubles sont *polymorphes* mais leur caractère particulier est qu'ils témoignent du désordre de l'esprit et reflètent spécialement l'absence d'auto-critique ;
- deux types de désordre se rencontrent plus volontiers :
  - *la négligence de soi* et la régression vers des conduites élémentaires : l'incurie, la négligence vestimentaire, la malpropreté, le gâtisme, l'insuffisance des sphincters sont fréquents et n'affectent nullement le malade,
  - *les actes illogiques et absurdes* dont la spécificité est plus grande. Ils sont innombrables, particuliers à chaque malade et souvent anecdotiques. Là encore le sujet est très à son aise, n'a aucune conscience du caractère pathologique de son comportement.

4. LE DÉFICIT ACQUIS DE L'INTELLIGENCE CONSTITUE LE NOYAU DE L'ÉTAT DÉMENTIEL

- *L'attention* est constamment atteinte mais c'est un symptôme banal qui s'intègre dans un comportement plus général de dégagement vis-à-vis du réel ;
- *les opérations mentales* de base, lecture, écriture, calcul sont longtemps conservées. Leur atteinte témoigne d'un processus démentiel avancé, en l'absence de confusion mentale associée ;
- *le cours de la pensée et le raisonnement* sont, au contraire, très perturbés. Le malade devient rapidement indifférent à la logique ; l'intuition, la déduction, l'analyse et la synthèse lui deviennent impossibles. Ce contraste entre la conservation des opérations de base et le trouble du raisonnement est très évocateur ;
- « *l'acquisivité* » (capacité d'accéder à une nouvelle solution dans une situation nouvelle, capacité d'adaptation et d'intégration de l'intelligence), cette capacité dynamique de l'esprit, est toujours diminuée sinon annihilée ;
- *le jugement* qui est appréciateur et critique, est toujours profondément altéré.

  Deux troubles sont particuliers à l'état démentiel :
  - *l'inconscience des situations :* l'homme en état de démence ne perçoit pas et n'affirme pas correctement les rapports des éléments impliqués dans une situation,
  - *l'absence d'auto-critique.*

De tous ces troubles intellectuels, une conséquence découle, c'est la désinsertion sociale plus ou moins accentuée, plus ou moins profonde ; la valeur professionnelle diminue, les relations interpersonnelles se détériorent.

5. LES TROUBLES PSYCHIATRIQUES ASSOCIÉS

À ce noyau psychiatrique de l'état démentiel se surajoutent souvent des troubles mentaux réactionnels dont l'intérêt pour le clinicien est double :

- ils peuvent faire errer le diagnostic, faire prendre par exemple le dément pour un déprimé ou un délirant ;
- ils peuvent, le plus souvent, être réduits par la thérapeutique, rendant ainsi plus facile l'insertion sociale du malade.

Ce sont :

- *des troubles de l'humeur,* essentiellement dans le sens dépressif ;
- *des troubles caractériels :* subagitation, agressivité ;
- *des idées délirantes* réalisant habituellement un délire de préjudice assez pauvre, centré sur l'entourage ;
- *des phénomènes hallucinatoires* surtout auditifs.

6. LES TROUBLES SOMATIQUES ASSOCIÉS

Ils se rencontrent surtout au niveau du système nerveux, de l'appareil cardio-vasculaire et de l'état général :

L'examen neurologique montre

- Des signes non spécifiques :
  - réflexes archaïques : succion, préhension *(grasping reflex)*, etc.,
  - troubles moteurs : hypertonie oppositionnelle, incoordination motrice ;
- des troubles en rapport avec l'étiologie :
  - syndrome aphaso-apraxo-agnostique de la maladie d'Alzheimer,
  - syndrome frontal de la maladie de Pick,
  - séquelles d'AVC : hémianopsie, aphasie, etc.

L'état général est un facteur du pronostic

- Dénutrition par anorexie et incurie ;
- état cardiovasculaire.

7. DEVANT CE TABLEAU CLINIQUE

D'autres éléments doivent être recherchés par l'interrogatoire de l'entourage car ils orientent le diagnostic étiologique.

Les antécédents

- Personnels :
  - de trauma crânien ou méningite tuberculeuse orientent vers une hydrocéphalie à pression normale,
  - syphilis, souvent méconnue,
  - facteurs de risque vasculaire cérébral : HTA surtout, hyperlipidémie, tabagisme, cardiopathie emboligène,
  - facteurs psychiques, en particulier dépressifs : toute dépression du grand âge peut en imposer pour un état démentiel,
  - prise de médicaments confusogènes ;

- familiaux pouvant permettre un conseil génétique :
  - la chorée de Huntington se transmet en dominance autosomique,
  - la maladie d'Alzheimer peut avoir un caractère familial,
  - certaines encéphalopathies génétiques se traduisent par des états démentiels de l'enfance ou de l'âge adulte jeune.

L'évolution

- Plus le tableau est ancien, moins il a de chances d'être curable;
- une évolution brutale, par à coups, est évocatrice d'une démence artériopathique.

DIAGNOSTIC DIFFÉRENTIEL

Le diagnostic d'état démentiel est d'abord clinique, mais certaines situations peuvent poser des difficultés.

1. UN SYNDROME CONFUSIONNEL

La distinction théorique oppose :
- la confusion qui s'installe brutalement et s'accompagne de troubles de la conscience et de la perplexité anxieuse, et guérit assez vite;
- et la démence, qui s'installe progressivement, sans trouble de la conscience et dans l'indifférence, et qui est, par définition, chronique.

Mais en pratique :
- une confusion peut passer à la chronicité, inaugurant ainsi une démence;
- l'évolution d'une démence peut s'émailler de moments confusionnels.

Il faut donc dans le doute, opter plutôt pour le diagnostic de confusion qui est plus positif et conduit à s'occuper davantage du malade.

2. UNE DÉPRESSION PSEUDO-DÉMENTIELLE

Qui est une des causes les plus fréquentes d'erreur : l'inhibition psychomotrice du déprimé peut en imposer pour une détérioration. Dans ce cas, il est essentiel de recourir à l'épreuve thérapeutique par les AD. Cependant, un certain nombre d'états dépressifs sont symptomatiques de la démence et résistent à la thérapeutique.

3. UNE DÉBILITÉ MENTALE

- L'anamnèse précise rapidement l'ancienneté du déficit intellectuel;
- mais un certain nombre de sujets débiles se détériorent avec l'âge, en particulier les trisomiques 21, chez qui la démence de type Alzheimer est assez fréquente.

4. L'AFFAIBLISSEMENT INTELLECTUEL

L'affaiblissement intellectuel des patients âgés, psychotiques de longue date, qu'on appelait autrefois démence vésanique, relève plutôt du désintérêt pour le réel et de l'apragmatisme psychotiques.

DIAGNOSTIC ÉTIOLOGIQUE

Il a un intérêt nosographique mais surtout thérapeutique, un certain nombre de ces étiologies (environ 10 à 20 %) étant curables.

1. ÉTATS DÉMENTIELS CURABLES OU PSEUDO-DÉMENCES

1. *L'hydrocéphalie à pression normale,* en fait assez rare
   - Associant un tableau clinique peu spécifique : trouble de la marche, affaiblissement intellectuel, troubles sphinctériens;
   - une image TMD (scanner); de gros ventricules et des sillons normaux;
   - des antécédents de trauma crânien, de méningite tuberculeuse ou à pyogènes;
   - la dérivation du LCR chez les patients de moins de 75 ans peut amener de très bons résultats.

2. *La dépression pseudo-démentielle*

3. *Les intoxications médicamenteuses chroniques,* en particulier par les psychotropes. La diminution du catabolisme, les erreurs de prises, les interactions sont généralement en cause.

4. La paralysie générale, l'hypothyroïdie, la pellagre, la carence en vitamine B12, une tumeur cérébrale extirpable.

2. DÉMENCES DÉGÉNÉRATIVES

Maladie d'Alzheimer et démences séniles de type Alzheimer (DTA)

- On regroupe sous ce terme deux tableaux pathologiques semblables :
  - la démence présénile ou maladie d'Alzheimer proprement dite, qui touche environ 1 % des sujets de moins de 60 ans,
  - et la démence sénile, dont la prévalence s'accroît avec l'âge pour toucher 20 % des sujets de 80 ans;
- début vers 55 ans par des troubles des fonctions symboliques, surtout apraxiques, associés à une désorientation spatiale;

- à la période d'état, la détérioration intellectuelle s'accompagne particulièrement de :
  - troubles de la mémoire,
  - désorientation spatiale,
  - syndrome aphaso-agnoso-apraxique ;
- l'évolution est progressive mais inexorable ;
- sur le plan anatomique : il existe une atrophie cérébrale à prédominance pariéto-occipitale bilatérale, attestée par la TDM ;
- l'étiologie semble être liée au chromosome 21 : on retrouve dans le cerveau des trisomiques 21 et des déments de type Alzheimer une protéine amyloïde qui contient un polypeptide A4, dont le gène est situé sur le chromosome 21. Ce gène est dupliqué sur une des chromosomes chez les déments et existe à trois exemplaires chez les trisomiques 21.

Cela n'exclut pas la responsabilité possible d'autres facteurs : anomalies de la transmission cholinergique, etc.

D'autres démences dégénératives

- La maladie de Parkinson peut se compliquer en démence ;
- la très rare maladie de Pick, où l'atrophie frontale est responsable d'un tableau frontal ;
- la chorée de Huntington, dont les mouvements anormaux peuvent être contrôlés par les butyrophénones (Haldol®) ; un conseil génétique est actuellement possible.

Démences artériopathiques, liées à des infarctus cérébraux multiples

- L'évolution se fait brutalement ou par à coups ;
- chez les sujets exposés (HTA surtout) ;
- par des AVC touchant le cortex et responsables de signes neurologiques locaux : hémiplégie, hémianopsie latérale homonyme, syndromes neuropsychologiques variés ;
- l'examen essentiel est le scanner : hypodensités multiples, séquellaires des AVC.

Le traitement est d'abord préventif : devant une démence constituée, il ne peut que limiter de nouveaux accidents.

Autres étiologies

1. États démentiels post-traumatiques.

2. Toxiques :
   - oxyde de carbone ;
   - alcoolisme (*cf.* p. 208).

3. Infectieuses :
   - maladie de Creutzfeld-Jacob, très rare, d'origine virale ;
   - encéphalites virales, en particulier herpétique et HIV.

Au total, devant un état cliniquement démentiel, confirmé par psychométrie, il faut toujours rechercher avec patience une étiologie précise, sachant que les lésions entraînées par cette cause peuvent être plus ou moins partiellement réversibles. D'autre part, il ne faut pas parler de démence et vouer le malade à l'incurabilité avant un délai suffisant d'observation.

TRAITEMENT DES ÉTATS DÉMENTIELS

1. L'ÉRADICATION DE LA CAUSE

L'éradication de la cause (traitement étiologique) lorsqu'on a trouvé une étiologie précise et accessible à la thérapeutique, est le premier temps du traitement :

- antibiotiques dans la paralysie générale;
- exérèse des tumeurs cérébrales;
- vitaminothérapie des encéphalopathies carentielles éthyliques. Mais, dans la plupart des cas, démences primitives ou secondaires fixées, un tel geste thérapeutique est malheureusement impossible.

2. TRAITEMENT SYMPTOMATIQUE

Un traitement psychotrope doit être rapidement opposé aux troubles psychiatriques surajoutés qui sont souvent plus mal supportés par le malade et son entourage que le déficit lui-même.

Les psychotropes doivent être utilisés avec prudence sur ce terrain âgé et déficitaire :

- à doses modérées;
- en principe, jamais par voie parentérale;
- en surveillant quotidiennement la TA.

1. *L'anxiété* dominante et les *troubles caractériels* bénéficient d'un traitement *tranquillisant :* préférer Tranxène®, Atrium®, Librium® qui déterminent peu de somnolence diurne.

2. *État dépressif : anti-dépresseurs per os :* Laroxyl®, Tofranil® 10, Pertofran®, Prozac®, Déroxat®, Seropram®.

3. PRÉVENTION DES ÉTATS DÉMENTIELS

Ces états étant de causes multiples, un certain nombre de mesures limite l'apparition d'une détérioration intellectuelle :

- le maintien d'une activité intellectuelle;
- reprise des études;
- pratique d'un art;
- des liens sociaux avec la famille, le voisinage, les amis;
- d'une activité physique régulière;
- le repérage et le traitement précoces des états dépressifs;
- la compensation des déficiences sensorielles;
- l'aménagement de conditions de vie satisfaisantes (alimentation, hygiène, etc.).

4. PRISE EN CHARGE DES DÉMENTS

La détérioration intellectuelle n'oblige pas au placement institutionnel; il est au contraire essentiel de maintenir le sujet âgé dans son milieu le plus longtemps possible. Pour cela, il faut une action coordonnée entre :

- le médecin généraliste, qui doit en général rester le maître d'œuvre;
- l'infirmière à domicile, les soins corporels, la prise des médicaments;
- les services sociaux, les maisons de retraite, les appartements aménagés, l'aide ménagère à domicile, le portage des repas.

La mise sous curatelle est souvent une sage précaution.

SOINS INFIRMIERS AUPRÈS DES PERSONNES ÂGÉES ATTEINTES DE TROUBLES NEUROPSYCHIATRIQUES

Objectifs

La relation avec la personne souffrant de troubles neuro-psychiatriques doit permettre de :

- retarder les effets produits par le processus déficitaire tant sur le plan physique que psychique;
- maintenir les relations de la personne soignée avec son entourage.

Surveillance physique

Préserver l'état physique de la personne soignée permet de reculer l'échéance de la perte d'autonomie totale. Il est donc important de surveiller :

- l'alimentation et l'hydratation :
  - préserver des oublis de manger ou des pertes d'appétit,
  - palier les déficits psychomoteurs en proposant une aide partielle ou totale à l'alimentation,
  - entretenir ou faire entretenir les prothèses buccales,
  - proposer régulièrement des boissons et particulièrement lors des fortes chaleurs;
- l'état cutané :
  - surveiller la toilette : proposer une aide partielle ou totale si nécessaire. Mais ne jamais faire à la place chaque fois que c'est possible,
  - proposer régulièrement et à heures fixes (avant les repas, avant le couché) de se rendre aux toilettes,
  - éviter les positions assises ou allongées durant plusieurs heures,
  - favoriser le changement de posture. Utiliser les techniques de prévention d'escarres,
  - proposer des promenades,
  - soigner les petites plaies.

Les constantes

Le pouls, la température, la tension artérielle et le poids doivent être rapportés sur une courbe. La fréquence de la surveillance peut varier en fonction des différentes personnes.

L'élimination
Le manque de mobilisation liée aux troubles neuro-psychiatrique peut être à l'origine de problèmes occlusifs. Avant d'utiliser des laxatifs médicamenteux, il faut essayer de palier les problèmes en adaptant le régime alimentaire. Contacter la diététicienne.

Le risque d'accident
Les principaux accidents sont les chutes (escalier, traitement psychotrope trop fort, bousculade...); les fausses routes (pendant ou en dehors des repas); les brûlures (avec les appareils de chauffage, l'eau chaude des sanitaires, les équipements hôteliers : gazinières, plaques électriques de cuisson, fours...).

L'habillement est adapté en fonction des températures saisonnières différentes.

La surveillance psychique s'opère dans les domaines suivants

Les fonctions intellectuelles (mémoire, orientation, langage)
- La mémoire :
  - évaluer les capacités de mémorisation (faits anciens et ou acquisitions).
  - Proposer des exercices de stimulation de la mémoire;
- l'orientation : indiquer des repères géographiques utiles à la vie de la personne (la chambre, le lit, la salle à manger, le poste de soin, les salles d'activité, les sanitaires,...).

L'image personnelle
- Proposer à la personne ses propres vêtements plutôt que ceux du service;
- proposer un miroir après la toilette pour que la personne puisse se voir;
- ne pas hésiter à prendre la main ou le bras, le contact physique est bénéfique et rassurant.

Le sommeil
- Proposer des temps de repos réguliers et adaptés à la personne (sieste, nuit);
- préserver de ce qui nuit à la qualité du repos (bruits, visites d'autres patients, pièce trop chauffée).

Les traitements psychotropes : peuvent être à l'origine d'accidents (voir surveillance physique), d'aggravation de troubles de la mémoire, d'états confusionnels.

Proposer des activités en rapport avec les capacités intellectuelles et physiques de la personne, jeux de carte, groupe de parole, lecture, télévision, cinéma, promenades...
Les activités sont fatigantes pour la personne âgée, il faut donc veiller à ne pas les faire durer trop longtemps, et être attentif aux signes de fatigue.
Noter les observations réalisées et s'y référer pour réaliser l'évaluation des résultats de la prise en charge.

Attitude
- Ne pas infantiliser la personne, ne pas faire à sa place quand on sait qu'elle est autonome;
- se montrer rassurant, encourager;
- attitude vis-à-vis de la famille :
  - informer du processus de vieillissement dont souffre la personne,
  - solliciter la contribution et encourager les visites,
  - déculpabiliser par rapport à la nécessité du placement en long séjour.

Chapitre 9

SOINS INFIRMIERS AUPRÈS DES PERSONNES ATTEINTES DE DÉFICIENCE MENTALE

INTRODUCTION

Les déficiences mentales (terme de l'OMS) ou encore oligophrénies (terme des classiques) sont des déficiences en principe congénitales, ou du moins à début précoce, du développement intellectuel. En fait, ces états réalisent un défaut de croissance de l'ensemble de la vie psychique et qui peut d'ailleurs s'accompagner, dans les cas les plus accentués, d'une défaillance du développement corporel (malformations et/ou troubles neurologiques).

Cet important chapitre est en plein remaniement, et l'opposition des termes, voire des idées, y est grande. On peut ainsi repérer trois grandes tendances :

- les conceptions classiques :
  - les débilités mentales ou oligophrénies congénitales ou très précoces,
  - comportant un déficit intellectuel quantitatif,
  - permanentes et irréversibles,
  - d'origine organique ou génétique, mais en fait le plus souvent non identifiée ;
- les conceptions psychodynamiques :
  - critiquant la pertinence des critères de QI,
  - envisageant la déficience mentale sous un aspect dynamique et relationnel,
  - et comme expression de troubles psychopathologiques ;
- les conceptions descriptives de l'OMS et du DSM III-R, qui décrit :
  - un « fonctionnement intellectuel limite » pour les QI entre 71 et 84,
  - un retard mental au-dessous (coté de léger à profond) ;

et sont à rapprocher des idées anglo-saxonnes de troubles instrumentaux et de l'attention et de « dégâts cérébraux minimes ».

Ces orientations ne s'opposent pas, les conceptions classiques et psychodynamiques devant plutôt se compléter. Dans une perspective étiopathogénique, on s'oriente davantage vers des facteurs biologiques lorsque la déficience est profonde et accompagnée de déficits corporels, et plutôt vers des facteurs psychologiques et sociaux lorsque le déficit est léger.

CLASSIFICATION ET ÉTIOLOGIE

Il reste préférable de conserver la nosographie classique, mais on peut opposer deux groupes :

1. LES DÉBILITÉS MOYENNES ET LÉGÈRES

Il reste utile de distinguer

- *Débilités légères :* QI de 71 à 84, correspondant au « fonctionnement intellectuel limite » du DSM III-R;
- *débilités moyennes :* QI de 50 à 70, correspondant au « retard mental léger » du DSM III-R ou déficiences légères de l'OMS.

Étiologie

Les débilités mentales de ce groupe paraissent liées essentiellement à des facteurs environnementaux, socio-culturels et économiques. Sont ainsi en cause :

- le bas niveau socio-économique de la famille : moindres précautions pendant la grossesse, alimentation qualitativement mauvaise, moindre attention à la santé générale de l'enfant;
- le bas niveau intellectuel et culturel : carence de stimulations, monotonie de l'environnement; des parents débiles sont en outre un modèle très pregnant;
- la grande taille de la fratrie, le milieu rural sont également des facteurs de risques;
- enfin les carences affectives, si elles sont prolongées, sont responsables de débilité par le biais de facteurs psychodynamiques (inhibition, etc.), mais se retrouvent dans des milieux très différents.

C'est dire que les débilités de ce groupe peuvent être améliorées ou mieux prévenues par des mesures d'ordre psychopédagogique.

Même dans ces cas où les facteurs psychodynamiques sont manifestement essentiels, il convient de ne pas négliger de prendre aussi en considération certains facteurs organiques, biologiques et/ou génétiques même si leur importance est relative.

2. LES DÉBILITÉS ET ARRIÉRATIONS PROFONDES

On distingue

- Les débilités profondes (imbécillité des classiques), dont le QI est entre 30 et 49, représentent 2 ‰ de la population générale;
- les arriérations profondes (idioties des classiques, déficiences profondes de l'OMS), de QI < 30, représentent 0,9 ‰.

Étiologie

L'incidence est sensiblement la même quel que soit le milieu : c'est dire que les facteurs en cause sont surtout organiques, même s'ils ne sont pas nécessairement connus (1/3 environ des cas). Les garçons sont plus atteints que les filles, sans qu'on sache pourquoi.

Cependant, un enfant issu de milieu favorisé connaîtra, à handicap égal, un destin plus favorable qu'un enfant issu de milieu défavorisé.

Ici les facteurs organiques sont prévalents mais on veillera cependant à ne pas sous-estimer des facteurs psychodynamiques éventuellement associés.

CLINIQUE

La psychométrie (chiffre de QI) mesure une efficience intellectuelle dans une situation donnée mais ne suffit pas pour classifier les débilités.

1. LES DÉBILITÉS MOYENNES ET LÉGÈRES

On distingue les déficiences harmoniques et dysharmoniques : ces cadres ne recouvrent pas exactement les critères de QI, ni l'ancienne conception de débilité harmonieuse ou dysharmonieuse.

Déficiences harmoniques

L'ensemble du fonctionnement psycho-intellectuel est perturbé, à des degrés divers mais dans un ensemble relativement homogène. Il faut cependant noter que les différents secteurs se développent à des vitesses différentes (hétérochronie) :

- le fonctionnement intellectuel est pauvre, stéréotypé :
  - attaché à des contenus concrets,
  - peu adaptables aux situations, surtout abstraites;
- la curiosité, la créativité, l'attention sont limitées;
- des troubles neuro-psychologiques sont associés, qu'on interprète comme un défaut de maîtrise de la fonction symbolique, mais que l'école américaine attribue à un dysfonctionnement cérébral minime :

  - troubles du langage oral et écrit, qui n'est accessible qu'au prix d'une scolarité spécialisée,
  - troubles gnosiques et praxiques,
  - syndrome de « débilité motrice » : paratonie, syncinésies, troubles de la latéralisation, maladresse;
- le fonctionnement inconscient est particulier par la pauvreté des investissements libidinaux, les défenses rigides et fragiles. Longtemps plastique, cette structuration déficitaire se fixe en l'absence de recours psycho-éducatif.

Déficiences dysharmoniques

Ce sont ici les facteurs affectifs qui prévalent : la faible efficience intellectuelle n'est que le résultat apparent d'une dysharmonie d'évolution :

- de versant psychotique :
  - anxiété psychotique massive, archaïque,
  - désintérêt pour le réel et les moyens d'expression verbale,
  - bizarreries comportementales, contact étrange et froid,
- de versant névrotique :
  - mécanismes de type névrotique, plus faciles à identifier,
  - en particulier inhibition et refoulement, aboutissant à des conduites d'échec avec régression ou fixation affectives;
- de versant dépressif : la dépression s'accompagnant, comme chez l'adulte, de baisse de l'efficience intellectuelle.

2. LES DÉBILITÉS ET ARRIÉRATIONS PROFONDES

Les débiles profonds

- Accèdent au langage oral, mais ne peuvent être scolarisés;
- restent incapables d'autonomie sociale et doivent donc vivre en milieu protégé.

Les arriérés profonds

- N'accèdent pas au langage oral et ont une vue relationnelle très limitée;
- sont généralement polyhandicapés (déficiences neurologiques et sensorielles);
- et polymalformés, ce qui renvoie à la maladie causale et oriente le diagnostic :
- ils exigent une assistance permanente; ont une surmortalité d'autant plus importante que le QI est bas.

Il faut noter que :

- ces débilités organiques connaissent une structuration psychique comparable à celle des débilités moins profondes;
- elles sont parfois difficiles à distinguer des dysharmonies ou des psychoses d'expression déficitaire.

EXAMENS PARA-CLINIQUES

Les épreuves psychométriques, dont nous avons vu les limites, restent nécessaires

- Tests non verbaux avant 3 ans : Gesell, Brunet-Lézine ;
- puis tests de Binet-Simon (jusqu'à l'adolescence) ou de Wechlser (WISC).

Examen psycho-moteur et neuropsychologique

Le bilan analytique soigneux guidera la prise en charge. Il faut étudier successivement :

- la motricité : marche, tonus, latéralisation, motricité fine ;
- le langage ;
- la reconnaissance des formes et de l'espace.

Examens à visée organique

Orientés par l'anamnèse et l'examen clinique. Les plus utiles restent le scanner cérébral et l'EEG.

DIAGNOSTIC DIFFÉRENTIEL

Il importe de repérer précocement :

- les déficits sensoriels : hypoacousie, amblyopie ;
- les infirmités motrices cérébrales, qui excluent par définition les débilités mentales ;
- les carences éducatives, qui sont réversibles lorsque tôt prises en charge, mais peuvent aboutir à de véritables débilités fixées ;
- le simple retard mental, qui se rattrape avec le temps.

Mais le problème essentiel est posé par les psychoses à expression déficitaire qui exigent psychothérapie précoce et éducation spécialisée.

Il faut être attentif à :

- une absence de communication avec l'extérieur : évitemment du regard, « pseudo-surdité » ;
- des troubles du comportement : stéréotypes, attachement aux objets sans relation affective globale avec les parents, automutilations ;
- des troubles particuliers du langage : mutisme, stéréotypies, écholalie.

Il faut enfin savoir que certaines déficiences intellectuelles se compliquent d'une évolution psychotique.

DIAGNOSTIC ÉTIOLOGIQUE

- L'origine des débilités mentales n'est repérée comme organique que dans 1/3 environ des cas. Les causes sont alors :
  - anténatales : 80 % des cas,
  - périnatales : 10 %,
  - postnatales : 10 % également;
- l'enquête étiologique reste nécessaire, même si elle est souvent décevante. Elle sera guidée :
  - d'abord par l'anamnèse personnelle et familiale, essentielle,
  - par l'examen clinique à la recherche de dysmorphies, de troubles neurologiques,
- par des examens complémentaires qui doivent être rigoureusement hiérarchisés du plus simple au plus complexe, du meilleur marché au plus couteux, du plus anodin au plus agressif;
- le catalogue est long est fastidieux. Il est néanmoins utile dans deux domaines :
  - devant un enfant mentalement retardé, pour :
    . chercher une cause curable,
    . assurer un conseil génétique à la famille, qui est toujours très inquiète,
  - dans le domaine de la santé publique, car les débilités mentales représentent un coût financier et social considérable.

1. CAUSES PRÉNATALES SOUVENT GÉNÉTIQUES

Les aberrations chromosomiques

1. *Portant sur les autosomes :*

a) *la trisomie 21*, qu'il vaut mieux éviter d'appeler mongolisme, est de loin la plus fréquente : 1/700 naissances :

- le risque est directement lié à l'âge maternel : un ovule anormal (24 chromosomes au lieu de 23) est fécondé par un spermatozoïde (23 chromosomes) d'où un zygote à 47 chromosomes dont trois 21. Un petit nombre est lié à une translocation;
- la dysmorphie est caractéristique donnant à ces enfant un « air de famille » :
  - petite taille, hypotonie musculaire,
  - microcéphalie,
  - visage rond, « lunaire », avec grosse langue,
  - fentes palpérables obliques en haut et en dehors, épicanthus,
  - et de nombreuses anomalies mineures permettant le diagnostic,
  - des malformations cardiaques sont fréquentes (20 %);
- le retard mental est constant, mais dépend surtout de l'éducation : un trisomique bien pris en charge peut accéder à une autonomie sociale relative à l'âge adulte;
- les trisomiques 21 vivent de plus en plus vieux; ce qui fait qu'on voit apparaître chez eux des démences préséniles de type Alzheimer, avec une certaines fréquence vers 40 ans.

b) *Les autres anomalies* sont beaucoup plus rares :
- trisomie 13 ou 18;
- délétions chromosomiques partielles : 5p ou syndrome du cri du chat, 4 p, 18 p, etc.

2. *Portant sur les chromosomes sexuels :*
- le syndrome de Klinefelter (47, XXY) s'accompagne souvent de débilité;
- mais le syndrome de Turner (45, X ou 47, XXX) n'est pas responsable, à lui seul, de débilité;
- le syndrome de l'X fragile ou FraX : touchant les garçons, transmis par les femmes. La dysmorphie est particulière (macrognathie, grandes oreilles, macroochidie) et ce syndrome semble assez fréquent si on le recherche par caryotype en milieu spécifique.

Maladies métaboliques dégénératives

1. *Anomalies héréditaires du métabolisme,* elles réalisent des encéphalopathies associant de façon variable :
- un syndrome dysmorphique;
- des troubles neurologiques;
- une détérioration psychique progressive, pouvant se rapprocher d'une démence du jeune âge, et aboutir à la mort.

2. *On les classifie en fonction du substrat touché :*
- lipides, glucides, acides aminés :
  - sphingolipidoses (maladies de Niemann-Pick, de Gaucher, de Krabbe, leucodystrophie métachromatique, maladie de Tay-Sachs),
  - adrénoleucodystrophie, ceroïde-lipofuscinose, maladie de Hunter, de Hurler, galactosémie congénitale, phénylcétonurie (la plus fréquente des maladies métaboliques), leucinose, tyrosinose, etc.;
- les autres substances :
  - cuivre : maladie de Wilson, curable par le Trolovol®,
  - purines : maladie de Lesh-Nyhan;
- substrat inconnu : leucodystrophies très nombreuses.

3. *Malgré leur rareté, elles ont un intérêt par :*
- la possibilité d'un diagnostic prénatal pour plusieurs d'entre elles;
- un mode de transmission connu;
- des protocoles de diagnostic bien codifiés.

Phacomatoses

Groupe de maladies généralement héréditaires, caractérisées par une polydysplasie neuro-ectodermique avec tendance à la transformation maligne. La débilité y est fréquente, mais non constante.

1. *Neurofibromatose de von Recklinghausen,* la plus fréquente (1/5 000 naissances) associant :
- des taches pigmentaires cutanées;
- des neurofibromes de la peau et des nerfs (ou superficiels ou profonds).

2. *La sclérose tuberculeuse de Bourneville,* beaucoup plus rare.

3. *Angiomatose encéphalo-trigéminée* (maladie de Sturge-Weber-Krabbe).

4. *Maladie de von Hippel-Lindau.*

5. *Et un groupe de dysplasies neuroectodermiques* très rares.

Embryo- et fœtopathies

1. *Toxiques :*
- l'alcool au premier chef : longtemps méconnu, le syndrome d'alcoolisme fœtal est sans doute une des causes les plus fréquentes de débilité mentale :
  - le diagnostic est facile dans les formes majeures :
    . dysmorphie faciale avec front haut, synophris (les sourcils se rejoignent), obliquité en bas et en dehors des fentes palpérables qui sont rétrécies, bouche aux coins tombants, micrognathie,
    . malformations associées : fente palatine, spina bifida, etc.;
  - mais il n'y a aucun signe pathognomonique et tous les intermédiaires existent avec la normalité;
- l'iode radioactif provoque une hypothyroïdie fœtale majeure;
  - par contre, la plupart des psychotropes courants (tranquillisants, neuroleptiques, AD) n'ont pas d'effet teratogène prouvé. Leur usage pendant la grossesse doit cependant être limité au strict nécessaire.

2. *Infectieuses :* encéphalopathie de la rubéole et de la toxoplasmose, des infections à cytomégalovirus.

3. *Métaboliques* (diabète maternel, etc.), vasculaires (jumeau transfuseur, HTA maternelle).

4. *Malformatives :* les spina bifida et les autres neurodysraphies s'accompagnent assez fréquemment de débilité.

2. CAUSES PÉRINATALES

Ce sont les séquelles de la souffrance cérébrale du nouveau-né.

Elles se sont raréfiées avec les progrès de l'obstétrique mais n'ont pas disparu :
- anoxie cérébrale qui conduit rapidement à des lésions neuronales et à l'œdème cérébral;
- anomalies métaboliques, infections touchant le SNC, traumatismes obstétricaux peuvent également laisser des séquelles;
- l'ictère nucléaire qui est la conséquence des incompatibilités fœto-maternelles dans le système Rh.

3. CAUSES POST-NATALES

Elles peuvent entraver le développement intellectuel de l'enfant. Ce sont :

- les séquelles de trauma crânien. Une forme particulière est réalisée par les mauvais traitements (« enfants secoués ») ;
- les séquelles de tumeurs cérébrales et des hydrocéphalies dérivées, les encéphalites aiguës (herpès, rougeole, etc.) ;
- un nombre important d'enfants (15 %) recevraient des psychotropes de façon chronique. Une hypovigilance chronique ralentit les acquisitions, de même que ;
- la carence de stimulation par un environnement intellectuellement et affectivement pauvre renvoie aux conceptions psycho-sociales de la débilité mentale.

TRAITEMENT

Il s'adresse à l'étiologie organique quand c'est possible : c'est dire que les mesures sont alors d'ordre préventif. Devant tout retard mental, la prise en charge doit être précoce, à la fois éducative et psychologique.

1. TRAITEMENT DES ÉTIOLOGIES ORGANIQUES

L'origine des débilités n'est connue que dans 1/3 environ des cas, et relève alors des causes anténatales (80 %), périnatales (10 %) et tardives (10 %). La prévention doit s'exercer à chacun des moments clefs où elle est possible.

Prévention anté-natale

- Surveillance des grossesses :
  - surveillance médicale répétée,
  - abstention de toxiques, en particulier de l'alcool et du tabac,
  - prévention des encéphalopathies : rubéolique (vaccination), toxoplasmique (surveillance sérologique) ; ictère nucléaire (incompatibilité sanguine fœto-maternelle) ; les folates préviendraient l'apparition des neurodysraphies ;
  - repérage échographique des malformations crânio-cérébrales, permettant de proposer une interruption thérapeutique de grossesse au couple, de même que,
- l'amniocentèse systématique chez les femmes de plus de 40 ans (trisomie 21) ou pour identifier les fœtus atteints de maladies métaboliques héréditaires (lorsque la maladie a été repérée dans l'ascendance ou dans la fratrie) ;
- conseil génétique qui ne peut être donné que dans des maladies précises.

En fait, notre ignorance est grande de l'origine de la plupart des retards mentaux.

Prévention péri-natale

- Bonnes conditions techniques des accouchements;
- réanimation néo-natale, sans acharnement thérapeutique excessif en cas de gros dégâts cérébraux;
- dépistage néo-natal des hypothyroïdies, des phénylcétonuries.

Dans l'enfance

- Vaccination, en particulier BCG et antimorbilleuse;
- détection précoce des handicaps sensoriels (surdité, amblyopie);
- prévention des accidents domestiques : traumas crâniens, intoxications;
- hormonothérapie des hypothyroïdies, régime sans phénylalanine des phénylcétonuries.

À l'adolescence

Chez une fille, dont le retard mental est fixé et fait prévoir qu'elle n'aura jamais d'autonomie sociale, il est préférable de proposer aux parents une contraception stable, théoriquement réversible, par ligature des trompes (anneaux de Yoon).

2. GUIDANCE PSYCHO-PÉDAGOGIQUE

Les mesures d'assistance sont indispensables.

Elles reposent sur des principes généraux

- La mise en œuvre doit être la plus précoce possible;
- et durer longtemps, une grande patience étant nécessaire;
- il est indispensable d'y intégrer et d'y faire participer la famille;
- et une équipe pluridisciplinaire : orthophoniste, psychomotricien(ne), instituteur(trice), éducateur(trice), spécialisé(e)s.

Les mesures éducatives associent

- Une meilleure diversification et stimulation par l'environnement;
- une prise en charge des troubles instrumentaux :
  - rééducation du langage,
  - structuration et mobilité du corps dans l'espace, etc.;
- une scolarité spécialisée lorsque l'enfant est trop en retard par rapport à la scolarité normale : de la section d'éducation spécialisées (SES) à l'institut médico-pédagogique (IMP) selon son niveau. Le maintien dans le milieu familial, lorsqu'il est possible, est en règle générale préférable;
- les parents peuvent bénéficier sous certaines conditions d'avantages financiers (avantages fiscaux, allocation d'éducation spéciale).

Elles sont indissociables des mesures psychothérapiques

- Une attitude psychothérapique est toujours nécessaire de la part de l'équipe qui doit assurer la cohérence, mais aussi la remise en cause de ses projets;
- de même que la famille doit être soutenue face à la blessure narcissique et à la dépression;
- la psychothérapie individuelle est nécessaire dans deux cas :
  - de façon brève pour dénouer un conflit psychique ou relationnel aigu,
  - de façon prolongée, lorsque les facteurs psychodynamiques paraissent prévalants dans la genèse de la débilité. Les psychothérapies prolongées dans les débilités organiques sont illusoires.

SOINS INFIRMIERS AUPRÈS DES PERSONNES ATTEINTES DE DÉFICIENCE MENTALE

Objectifs

La relation avec la personne souffrant de déficience mentale est guidée par deux objectifs :

- prévenir une dégradation de l'état somatique;
- favoriser le développement des fonctions intellectuelles, psychomotrices et des conduites sociales.

Actions

Surveillance physique :

- surveiller l'hygiène corporelle :
  l'aide partielle ou totale à la toilette est pratiquement inévitable pour la majorité de ces personnes et permet de réduire au minimum l'apparition d'infections et de problèmes dermatologiques auxquels ils sont sensibles;
- surveiller l'alimentation et l'hydratation. Une aide totale ou partielle est également à prévoir. La surveillance soignante est impérative au moment du repas; le risque de fausse route ou de brulûre est à craindre;
- contrôler le pouls, la tension artérielle, la température, le poids régulièrement et établir une courbe pour chacune de ces constantes (surveillance de l'état général). Etre attentif à tout signe clinique révélateur d'un trouble somatique car ces patients n'expriment pas toujours de plaintes.

La surveillance psychique

Sur le plan affectif :

- limiter les frustrations et procurer un rythme de vie régulier afin d'éviter :
  - des réactions d'automutilations (morsures, accès de violence occasionnant des fractures ou des plaies),
  - une crise d'épilepsie,
  - une agression physique envers un autre patient;
- encourager l'expression verbale. Ce travail est réalisé en collaboration avec un psychologue et un orthophoniste.

Sur le plan de l'activité :
- canaliser l'énergie en proposant un programme d'activité équilibré :
  - activités ludiques (dominos, petits chevaux),
  - activités d'éveil (musique, dessin),
  - activités physiques (équithérapie, jeux d'eau).

Sur le plan familial :
- établir une relation positive avec la famille et suggérer sa participation à la prise en charge par le biais des permissions, des visites, de cadeaux permettant de conserver un lien affectif;
- éduquer en ayant préalablement évalué les besoins de la personne en fonction de l'importance de sa déficience.
  Les thèmes d'éducation les plus fréquents sont :
  - la toilette, l'habillement,
  - les conduites alimentaires,
  - les conduites sociales;
- noter les observations dans les documents du service et s'y référer pour réaliser l'évaluation des résultats de la prise en charge.

Attitude
- Procurer une grande chaleur affective;
- soutenir la famille dans sa détresse narcissique;
- faire preuve de patience, les progrès sont longs à venir, mais réels.

Chapitre 10

SOINS INFIRMIERS AUPRÈS DES ENFANTS ET ADOLESCENTS SOUFFRANT DE TROUBLES MENTAUX

APPROCHE CLINIQUE ET THÉRAPEUTIQUE EN PSYCHIATRIE DE L'ENFANT ET DE L'ADOLESCENT

Anne-Laure SIMONNOT*

AVANT-PROPOS

La psychiatrie de l'enfant et de l'adolescent est une discipline assez jeune. Elle acquiert son statut et sa spécificité en France au milieu du XXe siècle en se démarquant de la psychiatrie adulte et de la pédiatrie.
Ce domaine s'avère spécifique dans le sens où il se dégage d'un point de vue « adultomorphe » où l'enfant ne serait considéré que comme un adulte en réduction. Bien au contraire, celui-ci doit être appréhendé sous l'angle de sa dynamique psychique propre en tenant compte d'un fait essentiel : il s'agit d'un être en développement dont les besoins et la structuration de la personnalité sont en constante évolution.

* Chef de Clinique-Assistant, Service de Psychopathologie de l'Enfant et de l'Adolescent, Pr. Ph. MAZET, Hôpital AVICENNE (A.P.-H.P. de Paris), Bobigny 93009.

L'enfant est aussi étroitement dépendant de son milieu familial, ce qui implique d'envisager sa vie relationnelle et plus particulièrement les relations qui s'établissent entre lui, ses parents et ses proches. C'est au travers des rapports avec l'autre (mère, père, frères et soeurs, grands-parents...) que la personne se construit peu à peu.

Par ailleurs, la démarche clinique en psychiatrie se distingue de la pensée médicale dans la mesure où elle prend en compte la souffrance psychologique de l'enfant dans l'ensemble de ses dimensions (affectives, relationnelles, somatiques...) et ne s'inscrit pas dans le registre d'une causalité linéaire où à un symptôme viendrait correspondre une étiologie univoque et bien repérable. L'abord psychodynamique est à ce titre essentiel en raison de la « plasticité psychique » de l'enfant qui permet de nombreux remaniements de son fonctionnement mental et de grandes possibilités de transformation et de résolution de ses difficultés. De plus en plus, on s'engage vers une approche préventive et thérapeutique des troubles précoces qui peuvent affecter les relations et les interactions entre l'enfant dès son plus jeune âge et ses parents, sa mère notamment.

DONNÉES GÉNÉRALES – NOTIONS ÉPIDÉMIOLOGIQUES

Il faut préciser que les données épidémiologiques dont nous disposons sont assez fragmentaires et dépendent de l'âge de l'enfant et du stade de son évolution. Au demeurant, fournir des chiffres et des statistiques en série reviendrait à adopter une démarche de quantification peu parlante voire réductrice lorsqu'on aborde le domaine clinique de la psychiatrie de l'enfant comme celui de l'adulte d'ailleurs. De plus, il est des troubles psychologiques plus spécifiques de certaines périodes de l'enfance et de l'adolescence.

Chez le nourrisson et le jeune enfant (de la naissance à trois ans environ), les troubles prennent volontiers une expression somatique, le corps étant le lieu privilégié de la traduction de la souffrance psychique.

Schématiquement, les troubles du sommeil (insomnie avec réveils fréquents et pleurs...) et les troubles alimentaires (anorexie du second semestre, boulimie...) dominent par leur fréquence et leur aspect très diversifié sur le plan symptomatique et pronostique. D'autres troubles peuvent être observés tels que des troubles digestifs (vomissements, coliques du premier trimestre, constipation, diarrhée) ou des affections dont la participation psychosomatique semble importante (asthme précoce, eczéma, pelade...). Dans tous les cas, il est important d'éliminer une affection organique avant d'envisager un problème psychologique en sachant que ces deux dimensions peuvent être intriquées.

Soulignons également une réalité clinique à ne pas négliger : celle des troubles dépressifs du nourrisson marqués essentiellement par la rupture d'un lien affectif avec la mère et qui apparaissent dans le cadre de carences affectives précoces.

Enfin, les troubles psychotiques qui peuvent survenir au cours des premières années de vie sont relativement limités puisque l'autisme infantile connaît une fréquence de 2 à 5 pour 10 000 enfants.

On voit apparaître chez l'enfant plus grand jusqu'à six ans, des troubles en relation avec la période d'acquisition des grandes fonctions telles que le langage, la motricité et la maturation intellectuelle. Il peut s'agir d'une simple variation normale du développement due à une maturation plus lente chez certains enfants, d'un retard global renvoyant à un aspect déficitaire ou encore de troubles en relation avec des perturbations de la personnalité nosographiquement plus identifiables.

Précisons cependant que cette expression symptomatique dans le domaine linguistique, moteur et intellectuel nécessite toujours un examen clinique attentif afin de pouvoir intégrer les troubles dans un contexte plus large tenant compte de toutes les dimensions affectives, relationnelles et familiales qui concernent l'enfant. C'est de cette façon que le psychiatre peut mettre à jour la part des facteurs relationnels, du vécu affectif et de l'angoisse de l'enfant dans la genèse de ces perturbations.

Par ailleurs, l'existence à cet âge de conflits psychologiques inhérents au développement de l'enfant et des difficultés de ce dernier à les « résoudre » permet de rendre compte de la part importante de troubles dits réactionnels à des situations de tension intrapsychique exprimée parfois par des symptômes bruyants. On peut aussi repérer à cette période des signes de souffrance psychologique susceptibles de révéler des perturbations sur le plan de l'organisation de la personnalité. Il en est ainsi de l'apparition de troubles névrotiques (environ 20 % des cas) ou encore de troubles psychotiques (11 % des cas environ). Il ne peut pour autant être question dans ces cas, de figer l'enfant dans un cadre diagnostique sans tenir compte de sa dynamique propre et de ses possibilités évolutives.

Au delà de l'âge de six ans, l'école tient une place centrale dans la vie de l'enfant. L'entrée au cours préparatoire est le moment où s'effectue l'acquisition de la lecture, de l'écriture et du calcul et où l'enfant doit pouvoir disposer de son énergie psychique pour la mettre au service de son désir d'apprendre et de savoir. On ne s'étonnera pas alors que dans cette tranche d'âge, l'expression de la souffrance de l'enfant se traduise de manière privilégiée par des difficultés scolaires. Celles-ci représentent les deux tiers des motifs de consultations : échec scolaire, difficultés d'apprentissage, angoisse très vive par rapport à la scolarisation. Ces difficultés doivent être soigneusement analysées pour permettre de les resituer dans l'histoire et l'évolution de l'enfant sur le plan psychologique et pour faciliter une démarche thérapeutique appropriée prenant en compte sa souffrance et les conditions de son environnement (conditions éducatives, conditions socioculturelles).

A cette période, la prépondérance des troubles névrotiques (plus d'un tiers des diagnostics) est aussi en relation avec des conflits psychiques inconscients persistants sur lesquels nous reviendrons ultérieurement. De plus, la fréquence des troubles dépressifs est à noter puisqu'elle concerne 3 % des enfants âgés de cinq à douze ans.

Enfin, l'adolescence est une étape du développement caractérisée par de profondes modifications tant sur le plan corporel que sur le plan psychologique. On y observe une prévalence des conduites agies qui peuvent en partie s'expliquer par des processus de mentalisation et d'élaboration verbale fréquemment débordés par les bouleversements psychiques liés au remaniements pubertaires.

On compare ainsi souvent l'adolescence à une crise. Cependant, cette idée ne doit pas conduire à éluder dans notre pratique clinique la notion du normal et du pathologique. En effet, certaines difficultés liées à cette période ne sont pas à dramatiser à l'extrême, ni ne doivent faire l'objet d'une « psychologisation » hâtive : sentiments dépressifs modérés, symptômes anxieux fréquents.

A l'inverse, il faut savoir reconnaître à travers un certain nombre de signes l'expression d'une souffrance et d'un appel à l'aide. Certaines conduites constituent en elles-mêmes des indices sérieux d'une entrave au développement harmonieux à l'âge adulte. Parmi celles-ci, nous citerons brièvement : les troubles alimentaires tels que l'anorexie mentale touchant principalement les adolescentes, la dépendance à l'égard de drogues dont la consommation quotidienne concerne 8 % des adolescents entre quinze et dix neuf ans, les fugues et délits à répétition, enfin les suicides et tentatives de suicide qui posent aujourd'hui un véritable problème de santé publique du fait de leur fréquence et de leur gravité. Chaque année en France, 1000 jeunes de quinze à vingt quatre ans se suicident, c'est la deuxième cause de mortalité à l'adolescence après les accidents. Les tentatives de suicide sont elles, 40 à 50 fois plus nombreuses que les suicides proprement dits.

Parmi les symptômes précités, il faut savoir identifier leur place dans un mode de fonctionnement mental et une organisation de personnalité qui peuvent parfois conduire à repérer un mode d'entrée dans une pathologie psychotique de type schizophrénique ou l'apparition d'une pathologie névrotique ayant à la fois des traits spécifiques liés à l'adolescence à la fois une parenté avec celle de l'âge adulte.

L'ENFANT DANS SON ENVIRONNEMENT FAMILIAL, SCOLAIRE ET SOCIAL

Nous évoquerons brièvement quelques aspects actuels de l'environnement dans lequel l'enfant grandit.

En premier lieu, l'environnement familial connaît depuis quelque temps des changements dont les conséquences sont notables pour l'enfant et ses parents. La « nucléarisation » de la famille, l'évolution du statut de la femme, le travail des mères, le recul de l'âge où les femmes ont leur premier enfant, le rôle des pères plus important dans les soins et l'éducation de l'enfant, la fréquence des divorces et des familles recomposées, constituent des éléments souvent soulignés. Sur un plan plus général, la contraception, les progrès des procréations médicalement assistées ou encore le dépistage in-utéro des malformations sont des éléments nouveaux à prendre en compte aujourd'hui avec leurs avantages et leurs risques.

En ce qui concerne l'enfant lui-même, (à noter la baisse du taux de natalité à 1,65 par couple en France) on peut évoquer l'intérêt voire l'attente de plus en plus grands de l'adulte envers l'enfant. Ce dernier est pourtant paradoxalement, avec le développement des « ghettos urbains » et les préoccupations légitimes des parents concernant leur travail, de plus en plus laissé à lui-même. L'allongement du temps de l'adolescence en raison de la longueur des études, de l'augmentation du temps de formation et aussi du chômage, créent des conditions de dépendance de l'adolescent vis à vis du milieu familial qui ne sont pas sans poser de multiples problèmes.

L'école, quant à elle, tient une place de plus en plus grande dans la vie de l'enfant, avec une précocité excessive sur le plan des apprentissages. La prégnance d'un modèle sélectif et normatif rigoureux y est très active. Toutes difficultés scolaires comportent le risque de l'exclusion à court terme. On comprend aisément l'inquiétude des parents. Leurs craintes de l'échec scolaire pour leur enfant expliquent la pression qu'ils peuvent exercer sur celui-ci en raison à la fois du fonctionnement scolaire mais aussi de la crise économique et sociale.

Le contexte social général n'est pas en effet sans peser lourdement sur le climat qui règne dans de nombreuses familles. Les perspectives d'avenir pour beaucoup de jeunes sont de plus en plus sombres. Soulignons encore l'apparition du SIDA, bouleversant la vie sexuelle et les représentations dans ce domaine chez les adolescents et les adultes dans un climat de moralisation et d'insécurité, climat entretenu par le malaise social et l'exclusion dont sont victimes les malades. Ceci soulève aussi la question de la maternité pour des femmes séropositives et celle de la prise en charge de ces mères avec leur enfant parfois contaminé (dans 20 % des cas environ).

La place toujours plus importante des médias dans la vie de l'enfant, notamment de la télévision, le plongeant dans le monde de l'image est une évidence. La télévision dès le matin et l'envahissement des jeux vidéo concernent la vie quotidienne des enfants.

Nous ajouterons la dimension de « société de consommation » invitant les jeunes à de nombreuses transgressions : alcool, tabac, médicaments, drogues. De manière plus globale, ne faut-il pas souligner la place toujours plus importante dans l'esprit de chacun des médicaments psychotropes destinés à « éradiquer » de façon immédiate toutes les difficultés de l'existence quotidienne (Prozac « pilule du bonheur »).

LES GRANDES LIGNES DU DÉVELOPPEMENT PSYCHOLOGIQUE DE L'ENFANT

Pour aborder plus précisément certaines affections ou syndromes psychiatriques rencontrés chez l'enfant, il parait essentiel de dégager certaines étapes clé de son développement, processus dynamique qui lui permet de passer de l'état de nourrisson à l'état adulte.

Simultanément, il faut souligner d'emblée combien il serait artificiel lorsqu'on aborde cette question d'opposer développement somatique et psychique car dans la réalité évolutive de l'enfant ces domaines sont étroitement liés. On se réfère ainsi à une conception du développement psychologique mettant l'accent sur l'interaction entre différents facteurs intervenant tout au long de celui-ci, qu'ils soient neurobiologiques, socioculturels ou économiques, intellectuels et affectifs.

Dans un souci de concision, nous ne traiterons ici que du développement affectif et relationnel de l'enfant. Celui-ci recouvre le domaine des émotions et des sentiments (plaisir ou déplaisir, joie ou tristesse, anxiété, colère...), notions qui renvoient à tout ce qui a trait à la subjectivité de l'enfant dans ses rapports aux autres et au monde qui l'entoure. Les relations qui s'établissent entre lui et ses parents participent à la construction de sa personnalité dans la mesure où la découverte de soi est indissociable de la reconnaissance d'autrui. Précisons qu'il est difficile d'appréhender un tel sujet de façon exhaustive tant les approches théoriques sont nombreuses.

Nous choisissons donc de décrire de façon schématique les grandes lignes du développement infantile en nous référant aux conceptions psychanalytiques développées par S. FREUD.

Ainsi, la première année de la vie de l'enfant est marquée par la nécessité vitale de la satisfaction des besoins instinctuels dépendant essentiellement de la mère ou de son substitut (stade oral où le mode de satisfaction est avant tout lié à la succion du sein dont l'absence entraîne frustration et déplaisir). Sur le plan relationnel, s'instaure une relation privilégiée à la mère rapidement perçue comme autre et différente. Les échanges au niveau corporel, au niveau du regard et des mimiques, au niveau des vocalisations du bébé et des paroles maternelles forment la trame de cette communication précoce. Parallèlement, les acquisitions motrices de l'enfant vont lui permettre d'aller à la découverte du monde qui l'entoure, découverte à l'origine du plaisir de connaître.

Ultérieurement, entre un et trois ans environ, vont apparaître d'autres modes relationnels avec l'apprentissage de la propreté (stade anal où le mode de satisfaction est lié à l'évacuation ou à la rétention sphinctérienne). Cet apprentissage implique des contraintes nouvelles pour l'enfant à partir desquelles il va pouvoir manifester son ambivalence : donner-retenir, prendre-rejeter et plus tard aimer-haïr. Cette période est ainsi marquée par un double conflit, d'une part l'opposition passivité-activité, d'autre part l'opposition soumission-domination qui caractérise plus spécifiquement la relation conflictuelle à l'égard de la mère. C'est aussi dans sa troisième année que l'enfant commence à parler de lui à la première personne. L'utilisation du pronom « je » est considérée comme un témoin et un facteur de la construction de son identité.

Par la suite, c'est la découverte de la différence anatomique des sexes (présence ou absence du pénis) qui ouvre et organise la phase phallique à partir de la quatrième année (stade lié à l'investissement de nouvelles zones érogènes génitales). Cette découverte est vécue bien différemment par le garçon et la fille désormais confrontés à l'angoisse de castration (castration déjà advenue pour la fille et menaçante pour le garçon). A partir d'une relation duelle initiale, l'enfant est amené à se situer par rapport à ses deux parents dans une relation triangulaire à l'origine de la problématique œdipienne. Celle-ci renvoie aux désirs amoureux inconscients éprouvés envers le parent du sexe opposé et à la rivalité avec le parent du même sexe, rivalité qui amène le garçon à redouter la menace de castration de la part du père et la fille à attendre de la disparition de la mère la possibilité d'obtenir du père le phallus (S. FREUD). Mais la menace imaginaire de la « vengeance » et de la punition parentale (castration, perte de l'amour du parent « rival ») aide l'enfant à intérioriser certains interdits comme celui de l'inceste et du meurtre du rival. Cette intériorisation des interdits le conduit à renoncer à son premier objet d'amour et lui permet de s'identifier au parent du même sexe. De cette façon s'instaure une sorte de « conscience morale », d'instance interdictrice qui va favoriser la socialisation et le respect des règles de vie en collectivité.

Enfin lors de cette étape, l'enfant acquiert la notion fondamentale de la différence entre les générations.

A partir de l'âge de six ans jusqu'à la puberté on parle de « période de latence » : période qui marque habituellement la mise en suspens de la problématique œdipienne.

Pendant cette phase, les intérêts de l'enfant se détachent partiellement des relations avec les images parentales. Ce relâchement des attachements œdipiens facilite le désir d'apprendre et de savoir, l'adaptation au milieu scolaire et l'apparition de nouveaux liens avec d'autres enfants et les adultes enseignants.

Enfin, à l'adolescence (vers treize ans environ) sous la pression des évènements biologiques et corporels de la puberté, on assiste à une réactivation des intérêts sexuels et à la reviviscence des conflits œdipiens. L'avènement de la maturité sexuelle est un fait fondamental à cet âge de la vie et le premier d'une série de facteurs jouant un rôle dans le processus psychodynamique de l'adolescence. Ainsi, le sujet pour parvenir à l'âge adulte est confronté à de nombreuses tensions internes en relation avec la problématique du corps sexué, le travail de deuil et de séparation vis à vis du monde de l'enfance, la quête de son identité et d'une image satisfaisante de lui-même sur un plan narcissique.

Dans une perspective psychodynamique, nous voulons mettre l'accent sur le fait que le développement affectif est une longue suite d'expériences plus ou moins conflictuelles liées à la confrontation de désirs différents voire opposés entre l'enfant et son entourage et à l'affrontement de diverses exigences internes du sujet entre elles (pulsions sexuelles et agressives, interdits et adaptation à la réalité).

VARIATIONS NORMALES DU DÉVELOPPEMENT ET TROUBLES RÉACTIONNELS

1. VARIATIONS NORMALES DU DÉVELOPPEMENT

Cette notion découle de deux constatations. D'une part, il n'y a pas qu'une façon d'être « normal » pour un enfant (comme pour un adulte). Le comportement de celui-ci est fonction de son âge, de son sexe, de son milieu familial et culturel, de sa propre histoire et de celle de ses parents etc... Il n'est donc pas étonnant que cette multiplicité de facteurs aboutisse à une grande variabilité des individus dans leurs goûts, dans leurs motivations, dans leurs réactions et dans leur échelle de valeur etc...

D'autre part, l'enfant au cours de son développement est confronté à des conflits psychiques inévitables et il y réagit par des symptômes comparables à des symptômes psychopathologiques. Mais ces symptômes sont transitoires et peuvent correspondre à des moments féconds du développement sans que leur intensité ou la gêne qu'ils occasionnent dans la vie relationnelle leurs donnent pour autant une valeur pathologique. Par exemple, il est très habituel que les enfants aient, pendant la période œdipienne, quelques manifestations d'anxiété nocturne : angoisse d'endormissement, réveils nocturnes, cauchemars. Vers deux-trois ans, il est fréquent que l'enfant ait peur du noir ou développe des comportements d'allure obsessionnelle en particulier des rituels du coucher. Ces symptômes sont d'une telle banalité que c'est plus leur absence totale que leur présence qui alerte. Ils nécessitent alors une évaluation clinique précise pour éviter de les psychiatriser indûment tout en tenant compte des réactions et des inquiétudes de la famille afin de les apaiser.

2 – TROUBLES RÉACTIONNELS

Il s'agit de troubles qui ne peuvent plus être considérés seulement comme une réponse passagère à un conflit lié au développement mais qui ne révèlent pas encore une pathologie avérée. C'est en raison du caractère tardif de l'organisation de la personnalité d'un enfant, des remaniements profonds qui se produisent tout au long de son développement que les troubles réactionnels ont leur place. Ceux-ci sont définis pas leur apparition récente, leur lien avec un événement précis. Ils peuvent être réactionnels à des évènements traumatiques : séparation, deuil, traumatismes sexuels, problèmes scolaires, évènements d'apparence anodine pour l'adulte mais très importants pour l'enfant. Ils peuvent également être induits par l'environnement, le plus souvent familial, sans traumatismes repérables, ce que confirme la disparition des troubles lors d'une modification de la situation voire d'une éventuelle séparation du milieu familial.

Les réactions de l'enfant sont bien entendu variables. Néanmoins deux types de manifestations principales sont souvent observées : l'angoisse, survenant par exemple à la suite d'une séparation précoce d'avec la mère, sous forme de cauchemars et de terreurs nocturnes ou encore des conduites régressives telles qu'une énurésie nocturne apparaissant après la naissance d'un frère ou d'une soeur. Dans le devenir de ces troubles réactionnels, deux choses sont essentielles à considérer : le comportement et l'attitude de l'entourage vis à vis de l'enfant et de l'événement traumatique, l'amendement des troubles puis leur disparition grâce à une intervention thérapeutique précocement instaurée.

ASPECTS CLINIQUES ET PRINCIPALES AFFECTIONS EN PSYCHIATRIE DE L'ENFANT

1. LES TROUBLES NÉVROTIQUES CHEZ L'ENFANT

Il s'agit de la pathologie la plus fréquemment rencontrée en psychiatrie de l'enfant. Contrairement à l'adulte, il n'existe pas chez l'enfant d'organisation névrotique structurée, stable, ce qui conduit en général à préférer les termes de troubles ou de symptômes névrotiques à celui de névrose constituée.

Sur le plan psychopathologique, cette terminologie est basée essentiellement sur des travaux cliniques psychanalytiques. C'est par reconstruction à partir d'analyses d'adultes principalement, que S. FREUD a décrit « la névrose infantile » comme une réponse aux conflits liés au complexe œdipien et à l'angoisse de castration existant chez tout enfant au cours de son développement.

Secondairement, des études psychanalytiques ont porté sur les enfants. Elles considèrent les symptômes ou les manifestations névrotiques proprement dits comme l'expression directe de l'angoisse ou des processus mis en oeuvre pour aménager les conflits intrapsychiques inconscients et lutter contre l'angoisse. Ces troubles témoignent des difficultés rencontrées par l'enfant dans la résolution de la problématique œdipienne.

Définition

Les troubles névrotiques de l'enfant sont des perturbations observables à partir de l'âge de quatre ans, durables, récidivantes, sans tendance spontanée à la guérison. Ils ne peuvent s'expliquer par des évènements récents, ceux-ci constituant avant tout des facteurs déclenchants. La souffrance psychique, particulièrement l'angoisse sous sa forme pure ou sous d'autres aspects, occupe une place centrale. Il n'y a pas de menace de rupture ni de perte de contact avec le réel.

Description clinique

1. Les troubles anxieux

L'anxiété ou l'angoisse (termes souvent employés comme synonyme) est traditionnellement définie comme une sensation pénible en relation avec l'attente d'un danger imminent et imprécis. Ce sentiment d'insécurité ou de menace n'est pas lié à la peur d'un objet réel. Chez l'enfant, l'angoisse est présente tout au long du développement. Elle devient l'expression d'une souffrance pathologique lorsqu'elle est permanente, intense et surtout quand l'enfant, débordé, ne peut ni maîtriser ni contrôler aucune situation anxiogène.

La diversité des manifestations anxieuses, le fait que l'enfant verbalise rarement son angoisse rendent compte des difficultés diagnostiques. Les circonstances d'apparition des troubles sont importantes à considérer car elles peuvent favoriser l'émergence des symptômes : séparation d'avec l'entourage familial, examens scolaires, interventions chirurgicales...

Chez l'enfant, l'angoisse névrotique peut se traduire par des plaintes somatiques variées (céphalées, douleurs abdominales pour lesquelles il faut en premier lieu éliminer une origine organique), des perturbations fonctionnelles de l'alimentation ou de la sphère digestive (vomissements, diarrhée...).

Les troubles du comportement peuvent occuper le devant de la scène : instabilité psychomotrice, crises de colère, conduites d'opposition.

Les troubles du sommeil sont fréquents et constituent un bon indice d'anxiété : angoisse d'endormissement au delà de deux – trois ans, réveils nocturnes où l'enfant va se rassurer auprès de ses parents, cauchemars répétitifs (l'enfant se souvient de son rêve et est accessible à la réassurance), terreurs nocturnes (épisodes d'angoisse paroxystique au milieu de la nuit sans réveil spontané accompagnés de signes végétatifs à type de sueurs, tachycardie, tachypnée avec amnésie complète de l'épisode le lendemain matin). Parfois, l'angoisse se révèle à travers les jeux ou les dessins de l'enfant.

2. Les symptômes phobiques

A la notion de phobie se rattache une angoisse intense déclenchée par une situation ou un objet précis n'ayant pas en eux-mêmes un caractère objectivement dangereux. L'enfant mis en présence de cet objet ou de cette situation phobogène adopte des conduites de fuite et d'évitement. Il peut parfois affronter la situation en présence par exemple de l'adulte qui permet une réassurance et tient lieu « d'objet contraphobique ».

Là encore, certaines phobies sont fréquentes et banales chez l'enfant telles que la peur de l'étranger au huitième mois, la phobie de l'obscurité vers deux ans, la phobie des gros animaux entre trois et quatre ans et celle des petits animaux entre quatre et cinq ans.

Celles-ci sont peu envahissantes et disparaissent habituellement spontanément. Elles prennent un caractère pathologique lorsqu'elles se prolongent anormalement, entravent la vie de l'enfant, limitent ses activités et provoquent une souffrance psychique importante.

En règle générale, si les phobies banales sont facilement verbalisées par les enfants, les phobies névrotiques ne le sont pas et sont souvent masquées par d'autres symptômes (troubles du comportement par exemple).

- Les phobies d'objet précédemment citées sont les plus fréquentes : phobies du noir, des gros animaux, des petits animaux;
- les phobies de situation s'observent à partir de cinq ans. Elles concernent souvent l'altitude, les transports;
- évoquons ici brièvement le cas particulier des phobies scolaires qui peuvent poser de difficiles problèmes pratiques au clinicien. Elles touchent environ 2 % des enfants d'âge scolaire. Il s'agit plus d'un refus anxieux d'aller à l'école que d'une véritable phobie de l'école. Les enfants âgés le plus souvent de neuf à douze ans, ont une bonne réussite scolaire et sont généralement de bons élèves. Leur refus progressif et bientôt catégorique d'aller à l'école voire de quitter la maison, semble s'intégrer à tout un contexte d'angoisse éprouvée à l'occasion de la séparation d'avec les parents, la mère en particulier. Toute tentative de contrainte augmente cette angoisse et les symptômes de l'enfant. Des échecs scolaires massifs peuvent intervenir secondairement.

3. *Les symptômes hystériques*

Chez l'adulte en tant que névrose structurée l'hystérie associe : des traits de personnalité caractéristiques (théâtralisme, suggestibilité, facticité des affects, imagination débordante, mythomanie, dépendance affective intense, séduction permanente et sexualisation des modes relationnels) et des symptômes de conversion qui sont l'expression corporelle inconsciente des conflits internes du sujet. Leur dimension symbolique est à souligner, les symptômes physiques atteignant les organes de la vie de relation.

Chez l'enfant, on ne peut pas véritablement parler de personnalité hystérique. Tous les enfants présentent à des degrés divers des attitudes de séduction, une certaine forme de théâtralisme, une immaturité affective...

De plus, le corps est un des médiateurs principaux dans la relation entre l'enfant et ses parents. Il lui permet d'attirer l'attention et la sollicitude de ces derniers dans certaines circonstances décelables (difficultés familiales et scolaires) et de gérer les conflits maturatifs auxquels il se trouve confronté.

Les manifestations physiques ou psychiques que l'on qualifie de névrotiques (au sens de la pathologie) sont seulement celles qui persistent ou réapparaissent en dehors des conflits inhérents au développement de l'enfant. Elles peuvent annoncer un mode de fonctionnement mental en voie d'organisation.

Les symptômes hystériques sont similaires à ceux de l'adulte à partir de l'âge de quatorze – quinze ans. Chez les enfants plus jeunes, les manifestations sont polymorphes et fluctuantes.

On distingue :

- des manifestations aiguës spectaculaires mais régressant rapidement où l'on observe des « crises » faites de cris, de larmes s'accompagnant d'une chute progressive

et parfois de crise épileptoïde (dont l'étiologie somatique doit être écartée). Sont également possibles des épisodes amnésiques et des états crépusculaires;
- des manifestations prolongées ou durables à type de troubles de l'équilibre, de la marche et de paralysies fonctionnelles caractérisées par une distribution anatomique ne correspondant pas à l'atteinte d'un territoire neurologique. Plus rarement, sont notés des troubles sensoriels : atteinte de la vision, de l'audition, de la parole (aphonie, mutisme);
- des manifestations mineures sont très fréquentes et sont en lien avec des circonstances déclenchantes (conflits familiaux ou scolaires) facilement repérables. Elles régressent rapidement lorsque la situation conflictuelle s'amende. On retrouve ainsi des douleurs abdominales, des céphalées, des hoquets, des vomissements, des douleurs articulaires...

Soulignons à nouveau que les troubles précédemment mentionnés doivent faire éliminer une affection organique avant de pouvoir conclure à un épisode de conversion.

4. Les troubles obsessionnels

La névrose obsessionnelle associant des traits de personnalité fixés (tendance aux scrupules, hésitations, doutes contraignant le sujet à des vérifications permanentes, traits de caractères dits anaux : souci d'ordre et de propreté, avarice, obstination, perfectionnisme...) et des symptômes à type d'obsession, de compulsion et de rites, survient essentiellement à partir de l'adolescence.

- Par définition, les obsessions sont des pensées, des sentiments s'imposant à la conscience de façon incoercible, reconnues comme morbides par le patient et entraînant une lutte anxieuse contre elles;
- les compulsions sont des actes que le sujet ne peut s'empêcher d'accomplir bien qu'il ait conscience de leur caractère absurde et ridicule;
- des rites se formalisent ainsi pour tenter de limiter l'angoisse. Ils correspondent à des actes, des procédés à valeur « magique » effectués de façon répétitive et selon un cérémonial très précis, visant à conjurer la préoccupation obsessionnelle. Leur accomplissement soulage l'anxiété (rites de lavages, rites de vérification).

Au cours du développement de l'enfant, de fréquentes manifestations obsessionnelles sont observables et ont une valeur maturative tels que les rituels accompagnant l'acquisition de la propreté vers l'âge de deux ans et les rituels du coucher vers deux – trois ans. Il s'agit de rites non compulsifs, non incoercibles permettant à l'enfant de maîtriser son angoisse. Leur persistance, leur aggravation et l'apparition de phénomènes compulsifs et anxieux au delà de cet âge fait parler de troubles obsessionnels pathologiques.

Ces troubles sont en général découverts lors de consultations pour d'autres motifs. On peut ainsi repérer des inquiétudes obsédantes concernant la mort, des « manies » du rangement, des rituels du lever ou du coucher bien plus importants que ce que l'on constate habituellement dans la petite enfance, certaines conduites compulsives, des soucis exagérés de propreté avec des rites de lavage envahissants. On observe également des préoccupations excessives concernant la présentation des devoirs scolaires voire une inhibition intellectuelle, d'incessantes vérifications. Tous ces symptômes s'accompagnent d'une angoisse intense et limitent l'activité normale de l'enfant.

5. L'inhibition névrotique

Il est important chez l'enfant d'évoquer ce symptôme du fait de sa fréquence bien que chez l'adulte il ne corresponde pas à une névrose proprement dite. L'inhibition constitue un motif rare de consultation (en dehors du domaine scolaire) car elle est souvent bien tolérée par l'entourage et sa dimension pathologique passe de ce fait souvent inaperçue. Elle est plutôt considérée comme de la timidité ou la marque d'un faible niveau intellectuel.

On distingue ainsi :

- l'inhibition psychomotrice faite d'une attitude corporelle empruntée témoignant d'un contrôle excessif de tout mouvement, l'inhibition relationnelle conduisant l'enfant à un repli sur lui-même allant parfois jusqu'au mutisme ou encore l'inhibition intellectuelle entraînant des difficultés scolaires.

Ce symptôme peut s'intégrer à des troubles obsessionnels, phobiques ou hystériques.

2. LES PSYCHOSES INFANTILES PRÉCOCES

Définition

Les psychoses infantiles précoces se définissent comme des troubles de l'organisation de la personnalité de l'enfant entraînant des défaillances majeures dans la structuration de son fonctionnement psychique ainsi que dans l'organisation de sa relation à autrui et au monde qui l'entoure.

Tout ceci provoque des conduites inadaptées et une perte de contact face à la réalité. Ces manifestations pathologiques sont assez peu fréquentes. Elles surviennent dans le cours de la première année et aboutissent à un tableau clinique complet avant l'âge de trois ans en ce qui concerne l'autisme, vers trois – quatre ans pour les dysharmonies psychotiques.

Nous aborderons successivement dans ce chapitre le syndrome d'autisme infantile précoce, les états psychotiques déficitaires et les dysharmonies psychotiques.

Les troubles autistiques précoces

C'est en 1943, que L. KANNER a décrit pour la première fois chez onze enfants, un ensemble de troubles graves de la communication caractérisés comme autistiques. Ces troubles constituent un syndrome clinique.

En effet, l'autisme ne peut pas être considéré comme une affection autonome en raison de la diversité de ses formes cliniques et du degré variable de l'intensité des troubles observés.

L'étiopathogénie de ce syndrome reste encore aujourd'hui très mal connue en dépit de multiples recherches effectuées aussi bien dans le domaine clinique que dans celui des disciplines neurobiologiques. La fréquence des troubles autistiques est, rappelons-le, très limitée (2 à 5 pour 10.000) et touche quatre fois plus les garçons que les filles.

Description clinique du syndrome d'autisme infantile précoce

- Le retrait autistique majeur est un aspect essentiel de la vie de l'enfant qui se caractérise par son isolement extrême et l'intensité du repli sur lui-même. Les difficultés relationnelles très importantes, l'évitement actif du contact, l'absence de communication sont des traits marquants de cette affection. L'enfant frappe par son indifférence active à tout ce qui l'entoure. Il ne semble ni entendre ni voir. Dans le registre

visuel, on note l'importance de l'évitement du regard. Dans le domaine auditif, la même indifférence fait parfois évoquer une surdité. Mais si l'enfant ne réagit pas aux appels ou aux bruits violents, il peut se retourner lors d'un bruit discret à la limite de l'audition normale. Cependant, toute tentative pour provoquer un contact avec l'enfant peut entraîner de sa part une réaction brutale comme s'il s'agissait d'une intrusion intolérable et ne peut de ce fait lui être imposé;
- l'exigence d'immuabilité de l'environnement est une autre dimension fondamentale dans la vie de l'enfant et correspond à son besoin impérieux de maintenir des repères stables. Ceci se traduit par des vérifications incessantes, par le fait que l'enfant recherche toujours le même objet ou s'isole dans le même coin d'une pièce. Tout essai pour introduire une modification de cet espace peut déclencher des réactions d'angoisse massive;
- les stéréotypies et les rituels sont à rapprocher des manifestations précédentes. On observe ainsi des gestes stéréotypés étranges : remuer les doigts devant le visage, agiter les bras comme un battement d'ailes, tournoyer sur soi-même etc.;
- les troubles du langage sont constants et très importants. Le plus souvent il s'agit d'une absence de langage. Dans le cas où celui-ci apparaît, souvent avec retard, il faut préciser qu'il n'a pas pour autant valeur de communication. Le langage est fait de mots isolés, déformés voire inventés et répétés inlassablement. L'impossibilité à manier les pronoms personnels est très caractéristique;
- les activités intellectuelles et cognitives sont le plus souvent limitées mais peuvent parfois être très développés dans un secteur particulier : mémoire, calcul, activités opératoires.

Les psychoses précoces déficitaires

On envisage sous ce terme des formes qui associent d'emblée des perturbations graves de type psychotique à des troubles importants dans l'organisation des fonctions intellectuelles et cognitives. Cependant, on ne peut pas établir une prééminence d'ordre étiologique ou clinique de l'un des versants sur l'autre.

Dans un tableau dominé par le retard mental et la variabilité des acquisitions (alimentation, contrôle sphinctérien, développement psychomoteur) s'ajoutent des troubles psychotiques dont les expressions varient selon les sujets et l'évolution.

Le repli sur soi est moins massif que dans le syndrome autistique et les difficultés de communication sont intriquées à la dimension déficitaire. Ainsi, au retrait s'associent un déficit intellectuel et des troubles du langage : non utilisation de la parole dans un but de communication, écholalie... Les angoisses psychotiques apparaissent sous forme d'accès aigus au cours desquels s'observent un repli plus accentué, des régressions sévères, des conduites d'automutilation.

Les dysharmonies psychotiques

Le terme de dysharmonie implique la notion d'une expression pathologique pouvant être limitée à certains domaines ou ne se manifester ouvertement que lors de certaines phases évolutives. La symptomatologie varie d'un cas à l'autre, et pour le même enfant elle se modifie au cours du temps.

Souvent l'attention n'est pas attirée d'emblée par les perturbations de l'évolution psychique et l'on retrouve parmi les motifs de consultation des manifestations somatiques ou comportementales (instabilité, inhibition), des manifestations phobiques, obsessionnelles, des troubles du langage ou de la motricité. Le déficit intellectuel n'occupe pas une place centrale, au moins au début. Derrière ce polymorphisme des troubles, on constate d'importantes perturbations des relations et de l'organisation mentale de l'enfant, infiltrées mais non envahies par des traits psychotiques. Ainsi, on note un certain isolement de l'enfant et une limitation des échanges relationnels soit sous la forme d'une relation duelle avec la même personne, soit au contraire sous la forme d'une docilité mais sans participation active aux échanges avec les adultes que l'enfant semble mal différencier et traiter plus comme des objets. L'enfant lui-même a des difficultés à prendre conscience de son individualité. L'anxiété est importante, marquée tantôt par une instabilité et une inhibition, tantôt par des éléments plus élaborés tels que des phobies massives et étranges. Les troubles du langage sont divers : soit retard, soit à l'inverse précocité mais on remarque des anomalies dans son organisation et une indistinction pronominale.

Ces enfants témoignent cependant d'une certaine forme d'adaptation à la réalité qui leurs assurent une protection contre des risques de désorganisation psychotique majeure au prix toutefois, de restrictions notables dans les échanges avec autrui.

Quelques remarques sur l'évolution et le pronostic des troubles psychotiques précoces

En dépit de résultats divergents, faisant état pour certains d'une évolution péjorative des psychoses autistiques et déficitaires et pour d'autres d'une évolution nettement positive sous traitement, beaucoup de cliniciens aujourd'hui envisagent en terme d'amélioration notable (mais variable selon divers facteurs) la perspective ouverte par l'entreprise au long cours que constitue la cure d'un enfant ayant des troubles psychotiques précoces. Les éléments qui influencent l'évolution et le pronostic tiennent à la précocité du diagnostic lorsque cela est possible, à la qualité des moyens thérapeutiques disponibles et à l'action parallèle en direction du milieu familial. Tous ces éléments sont bien sûr à adapter en fonction de chaque enfant.

3. PATHOLOGIES DE LA PERSONNALITÉ EN DEHORS DES TROUBLES NÉVROTIQUES ET PSYCHOTIQUES

Nous n'envisagerons dans ce chapitre que la pathologie narcissique affectant l'estime de soi chez l'enfant et les organisations psychopathiques caractérisées à l'adolescence par une tendance au passage à l'acte et un déni des règles sociales. Ces troubles n'appartiennent ni au registre névrotique ni au registre psychotique.

Pathologie narcissique chez l'enfant

1. Définition

L'estime de soi, la confiance en soi sont le reflet de l'organisation narcissique de l'enfant. L'amour porté à l'image de soi-même est un facteur indispensable à la construction harmonieuse de sa personnalité. En effet, une bonne image de lui-même lui permet de croire en la possibilité d'être aimé comme d'aimer, d'être capable d'accepter les différences (liées à son sexe, à ses particularités physiques ou psychiques) et d'avoir un sentiment d'unité et de cohésion de soi. Tous ces éléments conditionnent également les possibilités de réussite de l'enfant dans divers domaines (affectif, scolaire, social...) et dépendent bien évidemment de l'investissement et du regard que portent les parents sur lui.

Ainsi, un certain nombre de troubles de l'enfant sont marqués par une atteinte de l'estime de soi et l'existence constante de failles narcissiques. De là, découlent des sentiments permanents de dévalorisation, d'échec et des modalités relationnelles avec autrui emprunts d'une grande dépendance.

2. Description clinique

L'expression des troubles narcissiques chez l'enfant, âgé environ de huit à dix ans, est très polymorphe et réclame de la part du clinicien une évaluation minutieuse.

Des troubles des conduites sont parfois au premier plan, allant d'une instabilité remarquable (attitudes d'opposition, d'agitation et parfois de provocation agressive vis à vis de l'entourage) à une grande inhibition (enfant « très sage », trop conforme aux exigences des adultes).

On note également souvent des troubles des apprentissages scolaires (dyslexie, dysorthographie...) pour lesquels les tentatives de rééducation sont souvent un échec.

Les trait les plus caractéristiques associent de façon variable :

- un état de grande immaturité affective et de dépendance à l'égard de l'adulte sur lequel l'enfant s'appuie constamment;
- une vive angoisse de séparation, de perte et d'abandon lorsque ce dernier est privé ou risque d'être privé de ses soutiens habituels, familiaux notamment;
- une souffrance dépressive qu'il faut savoir repérer à travers des attitudes de tristesse, d'ennui, d'insatisfaction permanente. Cette souffrance se traduit également par le sentiment d'être mal aimé, rejeté et s'accompagne paradoxalement d'une incapacité de l'enfant à accepter une aide ou un réconfort;
- un sentiment de moindre valeur, le manque de confiance en soi, l'idée d'être un enfant mauvais à « réparer » expriment les blessures et les failles narcissiques à l'origine d'une grande détresse psychologique.

Organisation psychopathique à l'adolescence

1. Définition

Ces perturbations associent des troubles des conduites engendrant des conflits avec le milieu environnant, une tendance à l'agir donnant lieu à des actes sans contrôle ni retenue qui entravent toute intégration sociale et des troubles importants de la personnalité.

2. Description clinique

- Les troubles du comportement : ils consistent essentiellement en des passages à l'acte agressifs et des conduites délictueuses accomplis de façon impulsive et répétitive. Ils sont réalisés en règle sans souffrance psychique manifeste ni véritable culpabilité. Ces passages à l'acte répétés constituent l'habituelle réponse du sujet à une situation, à un événement ou à une relation qui sont sources de frustration. Ceci

met en avant l'incapacité psychologique de l'adolescent à tolérer une limite et à différer la réalisation de ce qu'il peut désirer ou souhaiter;
- le déni des règles sociales : traduit l'absence de notion de ce que représente la loi. L'adolescent n'a pas le sentiment de la transgresser (à la différence de la délinquance à proprement parler) car tout se passe comme s'il n'avait pas intériorisé les règles sociales et les interdits. De multiples passages à l'acte (alcoolisation massive, vols, bagarres...) en sont la conséquence inéluctable;
- les traits de personnalité sous-jacents : l'impulsivité, l'instabilité, la labilité sont remarquables dans les échanges relationnels. Mais il faut mettre l'accent sur la dépendance et la passivité du sujet psychopathe. Ceci est à rapprocher de son importante avidité affective et de son besoin de s'appuyer sur une autre personne, jusqu'au moment où cette dépendance lui devient intolérable et l'amène à des provocations agressives vis à vis de l'entourage et à de nouveaux passages à l'acte. Ainsi, la vie relationnelle apparaît pauvre, faite de nombreuses ruptures. Il existe une incapacité à entretenir des relations interpersonnelles authentiques et durables et à accepter une vie de groupe;
- d'autres perturbations psychologiques sont à souligner. Dans le domaine de la vie cognitive, on note très souvent un manque d'intérêt mais aussi, en l'absence de tout déficit intellectuel global, des troubles dans le développement de la pensée logique et du raisonnement. Ces troubles sont responsables d'échecs scolaires, professionnels et dans des tâches qui nécessitent observation, réflexion, raisonnement.
  De la même façon, des difficultés d'expression et de communication verbales sont habituelles. La notion du temps est également perturbée pour ces sujets qui ont beaucoup de mal à rendre compte de leur propre histoire, de leur passé et à se projeter dans l'avenir.
  Leur vie imaginaire est assez pauvre, représentée par des thèmes de violence, d'agression, d'abandon, de rupture, de solitude voire d'autodestruction (des passages à l'acte suicidaires ne sont pas rares).

APPROCHE THÉRAPEUTIQUE

1. LA RELATION THÉRAPEUTIQUE AVEC L'ENFANT

Il serait présomptueux voire impossible de vouloir définir de façon générale et péremptoire ce qu'est une relation thérapeutique avec un enfant, chacun ayant sa façon d'entrer en contact avec lui. Mais il est certain que la qualité de la relation qui est établie joue un rôle fondamental quel que soit le traitement entrepris. On peut alors tenter de cerner quelques conditions indispensables à la mise en place de cette relation thérapeutique.

La première de ces conditions consiste pour le psychiatre à offrir une grande disponibilité de temps et d'écoute permettant à l'enfant de sentir qu'il s'agit de communiquer avec lui et de l'entendre.

En second lieu, nous devons être dégagés de tout a priori : l'enfant vient pour parler de lui, il ne faut pas lui donner l'impression de le connaître avant de l'avoir écouté. Nous avons à distinguer le discours des parents et la réalité de l'enfant.

Le troisième aspect est peut-être l'un des plus difficile et paradoxal de la relation thérapeutique : désirer comprendre avant de guérir à tout prix. Certes, le souci de guérir n'est jamais absent de l'esprit du psychiatre mais celui-ci doit avant tout s'attacher à donner à l'enfant les moyens de guérir par lui-même. De ce fait, il doit disposer d'une capacité de s'identifier à l'enfant qui dépend de son aptitude à éprouver au plus près ce qu'éprouve ce dernier.

Enfin, nous avons à réfléchir et à analyser nos propres attitudes ou contre attitudes, nos propres sentiments vis à vis de l'enfant, afin de dégager la relation de ce que nous pouvons y projeter et qui viendrait faire écran entre lui et nous.

2. PRINCIPES THÉRAPEUTIQUES GÉNÉRAUX

Notre pratique clinique est centrée sur la prise en compte de la souffrance psychique de l'enfant et des troubles de son développement. Elle nécessite d'une part une évaluation approfondie du trouble et du contexte dans lequel il survient, et met en jeu d'autre part une diversité de modalités thérapeutiques, d'intervenants et de lieux de soins, allant de l'intervention individuelle et du simple entretien à celle de toute une équipe et aux soins de l'institution. Ces démarches de soins s'exercent en lien avec tous ceux qui, dans la collectivité, ont à voir avec l'enfance et l'adolescence et bien entendu les familles. Il y a là une pratique en réseau impliquant autour de l'enfant et de ses parents de multiples partenaires médico-sociaux, éducatifs et scolaires, ce qui suppose une grande diversité des moyens d'abord comme des modalités thérapeutiques mises en oeuvre.

Ainsi, la psychiatrie de l'enfant et de l'adolescent s'exerce aujourd'hui au sein de la collectivité en ambulatoire (consultations, suivis et traitements en pratique privée ou publique) en alternative à l'hospitalisation (centres d'accueil thérapeutiques à temps partiel, hôpitaux de jour, lieux de vie, familles d'accueil) ou, dans le cas d'une psychiatrie de liaison, avec les services de pédiatrie et de maternité.

Cette démarche implique à l'évidence la participation des parents à tous les moments de notre approche. Celle-ci doit donner la possibilité de les restaurer tous deux, par la parole, dans leur fonction parentale lorsque cela est nécessaire. L'efficacité de la démarche de soins dans l'enfance dépend autant de la mobilisation et de l'implication des parents que de celle des enfants et des adolescents dans le libre recours qui doit rester le leur.

Enfin, des soins de plus en plus précoces lors d'interventions diversifiées ambulatoires et des actions dans la communauté où se trouve l'enfant, notamment dans le domaine de la prévention, représentent deux fils conducteurs amenés à guider la très grande majorité des intervenants, quelles que soient leur fonction et leur formation.

CONCLUSION

A la suite de ce bref survol des questions concernant le domaine de la psychiatrie de l'enfant et de l'adolescent, nous tenons à souligner deux points essentiels.

Le premier concerne la nécessité d'aller toujours dans le sens d'une plus grande ouverture et d'une extension des interactions des professionnels dans notre domaine, sans perdre pour autant notre identité. On peut y ajouter l'indispensable modestie et capacité d'autocritique, quant à notre pratique et à nos positions théoriques.

Le second point se veut plus un plaidoyer pour le maintien d'une approche clinique au sein de notre discipline et d'une véritable prise en compte de la souffrance de l'enfant et de sa famille. De là, découle la nécessité de repérer pour chacun d'entre nous tout a priori ou présupposé doctrinal qui pourrait empêcher de répondre avec empathie à ceux qui nous demandent de l'aide.

BIBLIOGRAPHIE

Classification Française des Troubles Mentaux de l'Enfant et d'Adolescent – Classification Internationale des Troubles Mentaux et du Comportement (Chapitre 5 de la CIM 10). CTNE-RHI, Paris, 1993.

DE AJURIAGUERRA J. : *Manuel de Psychiatrie de l'Enfant,* Paris, Masson, 1973.

FERRARI P., EPELBAUM C. (Eds) : *Psychiatrie de l'Enfant et de l'Adolescent,* Paris, Flammarion, 1993.

FREUD A. : *Le normal et le pathologique chez l'enfant – Estimations du développement,* Paris, Gallimard, 1968.

FREUD S. : *La vie sexuelle,* Paris, P.U.F., 1992.

LEBOVICI S., DIATKINE R., SOULE M.(Eds) : *Nouveau Traité de Psychiatrie de l'Enfant et de l'Adolescent* (4 vol.), Paris, PUF, 1995.

MAZET Ph. : La place de l'estime de soi dans les apprentissages de l'enfance in Petite enfance, éveil aux savoirs s/s. la dir. de Ch. El HAYEK, Paris, *La documentation Française,* 1992, 77-82.

MAZET Ph., BARBREL L., CONQUY L. : Les troubles anaclitiques narcissiques dans l'enfance : vicissitudes du travail de séparation ou perturbations de l'attachement? *in Neuropsychiatrie de l'Enfance et de l'Adolescence,* 1994, 42, 8-9, 385-394.

MAZET Ph., HOUZEL D. : *Psychiatrie de l'Enfant et de l'Adolescent,* Paris, Maloine, 1993.

MAZET Ph., SIMONNOT A.L : La psychiatrie de l'enfant et de l'adolescent dans 10 ans, dans 20 ans, *in Psychiatrie Française,* 1995, 1, 110-119.

MAZET Ph., STOLERU S. : *Psychopathologie du Nourrisson et du Jeune Enfant,* 2e ed. Paris, Masson (« Les Abrégés »), 1993.

OREVE M.J., MAZET Ph. : Symptômes névrotiques chez l'enfant, *in La Revue du praticien,* 1994, 44, 5, 683-688.

SIMONNOT A.L., MAZET Ph. : Les tout premiers troubles susceptibles de précéder l'apparition d'un syndrome d'autisme infantile. Perspectives nouvelles, *in Perspectives Psychiatriques,* 1996, 34, 1, 24-29.

SOINS INFIRMIERS AUPRÈS DES ENFANTS ET ADOLESCENTS SOUFFRANT DE TROUBLES MENTAUX

I – OBJECTIFS

La relation avec l'enfant ou l'adolescent souffrant de troubles mentaux a pour objectif :

- le développement de l'enfant ou de l'adolescent en améliorant ses facultés physiques sociales et psychologiques ;
- la prévention d'un risque pathologique ultérieur ;
- la prévention des effets néfastes de la pathologie de l'enfant ou de l'adolescent sur ses proches.

II – LES STRUCTURES D'ACCUEIL

A – L'intersecteur de psychiatrie infanto juvénile

La psychiatrie infanto-juvénile est organisée en secteurs (tout comme la psychiatrie adulte), ou plus précisément en « inter-secteurs ».

Un inter-secteur est une zone géographique regroupant une population de 210 000 habitants environ ; soit trois secteurs de psychiatrie adulte.

L'inter-secteur est composé de structures intra et extra hospitalières :

- les structures intra-hospitalières sont généralement attribuées aux hospitalisations à plein temps ;
- les structures extra-hospitalières (alternatives à l'hospitalisation) portent les mêmes appellations que les structures extra-hospitalières des services adultes ;
- nous retrouvons ainsi :
  - des centres médico-psychologiques (CMP),
  - des centres d'accueil thérapeutiques à temps partiel (CATTP),
  - des hôpitaux de jour (HDJ),
  - des équipes de visites à domicile (VAD),
  - des équipes responsables des placements familiaux thérapeutiques (PFT).

B – Les établissements spécialisés relevant du ministère des affaires sociales, de la santé et de la ville

Ce sont des établissements gérés en majeure partie par des associations privées à but non lucratif (certains d'entre eux peuvent être pris en charge par des collectivités locales).

1. Les services d'éducation et de soins spécialisés à domicile (SESSAD)

Le rôle de ces structures est d'encourager le maintien de l'enfant souffrant de déficience intellectuelle dans son milieu de vie (famille, école) tout en lui procurant un suivi médicalisé.

Des instituteurs sont attachés à l'équipe soignante pour accomplir la mission de maintien à domicile de l'enfant.

L'activité est exercée à domicile ou dans les structures qui accueillent l'enfant (crèche, halte jeux, école maternelle, centres de placements familiaux).

2. Les jardins d'enfants spécialisés

Ces structures prennent en charges les enfants de 2 à 6 ans qui ne peuvent être admis en crèche ou en école maternelle.

3. Les centres d'actions médico-sociale précoce (CAMSP)

Ces structures accueillent les enfants jusqu'à l'âge de 6 ans et préconisent une participation active des parents dans l'éducation de leur enfant.

4. Les instituts médico-éducatifs (IME)

Ces institutions relèvent à la fois : du ministère de l'Éducation nationale et du ministère des Affaires sociales de la Santé et de la Ville, et accueillent des enfants de 3 à 20 ans présentant une déficience intellectuelle.

L'objectif est de proposer une scolarité adaptée aux difficultés et ressources de l'enfant, en assurant un suivi médical, psychologique, social et éducatif.

L'orientation d'un enfant en IME est décidée par la Commission d'Éducation Spécialisée (régie par la loi du 30 juin 1975, Loi d'orientation en faveur des handicapés).

5. Les instituts médico-professionnels (IMPro)

Cette structure est en général liée à un IME pour la simple raison qu'elle en assure la suite en proposant, outre un enseignement, une formation professionnelle adaptée au handicap.

Devenu adulte, la personne est ensuite prise en charge par la COTOREP (Commission technique d'orientation et de reclassement professionnel) qui peut proposer une orientation vers un Centre d'Aide par le Travail (CAT). L'objectif est de proposer à la personne un débouché sur le monde du travail.

6. Les instituts médico-pédagogiques (IMP)

Ces structures accueillent les enfants à partir de 3 ans afin de leur proposer une éducation psychomotrice, des activités manuelles et scolaires à partir d'une pédagogie ouverte favorisant la créativité.

III – LE RÉFÉRENT ET LES RÉUNIONS DE SYNTHÈSE

cf. H. de FRANCE, *Psychiatrie de l'adolescent et de l'enfant.*

Le référent

L'appellation de « référent » n'est pas étrangère à toute personne qui s'intéresse à la psychiatrie. Le référent existe dans les secteurs de psychiatrie adulte. Son rôle est de rendre cohérent le travail de l'ensemble de l'équipe soignante pour un malade précis. Le référent a cependant une place particulière en psychiatrie infanto-juvénile.

La variété d'acteurs professionnels gravitant autour de l'enfant souffrant de troubles mentaux peut avoir pour conséquence de dissoudre les repères de ce dernier. Il est donc nécessaire qu'une personne, parmi les nombreux professionnels (thérapeutes, psychologues, éducateurs infirmier(e)s, assistantes sociales) se charge de coordonner les différentes actions engagées. L'objectif de ces actions est d'être structurant pour l'enfant. Ce rôle ne doit pas être perçu comme une substitution du rôle parental, mais comme une responsabilité. Cette responsabilité est dévolue à l'infirmier(e) car, c'est lui (elle) qui concrétise les actions et surveille les effets produits sur l'enfant.

La réunion de synthèse

C'est un temps de travail que l'équipe pluridisciplinaire se réserve pour recentrer toutes les informations concernant l'enfant. Outre les négociations réalisées ou les décisions prises, la réunion de synthèse permet également à chacun des participants de verbaliser et confronter son vécu de la relation à l'enfant avec chacun des autres participants. Ceci peut paraître étrange, mais se révèle être indispensable au bon fonctionnement de l'équipe. En effet, la relation thérapeutique à l'être humain et à plus forte raison à l'enfant peut susciter au soignant des réflexions ou des questionnements quant au bien fait de ses actions ou réactions. Qui dans la relation de soins peut prétendre à chaque instant avoir donné la « bonne » réponse, le « bon » conseil ou avoir eu la « bonne » réaction? L'impact des agissements du soignant est primordial. Ne nions pas que dans ces conditions, le risque de voir émerger un conflit entre deux soignants existe. Ce contexte nécessite le respect mutuel des soignants. L'intervention d'une personne extérieure à l'institution peut être requise pour *dédramatiser les situations.*

IV – LES ACTIONS

Identifier la demande de soins

Avant de débuter une démarche thérapeutique, il est nécessaire d'identifier la demande de soins. Cette première étape du soin tient compte bien entendu des éléments physiques biologiques sociaux et psychologiques qui composent le sujet. En pédopsychiatrie, la difficulté relative à cette étape réside dans le fait que l'enfant n'identifie pas lui même la souffrance dont il est l'objet. Il lui est donc difficile de l'exprimer. Il est alors possible que l'on trouve des éléments de réponse en s'adressant à l'entourage de l'enfant : les parents et le système scolaire. La non plus, la tâche n'est pas toujours aisée. En effet, la souffrance chez l'enfant peut être la traduction d'un désir de relation ou de renoncement à cette relation. Il est également possible que l'enfant ait les mêmes symptômes que ses parents lorsque ceux-ci étaient enfants. Les parents risquent alors de ne pas percevoir l'aspect pathologique puisque leur enfant leur ressemble.
Il peut être également difficile lorsqu'on est parent de reconnaître la différence de son propre enfant par rapports aux autres lorsque cette différence a un caractère dévalorisant en raison de la blessure narcissique engendrée.

Observer l'enfant

Le rôle infirmier auprès de l'enfant ou de l'adolescent nécessite une capacité d'observation qui doit conduire à une analyse et permettre d'élaborer ou de réajuster le projet thérapeutique.
L'observation porte sur les éléments relatifs à la pensée, au caractère, à l'humeur, à l'affectivité, aux angoisses et au comportement de l'enfant dans les actes de la vie quotidienne.
Ainsi des domaines comme le jeu, la communication, le langage, les capacités d'écoute, d'attention, de mémorisation, l'attitude dans diverses situations (présences de parents, scolarité, danger, souffrance, plaisir, etc...), les capacités motrices sont autant d'éléments guidant l'observation.
L'enfant est un être qui se développe. Les observations doivent donc être prises en

compte en fonction de l'âge de l'enfant et les capacités qui s'y rapportent. Elles doivent également être consignées dans le dossier de soin.
L'observation permet de discerner le « normal » du « pathologique », si l'on peut considérer cette distinction comme relativement entière en psychiatrie adulte, c'est beaucoup moins évident en pédopsychiatrie. En effet comme le précise J. Ajuriaguerra, l'enfant dans la construction de sa personnalité, pour se structurer, passe par des périodes ou peut avoir des actes que l'on pourrait identifier comme pathologiques, des attitudes qui ne sont en fait que transitoires et qui servent d'expérience. Il est aussi possible d'observer des comportements hystériques, phobiques, ritualisés, des éléments mythomaniques ou tout simplement des mensonges. Il serait même possible de pressentir un trouble en l'absence de ses signes.

Les activités à visée sociothérapique

Les activités à visée sociothérapique sont l'intermédiaire de la relation entre l'enfant et le soignant. Elles présentent généralement un caractère ludique susceptible d'attirer l'intérêt de l'enfant. Le soignant se pose simultanément en animateur et en observateur durant l'activité. C'est l'émergence des réactions de l'enfant par rapport à : son propre corps, à l'objet, aux autres (enfants, parents, soignants...), à la difficulté, à la dimension symbolique qui est recherchée.
Le choix d'une activité dépend de l'orientation qu'on désire lui donner. Favoriser le maternage, travailler sur le rapport de l'alimentation, les conduites sociales par exemple, ou bien faire ressortir les capacités créatrices et d'imagination; permettre de verbaliser les affects, identifier le rapport au corps.
Concrètement les activités proposées peuvent être les suivantes :

- groupes de parole, groupes de chants, jeux de rôle;
- pratique du sport : piscine, équithérapie, jeux de ballons;
- lecture de contes et histoires;
- projection de dessins animés;
- activités d'éveil : dessin, musique, modelage...

Si la majorité des activités sont organisées à l'intérieur de l'institution, ou ponctuellement à l'extérieur, il est une activité : le séjour (appelé également transfert) qui nécessite de quitter l'institution durant plusieurs jours. Ce type d'activité permet d'observer les attitudes de l'enfant dans un contexte quelque peu « déstabilisant », par rapport à l'institution qui est sécurisante, car elle teste les capacités d'adaptation de l'enfant. Ce qui n'est pas sans provoquer de vives réactions chez l'enfant tant les repères espaces-temps-personnes sont modifiés. L'enfant psychotique est très sensible aux modifications de son environnement et réagit parfois de façon différée.
Durant le séjour, la surveillance soignante est permanente sur le plan de la sécurité physique et psychologique.

La relation avec les parents

La maladie de l'enfant représente bien souvent une blessure narcissique pour les parents. Il est donc nécessaire de déculpabiliser les parents qui se jugent « indignes de n'avoir pas su procurer à leur enfant l'équilibre nécessaire à sa santé au point d'avoir à confier ce rôle à une tierce personne ».

Le rôle de soignant est également : d'informer les parents du mode de prise en charge proposé, dont ils peuvent bien souvent être partie prenante; de leurs droits pécuniaires, administratifs et sociaux; de conseiller de prendre rendez-vous avec une assistante sociale; de suggérer l'adhésion à une association regroupant des familles ayant les mêmes soucis.

L'attitude de l'infirmière

Tout en permettant à l'enfant de se confronter à son environnement, il faut veiller à le préserver des dangers périlleux.

Il est important de déterminer les limites de ce qui est acceptable au regard de l'agressivité de l'enfant (agressivité verbale ou physique). Certes l'agressivité a valeur de communication, il est cependant possible de suggérer à l'enfant un mode de communication plus calme pour exprimer son ressenti. Ceci n'empêche pas pour autant le soignant de savoir accepter la colère, les pleurs comme le rire de l'enfant.

Références bibliographiques :

- *Psychiatrie de l'enfant et de l'adolescent*
  Tomes 1 et 2 : J.-P. Dumont, M. Le Del Alexandre, Ph. Dunelat et J. Prouf.
  Éditions Heures de France
- *L'enfant handicapé mental*, Dr. Antoine et Janine Galland, Nathan.
- *Psychopathologie de l'enfant*, J. Ajuriaguerra et D. Marcelli, 3e édition, Masson.

Chapitre 11

LES TROUBLES MENTAUX DE L'ÉPILEPSIE

TROUBLES MENTAUX DE L'ÉPILEPSIE

1. DÉFINITION

- La crise épileptique est la conséquence clinique de la décharge paroxystique et synchrone d'une population de neurones corticaux;
- la maladie épileptique est réalisée par la répétition spontanée des crises.

Rappel clinique

On distingue une classification des crises et une classification des épilepsies.

1. Crises : généralisées ou partielles selon qu'elles touchent tout ou partie du cortex.

a) Généralisées :
- classique crise tonico-clonique en trois phases :
  - phase tonique,
  - phase clonique,
  - coma post-critique;
- mais les autres types sont plus répandu encore :
  - toniques pures, cloniques, atoniques, etc.,
  - absence (petit mal) : simples ou complexes selon leurs symptômes.

b) Partielles :
- symptômes élémentaires : touchant une partie du cortex primaire :
  - moteur,
  - sensitif,
  - végétatif;

la crise Bravais-Jacksonienne n'est qu'un type parmi bien d'autres de crise motrice;

- complexes touchant des aires corticales associatives; parmi elles, des symptomatologies psychiques pouvant toucher le langage (aphasie, prononciation automatique de mots, ...), la mémoire (impression de déjà vu, de jamais vu, ...), l'affectivité (anxiété, pensée forcée, etc.).

Cela correspond aux crises temporales de l'ancienne classification. Ce terme est caduc et doit être évité.

c) Tous ces types peuvent se combiner entre eux (crises combinées), et les crises partielles se généraliser (20 %), les crises se répéter de façon subintrante (état de mal).

2. Épilepsies :

a) Épilepsies généralisées idiopathiques : (≈ 30 % des épilepsies) sans lésion cérébrale :

- petit mal dans l'enfance;
- crises généralisées apparaissant à l'adolescence;
- la caractéristique EEG : pointes-ondes bilatérales, diffuses, synchrones à 3 c/s.

b) Épilepsies généralisées secondaires : (assez rares : (≈ 10 %) graves lésions cérébrales, avec souvent arriération mentale (Syndrome de West et apparentés).

c) Épilepsies partielles bénignes, rencontrées dans l'enfance et guérissant spontanément (représentant la majorité des épilepsies de l'enfance).

d) Épilepsies partielles lésionnelles correspondant à des lésions du cortex (traumatiques, vasculaires, tumorales, infectieuses, malformatives) : les plus fréquentes.

Le diagnostic repose d'abord

- Sur la clinique : pas d'épilepsie sans crise;
- et sur la confrontation entre EEG et clinique.

2. TROUBLES MENTAUX AIGUS

Troubles mentaux critiques

Directement liés à la décharge épileptique; ils sont en fait assez rares :

- automatismes psychomoteurs (séquences comportementales automatiques, plus ou moins longues et adaptées);
- agitation clastique;
- confusion de l'état de mal-absence, dont seul l'EEG permet le diagnostic.

Troubles post-critiques

1. Confusion post-critique : syndrome confusionnel de durée variable (quelques minutes à 24 h, en règle quelques heures), après une crise généralisée. Le diagnostic est facile si :

- on a assisté à la crise;
- le sujet est connu comme épileptique.

Mais il peut être plus difficile surtout en l'absence de témoin.

Sont en faveur du diagnostic :

- le début brutal;
- la morsure latérale de la langue;
- et surtout la résolution spontanée.

C'est surtout dans ces conditions que les épileptiques peuvent être agressifs. Il faut donc laisser le patient se réveiller :

- en le mettant en position latérale de sécurité;
- en le surveillant jusqu'au réveil complet.

2. Réactions psychologiques :
   - les crises généralisées sont amnésiques.
     Il est habituel que le sujet ignore ce qui s'est passé et parfois même il dénie les témoignages de son entourage;
   - un autodéclenchement des crises est possible, quoi qu'assez rare;
   - de même que les facteurs psychiques peuvent déclencher une crise.

3. Les « états crépusculaires » correspondent en fait à des crises partielles complexes d'assez longue durée.

Troubles mentaux intercritiques

Persistant au-dehors de tout épisode critique, ils sont directement liés à la personnalité du malade.

1. La majorité des épileptiques n'a pas de troubles mentaux et s'accommode de la maladie, à condition d'être bien renseignés et suivis.

2. On décrivait une personnalité épileptique : troubles du caractère (impulsivité, agressivité), alternant avec :
   - infantilisme et viscosité affective (ces malades sont « collants »);
   - et des troubles de l'humeur (dysphorie variable).

   En fait, on ne trouve ce type de personnalité que chez un assez petit nombre d'épileptiques. Les facteurs en jeu sont multiples :
   - encéphalopathie sous-jacente, cause à la fois des troubles affectifs et des troubles épileptiques;
   - surdosages en médicaments, qui tendent à endormir;
   - long passé, dans ces épilepsies rebelles, de prise en charge médicale et institutionnelle.

3. Les problèmes se rencontrent surtout avec deux types de personnalité pathologique :
   - les psychopathes qui prennent mal leur traitement, boivent de l'alcool et donc font des crises;
   - les hystériques, dont les crises peuvent poser de redoutables problèmes diagnostiques. Il n'y a pas d'hystéro-épilepsie, mais il n'est pas rare de rencontrer des crises des deux types chez un même patient.

4. Peuvent survenir des épisodes pathologiques intercritiques :
   - bouffée délirante, pouvant évoluer vers la schizophrénie;
   - épisodes dysthymiques, surtout dépressifs.

Il est à remarquer que ces épisodes surviennent souvent après changement de traitement et disparition des crises : l'épilepsie s'améliore alors que le processus psychopathologique s'aggrave.

3. LES PSYCHOSES CHRONIQUES ET LES DÉMENCES ÉPILEPTIQUES

Délires épileptiques

La coexistence d'un délire chronique et d'une épilepsie se rencontre parfois : l'expérience et le vécu des crises peut alors s'intégrer au délire. La spécificité de ces psychoses est discutée et le DSM III-R les ignore. Comme dans les troubles de la personnalité, les facteurs sont sans doutes multiples.

Démence épileptique

Là encore de spécificité discutée. Il faut savoir (et dire aux patients qui ont tous plus ou moins ce fantasme) qu'une crise n'abîme pas le cerveau.

Par contre :

- les états de mal peuvent laisser des séquelles ;
- les démences de type Alzheimer s'accompagnent fréquemment d'épilepsie (15 %) ;
- les encéphalopathies causales peuvent évoluer vers une détérioration croissante (par exemple, encéphalopathie alcoolique) ;
- enfin le surdosage thérapeutique peut créer des tableaux pseudo-démentiels.

4. CONDUITE À TENIR DEVANT LES TROUBLES MENTAUX DE L'ÉPILEPSIE

Il faut s'assurer que le traitement est

1. Bien prescrit : monothérapie si possible, au long cours, médicament adapté au type de crises.

2. Bien pris : l'observance est souvent déficiente. Le dosage sanguin a radicalement modifié cet aspect : si le taux sérique du médicament est nul, c'est qu'il n'est pas pris depuis un certain temps (au moins 7 fois la demi-vie du médicament).

3. Bien toléré : toute somnolence, astasie, trouble psychique récent doit faire pratiquer un dosage des anti-épileptiques.

Les traitements sont relativement codifiés

1. Épilepsie généralisée idiopathique : Valproate (Dépakine®) ou phénobarbital (Gardénal®, etc.). et éthosuccimide (Zarontin®) dans les absences petit mal.

2. Épilepsie partielle : Tégrétol® ou Dihydan®.

3. Les benzodiazépines sont efficaces, mais peu de temps : Valium®, Urbanyl®, etc.

Dans les troubles psychiques

1. L'anxiété est au mieux prise en charge par la relation médecin-épileptique : les benzodiazépines sont très utiles.

2. Les épisodes dépressifs : éviter les tricycliques; on peut utiliser :
   - les IMAO : Marsilid®, Niamide–;
   - ou les nouveaux antidépresseurs : Vivalan®, Athymil®, Prozac®, Déroxat®, Seropram®;
   - le Tégrétol® a aussi un effet latéral thymorégulateur intéressant.

3. Les troubles du caractère bénéficient :
   - d'un traitement neuroleptique modéré régulier : Dipipéron® ou Neuleptil®;
   - ou du Tégrétol®.

SOINS INFIRMIERS AUPRÈS DES PERSONNES SOUFFRANT D'ÉPILEPSIE

Objectif

Le rôle infirmier dans la relation avec le patient souffrant d'épilepsie est avant tout un rôle éducatif et préventif dont le but est de réduire au minimum la survenue des crises.

Il est également nécessaire de connaître la conduite à tenir en cas de crise.

1. Le rôle éducatif porte sur

- L'astreinte d'un traitement médicamenteux quotidien et ses effets secondaires;
- la nécessité de réaliser des dosages du médicament anti-épileptique afin d'équilibrer le traitement;
- la prévention du risque d'accident, notamment en ce qui concerne la conduite de véhicule ou les sports dangereux;
- l'hygiène de vie : la personne doit privilégier une vie calme et régulière en évitant le surmenage, les émotions trop fortes ou l'utilisation prolongée d'écrans informatiques;
- il est également conseillé d'informer les proches ou la famille de la personne soignée sur les différents points cités ci-dessus et sur la conduite à tenir en cas de crise.

2. Conduite à tenir en cas de crise

- Laisser la crise se dérouler en préservant la personne d'une blessure éventuelle (escalier, meuble, vitrage, etc.); essayer d'en évaluer la durée;
- faire appeler le médecin.

3. En fin de crise

Installer le patient sur son lit en position latérale de sécurité après avoir effectué les soins d'hygiène (perte d'urines) et physiques (morsure de la langue, ou autres blessures liées à la chute).

Attention : Vérifier si le patient ventile correctement. La langue peut s'être retournée dans le pharynx et provoquer un arrêt respiratoire par obstruction.

- Surveiller les constantes;
- au réveil : expliquer à la personne ce qui vient de se passer, procurer du calme;
- noter le déroulement de la crise sur les outils de transmission du service en précisant l'heure, la durée, les blessures occasionnées et les valeurs des constantes relevées.

Chapitre 12

LES TRAITEMENTS PSYCHOTHÉRAPIQUES

LES TRAITEMENTS PSYCHOTHÉRAPIQUES

Les traitements psychothérapiques reposent essentiellement sur une attitude d'aide fondamentale du thérapeute vis-à-vis de son patient. La personnalité profonde du thérapeute est impliquée dans cet engagement. Aussi ce désir n'est pas suffisant en lui-même. Le patient attend du psychothérapeute et de l'analyste :

- qu'il ait une personnalité normale ou proche de la normale et qu'il ait conscience de ses insuffisances;
- qu'il ait acquis une connaissance théorique et pratique suffisante et valable;
- qu'il ait conscience des affects, des représentations, des attitudes internes que le patient suscite en lui et qu'il soit capable de les maîtriser.

Le désir d'aider, la bonne volonté, les bonnes intentions sont utiles, nécessaires mais insuffisantes, même pour se mettre dans une attitude psychothérapique. Déjà, dans une thérapie simple, de soutien, ce qui sera déterminant, c'est la nature de la personnalité du thérapeute et l'intuition qu'il a de son contre-transfert. Au-delà de ces traitements simples une formation est nécessaire; le plus souvent, elle commence par l'analyse personnelle du thérapeute.

LA PSYCHANALYSE

La psychanalyse est à la fois une théorie expliquant la vie psychique et une thérapeutique susceptible d'en corriger les défauts ou les défaillances. Théorie et pratique, théorie et thérapeutique sont difficilement dissociables. La théorie est née de l'expérience thérapeutique et la réflexion théorique continue au cours de la cure; l'effet thérapeutique de la cure découle de la mise en œuvre des notions théoriques.

Sur le plan thérapeutique, la cure est une entreprise individuelle et subjective dans laquelle une personne déterminée décide de s'engager; cela suppose qu'elle a reconnu, au moins en partie, ses difficultés et qu'elle les rattache à des troubles psychologiques et, d'autre part, qu'elle vienne faire une demande auprès d'un analyste.

La cure analytique repose essentiellement sur le discours de l'analysant, sur la parole (et aussi, bien sûr, sur l'aide plus ou moins tacite de l'analyste) mais ce moyen n'est pas une fin en soi. Le travail analytique n'intéresse pas que l'intelligence, il se fait sur les affects et, d'une manière générale, sur l'ensemble de l'individu, son corps, son comportement, ses actes.

S'analyser c'est se comprendre mais aussi et surtout se changer.

1. BREF RAPPEL THÉORIQUE

La première notion essentielle est l'importance primordiale accordée à l'inconscient

Ce concept fondamental, Freud ne l'a pas inventé mais il lui a donné sa vraie valeur, sa vraie place et s'est attaché à mettre en lumière les moyens de le connaître et les modalités de son fonctionnement.

De la notion d'inconscient peu à peu précisée, découlent :

- la théorie des instances ou *topique :* l'appareil psychique est divisé en plusieurs territoires, en plusieurs zones d'influence :
  - l'inconscient, le préconscient et le conscient, c'est la première topique,
  - le Ça, le Moi et le Surmoi, c'est la seconde topique;
- la notion de conflit entre deux désirs, deux tendances, en fait entre deux instances topiques – et toutes les notions économiques qui en découlent : investissement, désinvestissement, contre-investissement, refoulement, censure, etc.;
- l'inconscient se manifeste indirectement (retour du refoulé) et c'est par là qu'il se démasque :
  - dans les rêves, imaginations, rêveries,
  - dans les mythes, contes, créations artistiques, jeux de mots, etc.,
  - dans les lapsus de parole ou d'acte (acte manqué),
  - à certains moments de la cure analytique grâce à la méthode des associations libres;
- le fonctionnement de l'inconscient ne se fait pas selon les modalités de celui du conscient. L'inconscient :
  - ne connaît d'autre but que le plaisir le plus intense et le plus immédiat possible (principe du plaisir),

- les représentations de mots et les représentations de choses y sont équivalentes et elles sont traitées par condensation, une représentation en signifiant plusieurs autres, et par déplacement, une représentation étant signifiée par une représentation voisine,
- l'énergie y circule librement entre toutes ces représentations (énergie libre) et leurs associations,
- l'inconscient ignore la négation et se rit de toute logique car il ne connaît que la force et la satisfaction (des pulsions).

Toutes ces modalités constituent ce qu'on appelle « les processus primaires »; on les rencontre dans toutes les manifestations détournées de l'inconscient; on les comprend mieux lorsqu'on connaît les contenus de l'inconscient, les pulsions.

La seconde notion capitale découle de la première car il s'agit du contenu de l'inconscient, c'est la pulsion, ou plutôt les pulsions

- La pulsion est une force *dynamique* : venant d'une origine, source organique, possédant une certaine force, la poussée, visant à un but déterminé, l'apaisement de la tension, au moyen d'un objet plus ou moins précisément déterminé;
- il y a deux grands types de pulsions :
  - les pulsions d'auto-conservation, encore appelées pulsions du Moi,
  - les pulsions sexuelles;
- c'est en soignant des névrosés que Freud a pris conscience de l'importance de la sexualité dans les conflits psychiques et qu'il a élaboré peu à peu les notions fondamentales d'inconscient et de pulsion;
- on appelle libido l'énergie des pulsions sexuelles, l'énergie des pulsions d'auto-conservation étant l'énergie du Moi;
- les pulsions sexuelles se manifestent très précocement sous des formes particulières (sexualité infantile) et subissent peu à peu une maturation dynamique de la naissance à la génitalité selon le schème évolutif du Moi et de la libido bien connu :
  - narcissisme primaire,
  - auto-érotisme,
  - oralité,
  - stade sadique-anal,
  - stade phallique,
  - période de latence,
  - période génitale;

  des fixations (et donc ultérieurement des régressions) plus ou moins importantes, solides et durables pouvant se constituer, en cas de perturbations, à chacune de ces étapes évolutives;
- le complexe Œdipe n'est pas à proprement parler un stade, c'est une structure qui organise le jeu des identifications et contre-identifications formatrices de l'enfant, les directions et les objets des désirs tendres et hostiles;
- force dynamique, la pulsion est inébranlable. Elle agit compulsivement en vue de la satisfaction (compulsion de répétition). On ne peut pas la vaincre, on ne peut que l'éduquer (sublimation = déplacement de l'objet);

- le narcissisme marque un tournant dans la théorie des pulsions. Le narcissisme est l'investissement fait sur sa propre personne. Les pulsions du Moi sont totalement narcissiques; les pulsions sexuelles doivent trouver un équilibre entre narcissisme et investissement d'objet;
- Freud, durant la dernière partie de sa vie, voyait les pulsions d'un autre œil (seconde théorie des pulsions); il les distinguait selon deux grandes lignes de forces :
  – les pulsions de vie : Eros,
  – les pulsions de mort : Thanatos.

2. MÉTHODES DE LA PSYCHANALYSE

Quelles que soient les variations techniques de la thérapeutique psychanalytique, quelques éléments méthodologiques fondamentaux demeurent :

Le patient a toujours l'initiative, c'est lui le protagoniste

- Tout est parti de sa demande;
- le traitement nécessite sa démarche, à chaque séance renouvelée, vers son analyste;
- il a l'initiative de la parole;
- l'analyste n'a pour rôle que de l'aider.

Au patient, il est demandé

- De venir assidûment aux séances convenues. Pour l'aider à ne pas céder à ses résistances, il est entendu qu'il payera même les séances manquées;
- de dire simplement tout ce qui vient à l'esprit sur le moment sans céder à aucune critique intérieure; il s'agit bien de tout dire, tout, c'est-à-dire même et surtout ce qui paraît le plus difficile à exprimer parce que sale, grossier, agressif, absurde, stupide, érotique, insignifiant et de le dire le plus simplement possible, tel que cela vient à l'idée.

C'est la *règle fondamentale des associations libres;*

- de payer pour chaque séance un prix convenu selon l'effort qu'il est raisonnable de demander au patient.

De l'analyste, on attend

- Qu'il ait été analysé lui-même et reconnu apte par ses collègues à pratiquer l'analyse;
- qu'il analyse correctement son contre-transfert (les affects qu'il ressent profondément en présence de son patient);
- qu'il soit capable d'aider son patient :
  – en lui montrant par quelques brèves interventions qu'il a bien compris la nature du conflit en cause et de l'énergie approximative des forces en lutte,

– en lui proposant avec discrétion quelques associations entre les éléments de son discours susceptibles de l'aider dans la prise de conscience,
– en formulant, à certains moment de la cure, des interprétations plus profondes aidant le patient à modifier ses investissements.

Dès le début du traitement et pendant toute sa durée se développe le **transfert**

Ensemble des affects, des désirs ressentis par le patient pour son analyste qui oscillent entre l'amour et l'agressivité, la tendresse et la haine et sont fortement ambivalents. Ces affects et ses désirs sont la réactivation et la répétition des positions pulsionnelles infantiles vis-à-vis des images parentales.

Le transfert a un rôle ambivalent, dans la cure :

- d'un côté, il fonctionne comme résistance. C'est la névrose de transfert. Le patient répète sur l'analyste le vécu infantile;
- d'un autre côté, c'est par son intermédiaire que la patient reprend confiance en lui, qu'il comprend son histoire infantile et son fonctionnement mental défensif et qu'il se rend compte qu'il peut changer.

Le transfert en définitive doit toujours être interprété par le patient et l'analyste et être dépassé à la fin de la cure.

3. PRINCIPALES TECHNIQUES DE LA THÉRAPEUTIQUE PSYCHANALYTIQUE

L'analyse, la cure type, cure classique

- Le patient est allongé sur le divan dans le calme et le silence afin de favoriser la détente physique et psychique;
- l'analyste est hors de sa vue, assis dans un fauteuil derrière la tête du divan et peut voir son patient;
- les séances sont nombreuses et rapprochées, en moyenne trois par semaine;
- la durée des séances est identique;
- l'analyste reste en retrait, n'intervenant pendant longtemps que brièvement pour indiquer quelque aspect du transfert.

Ainsi le cadre régulier, les positions respectives, l'association libre côté patient et la règle d'abstinence côté analyste favorisent au maximum la régression et la mise à jour du matériel prégénital.

Psychothérapie analytique

- Habituellement en face à face;
- une ou deux séances par semaines;
- le travail du patient est de tout dire selon la règle des associations libres mais le fait qu'il voit son analyste modifie les choses. Pendant longtemps le patient contrôle surtout le matériel prégénital et transférentiel et ce n'est que peu à peu après avoir expérimenté pas à pas la réelle neutralité de son analyste qu'il parle plus spontanément de ses pensées profondes;

- l'avantage par contre est qu'il a moins peur du thérapeute parce qu'il le maîtrise continuellement en le tenant sous son regard;
- le thérapeute, plus que l'analyste, apporte aide et parfois encouragement dans les moments difficiles.

Psychodrame analytique

- Habituellement un couple de thérapeutes, parfois un seul thérapeute, ailleurs plusieurs;
- et quelques patients, parfois un seul;
- une situation fictive ou un thème est proposé par un des patients ou un des thérapeutes;
- les rôles sont distribués et on joue, on parle au présent, on interpelle et on mime des actions;
- la visée thérapeutique est de faire ressentir, faire revivre, faire dire certains désirs, archaïques, certaines pensées refoulées, certaines émotions oubliées ou réprimées, c'est une forme de catharsis par le moyen détourné du jeu.

4. LES INDICATIONS DES MÉTHODES ANALYTIQUES

Poser l'indication d'une analyse, d'une thérapie analytique voire d'un psychodrame implique la prise en considération de :

- la structure profonde de la personnalité du patient au-delà des symptômes formulés. Comptent pour cette appréciation :
  - les symptômes même non formulés et les inhibitions,
  - la problématique conflictuelle,
  - et surtout les moyens de fonctionnement et de défense;
- le degré de solidité du Moi :
  - les modalités d'existence, les réalisations pragmatiques, individuelles et sociales, la nature des relations avec les autres,
  - les réactions vis-à-vis des frustrations et des échecs (mobilité de la libido, aptitude au deuil),
  - et là encore la nature et l'importance réciproque des moyens de défense;
- la position du thérapeute : dans son transfert et dans ses acquisitions théoriques.

Sont en principe de bonnes indications d'analyse

1. Les névroses structurées :
   - névrose hystérique;
   - névrose phobique;
   - névrose obsessionnelle.
2. Les structures névrotiques et psychotiques non décompensées.
3. Certains psychosomatiques.

Sont indications de psychothérapie analytique

- D'une manière générale toutes les indications d'analyse lorsque celle-ci, pour une raison ou une autre, n'est pas réalisable;
- les névroses graves;
- les névroses de caractère;
- les psychotiques avérés, en dehors des périodes aiguës, surtout les bouffées délirantes, un grand nombre de schizophrènes, beaucoup plus rarement les paranoïaques.

Les contre-indications générales de la psychothérapie analytique sont les suivantes :

- les patients qui peuvent retirer plus de bénéfices d'une analyse que d'une thérapie;
- les psychotiques en période aiguë (psychothérapie de soutien);
- les patients qui n'ont pas de vraie demande ni de réel désir de guérir, chez lesquels les symptômes et troubles divers sont le meilleur compromis possible.

LES PYSCHOTHÉRAPIES EN DEHORS DE LA PSYCHANALYSE

1. L'ATTITUDE PYSCHOTHÉRAPIQUE

En urgence

- Certaines situations d'urgence demandent au psychiatre, au médecin, à tout soignant en général une attitude psychothérapique, par exemple au cours des réactions de désarroi de certains malades;
- le médecin par son attitude et ses paroles rassure et calme le malade; il s'efforce d'apaiser l'angoisse et ses manifestations. C'est là, durant ces périodes de crise, une attitude très positive : le médecin écoute mais aussi parle, réconforte, encourage, cherche à rassurer;
- dans tous les cas d'urgence, il est préférable de ne pas aller trop loin, de ne pas élucider le matériel verbal qui est trop angoissant pour le patient qui n'est pas en état de l'assumer. Ce n'est pas le moment de l'interpréter. D'ailleurs le nombre d'entretiens restent limités et ils cessent dès que l'urgence disparaît;
- secondairement, si le patient entreprend une thérapie, il est préférable que ce soit avec un autre thérapeute que celui qui l'a aidé en urgence.

Au long cours

Chez certains schizophrènes chroniques, grands délirants chroniques, dépressifs mélancoliques, il n'est pas possible, en l'absence de capacités idéatives et verbales suffisantes, d'avoir de communication plus profonde que l'attitude psychothérapeutique où le médecin s'efforce toujours de canaliser l'angoisse du malade par rapport à sa maladie.

2. LES PSYCHOTHÉRAPIES DE SOUTIEN

Technique

- Séance face à face;
- en général, une séance de durée déterminée par semaine;
- mais tous les éléments restent souples et modifiables selon l'état du patient;
- le patient est encouragé à parler mais il ne lui est pas demandé de tout dire ni de dépasser ses résistances; le matériel est essentiellement conscient et préconscient;
- le thérapeute ne « pointe » pas le matériel inconscient; il le laisse passer. Il n'interprète pratiquement pas.
  Par contre il encourage, gratifie, rassure. Il s'intéresse aux difficultés et aux souffrance du patient et essaie de soulager son angoisse.

But

- Créer un lien solide et durable entre patient et thérapeute;
- soulager les symptômes les plus pénibles;
- mener peu à peu le patient à saisir l'origine inconsciente de ses troubles, ce qui l'amènera peu à peu à une demande de psychothérapie analytique.

Indications

- Les états anxieux et dépressifs réactionnels sur des structures fragiles très défendues. Le sujet n'a pas de demande psychothérapique profonde, il ne veut qu'être soulagé;
- les structures névrotiques et psychotiques en voie de décompensation venant se plaindre d'un symptôme ou de plusieurs mais ne voulant pas (pour le moment) entendre parler d'un traitement approfondi.

3. LES PSYCHOTHÉRAPIES DE GROUPE

Elles utilisent des notions empruntées à la microsociologie

C'est-à-dire à l'étude des petits groupes isolés en référence à la psychopathologie individuelle. Elles reposent sur la dynamique du groupe qui détermine le rôle de l'individu et sa possibilité de s'identifier au groupe.

1. Psychothérapies de groupe :
   - simples : un petit groupe de patients est groupé autour de deux ou trois médecins qui restent en retrait et laissent s'engager le dialogue en essayant de canaliser ou de limiter l'expression verbale. Cette technique a donné naissance aux psychothérapies institutionnelles qui sont bien adaptées aux besoins de relation des psychotiques :
   - directives :
     les médecins interviennent plus directement, engageant le dialogue sur un problème précis et poussant chacun à intervenir. Ils ne se livrent à aucune interpré-

tation profonde ni au niveau du groupe ni au niveau individuel. Le but de cette technique est de faire prendre conscience aux malades de la façon profonde dont ils sont impliqués au niveau des relations. Elle trouve son application chez les psychotiques, les adolescents caractériels et les enfants psychotiques.

2. Les psychodrames
   - Type Moreno :
     - le cadre comprend : scène, directeur, sujet, auxiliaire et public,
     - le déroulement comprend une discussion préparatoire, le jeu dramatique puis la discussion du jeu,
     - le patient est invité à jouer un rôle imaginé, rêvé ou fantasmé;
   - le psychodrame analytique.

Indications des techniques de groupe

Les psychothérapies de groupe sont intéressantes essentiellement dans les institutions psychothérapiques et psychiatriques. Elles permettent d'impliquer un plus grand nombre de patients et en particulier de donner un moyen d'expression à certains sujets qui ne veulent pas entendre parler de psychothérapie individuelle et restent en retrait au sein du groupe.

Les psychothérapies de groupe et les psychodrames sont habituellement intéressants pour les sujets très fragiles :
- qui demandent une prise en charge psychologique;
- mais qui redoutent une relation duelle et un abord trop direct;
- qui ont de très fortes résistances et, en conséquence, des difficultés à verbaliser.

Mais tout autant que les thérapies individuelles, ces méthodes requièrent des thérapeutes avertis, entraînés, analysés et dominant leur problématique personnelle et leur contre-transfert.

4. IL EXISTE ÉGALEMENT QUELQUES TECHNIQUES PSYCHOTHÉRAPIQUES PARTICULIÈRES

Les relaxations

- Traîning autogène de Schultz ou technique de Jacobson;
- la méthode est centrée sur la prise de conscience du corps, puis sur une certaine maîtrise des fonctions de base (tonus musculaire, respiration, rythme cardiaque);
- ces méthodes sont particulièrement intéressantes chez :
  - les sujets présentant des troubles psychofonctionnels,
  - certains psychosomatiques.

Diverses techniques

- Les narco-analyses ne sont pratiquement plus employées; les barbituriques peuvent permettre un abord psychothérapique à visée essentiellement symptomatique;

- de même que l'hypnose;
- l'art-thérapie et l'expression scénique dirigée;
- le rêve éveillé;
- les thérapies cognitives qui dérivent du comportementalisme : on propose aux patients des méthodes d'autocontrôle visant à modifier ses schèmes habituels de pensée. Ces méthodes sont très à la mode ces dernières années.

Toutes ces techniques ont en commun :

- d'utiliser implicitement le transfert qui n'est pas analysé et parfois même n'est pas reconnu par le thérapeute;
- d'utiliser une technique qui nécessite un apprentissage assez long;
- de valoir ce que vaut le thérapeute : les qualités fondamentales étant l'honnêteté, la compétence et l'empathie.

Chapitre 13

LES TRAITEMENTS MÉDICAMENTEUX EN PSYCHIATRIE

TABLEAU INTRODUCTIF

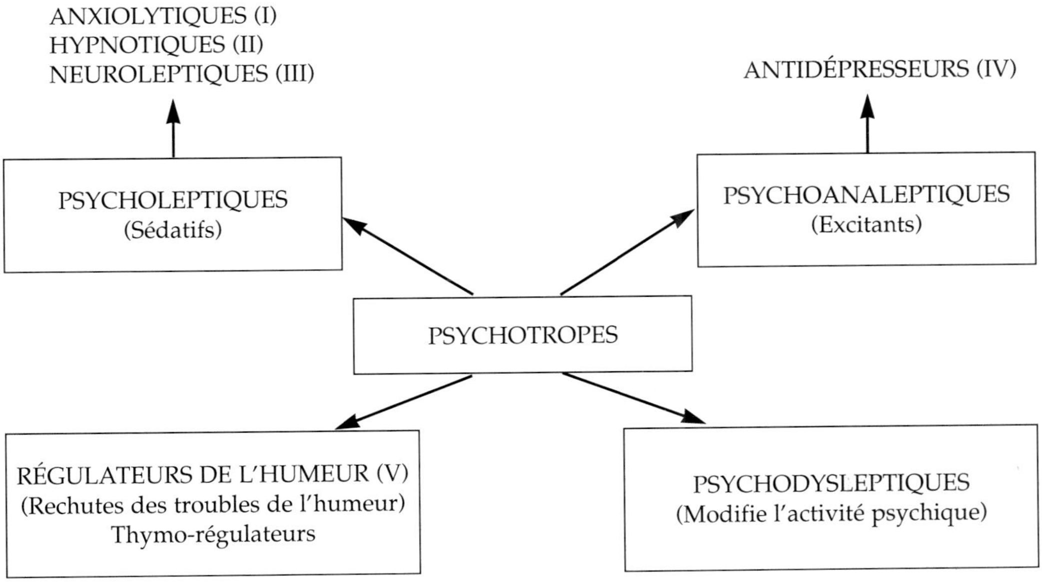

LES TRAITEMENTS MÉDICAMENTEUX EN PSYCHIATRIE

Source : Classification de Delay et Denicker

1. LES ANXIOLYTIQUES OU TRANQUILLISANTS

INDICATIONS	**Manifestations anxieuses,** désintoxication éthylique Prémédications, lumbagos, insomnies.		
FAMILLE	Benzodiazépines	Carbamates	Nouvelles molécules
EXEMPLES DE DÉNOMINATIONS COMMERCIALES	Lexomil® Librium® Lysanxia® Séresta® Témesta® Tranxène® Urbanyl® Valium® Veratran® Xanax®	Equanil® Procalmediol® Atrium®	Buspar® Atarax®
FORMES	Comprimés, gouttes buvables, injectables IM, IV, suppositoires		
CONTRE-INDICATIONS	Insuffisance respiratoire sévère, myasthénie, grossesse, allaitement, insuffisance rénale et hépatique de la personne âgée.		
EFFETS SECONDAIRES TRÈS RARES	Somnolence, asthénie, passivité, dépendance, syndrome de sevrage : anxiété, insomnie, irritabilité (prudence chez les sujets âgés).		
ADMINISTRATION	Préférable per os.		
ÉDUCATION DU PATIENT ET DE LA FAMILLE	– Ne pas associer à de l'alcool. – Risque d'endormissement : véhicules, machines. – Grossesse et allaitement. – Éventuels troubles de la mémoire chez des sujets prédisposés (prise excessive de BZD en quantité et en durée, fragilité, grand âge, association à d'autres médicaments).		
CAS PARTICULIER	Cas de tentative de suicide : faire faire un lavage gastrique Ananxate. *Tentative de suicide médicamenteuse* – Interroger le patient. – Nom du médicament ingéré ? – Dosage du médicament ingéré ? – Quantité de comprimés ou de gouttes ingérés ? – Heure de l'acte ? – Prévenir le médecin. – Demander avis du pharmacien et du centre anti-poison. – Surveiller la tension artérielle et la fréquence respiratoire.		

2. HYPNOTIQUES

INDICATIONS	**Insomnie,** régularisation du sommeil, épilepsie, préanesthésie.	
FAMILLES	Barbituriques ↓ Phénobarbital (épilepsie)	Non barbiturique ↓ Benzodiazépines Phénotiazine Imidazopiridine
EXEMPLE DE DÉNOMINATIONS COMMERCIALES	Gardenal® Ortenal® Alepsal® Binoctal® etc.	Rohypnol® – Noriel® Mogadon® – Noctran® Mépronizine® – Halcion® Stilnox® – Imovane® etc.
CONTRE-INDICATIONS	Insuffisance respiratoire, grossesse.	
FORMES	Per os.	
EFFETS SECONDAIRES	*cf.* anxiolytiques.	
ADMINISTRATION	*cf.* anxiolytiques.	
ÉDUCATION DU PATIENT ET DE LA FAMILLE	Conseils d'hygiène : pour minimiser un traitement hypnotique lors des difficultés d'endormissement : – repas du soir léger; – activité physique diurne; – suppression des excitants : café, thé, tabac; remplacer par : tisane (tilleul par exemple); – atmosphère calme; – Éviter le travail de nuit; – literie confortable; + éléments d'éducation relatifs aux anxiolytiques.	

3. NEUROLEPTIQUES

INDICATIONS	**États psychotiques aigus et chroniques,** anxiété majeure, forme grave de névrose, états d'excitation psycho-motrice, sevrage toxicomaniaque.		
FAMILLES	Incisifs Antiproductifs Désinhibiteurs.	Sédatifs	Spéciaux. (en dernière intention).
EXEMPLES DE DÉNOMINATIONS COMMERCIALES	Haldol® Moditen® Piportil® Orap® Dogmatil® Fluanxol® Loxapac® Solian®	Largactil® Nozinan® Tercian® Droleptan® Neuleptil® Melleril® Barnetil® Théralène®	Leponex®
FORMES	– Comprimés – Gouttes buvables et – Injectables IM	– Injectables pour formes retards (action prolongée)	} Haldol Décanoas® Modecate®. Piportil® M_2 ou L_4, Fluanxol®, Clopixol® ASP* ou AP*. * (ASP : Libération semi-prolongée : 72 heures) * (AP : Libération prolongée : 3 à 4 semaines)
CONTRE-INDICATIONS	Sclérose en plaques, maladie de Parkinson, glaucome à angle fermé, grossesse (sauf Largactil), antécédants de syndrome malin, coma alcoolique ou barbiturique.		
EFFETS SECONDAIRES	– Photosensibilité : risque de brûlures solaires suite à une exposition, même de courte durée ➔ Prévoir protection majeure (ex. écran total). – Somnolence : signaler l'anomalie au médecin ➔ pour adapter la prescription. – Constipation : préconiser l'activité physique avant d'avoir recours aux traitements laxatifs. Conseiller une alimentation riche en fibres. – Rétentions urinaires ➔ faire effectuer une diurèse, contrôle des entrées et des sorties, informer le médecin. – Gynécomastie : (développement d'une poitrine chez l'homme). – Sécheresse de la bouche : boire de l'eau (2 litres par jour). Traitement médicamenteux : Sulfarlem S 25®. – Hypotension orthostatique : . contrôler la tension artérielle (assis, debout), informer le médecin, . Traitement médicamenteux : Hept A Myl®.		

3. NEUROLEPTIQUES (suite)

EFFETS SECONDAIRES (suite)	– Augmentation de poids : . faire une courbe de poids; . préconiser un régime alimentaire; . exercice physique. – Nausées ou vomissements : traitement : Primperan®. – Troubles sexuels : aménorrhée, galactorrhée, impuissance, éjaculation précoce-tardive, anorgasmie. *Remarque :* voir éducation du patient et de la famille. • **Syndrome extra-pyramidal :** – mouvements involontaires répétitifs et sans buts; – mâchonnement mastication (dyskinésies buccofaciales); – balancement du tronc; – impatiences des membres inférieurs (piétinements); – *stepping* (la personne marche sur un sol plan avec un jeu de jambes montant un escalier); – dyskinésies digestives (fausses routes, dysphagies); – irrégularités respiratoires; – crises occulogyres (« plafonnement ») : les yeux du patient sont attirés vers le ciel; – contractures et crampes. Ces effets secondaires sont corrigés par les médicaments suivants : – Akineton Retard® ➔ comprimés; – Lepticur® ➔ comprimés; – Ponalide® ➔ injection IM. *Remarque :* ce médicament est parfois associé aux traitements par neuroleptiques à action prolongée lors de la réalisation d'injection. – Artane® ➔ gouttes buvables. Médicament recherché par les toxicomanes en raison de ses effets lorsqu'il est associé à l'alcool. • **Le syndrome malin (se rencontre rarement)** Effet secondaire le plus grave : le pronostic vital est en jeu. – Signes : hyperthermie, tachypnée, déshydratation, rigidité, augmentation des CPK (enzymes cardiaques). • **Conduite à tenir :** . prévenir le médecin; . appeler le SAMU; . transférer le patient en réanimation; . surveillance des constantes; . pose d'une voie d'abord.

3. NEUROLEPTIQUES (suite)

ADMINISTRATION	• Surveiller le pouls, la température, la tension artérielle, la conscience, la fréquence respiratoires, l'apparition des effets secondaires. • Il est recommandé d'utiliser une seringue en verre pour injecter les neuroleptiques à action prolongée. La nature de ces produits peut produire une réaction avec les seringues en plastique. • Surveillance particulière concernant le Leponex® en raison du risque hématologique d'agranulocytose. • Pratiquer un numérotation formule sanguine (NFS) . 1 fois par semaine pendant 18 semaines, . 1 fois par mois ensuite. • Surveiller et prévenir les infections. • Sensibiliser le patient à l'hygiène corporelle. • Veiller au suivi des vaccinations.
ÉDUCATION DU PATIENT ET DE LA FAMILLE	• Prévenir de la durée du traitement qui peut être longue voire à vie (psychoses). • Informer des possibilités de renouvellements d'ordonnances et de la gratuité des soins. • Informer des effets secondaires et des possibilités d'y remédier. *Remarque :* avertir le patient du risque de troubles sexuels qu'il peut rencontrer; de la possibilité de réajuster le traitement en cas d'apparition de cet effet secondaire (qui est souvent à l'origine de l'arrêt du traitement par le patient). • Informer (en accord avec le médecin) de la possibilité de transformer le traitement quotidien en traitement à action prolongée (NAP). L'avantage d'une telle pratique est un meilleur confort thérapeutique pour le patient tout en garantissant la régularité de la prise du traitement car il doit être administré par un(e) infirmier(e). Ce traitement peut être réalisé au sein d'une structure psychiatrique ou à domicile. • Informer du risque de somnolence et des effets sur la conduite automobile ou l'utilisation de machines. • Informer de l'incompatibilité du traitement avec l'alcool et une éventuelle grossesse. S'informer de l'existence d'un traitement contraceptif. • Prévoir un calendrier de consultations régulières ou de visites à domicile après une période d'hospitalisation.

4. LES ANTIDÉPRESSEURS

<table>
<tr><td>INDICATIONS</td><td colspan="4">États dépressifs, névroses, TOC, insomnies, terreurs nocturnes, énurésie de l'enfant, douleur.</td></tr>
<tr><td rowspan="2">FAMILLES
ET EXEMPLE DE DÉNOMINATIONS COMMERCIALES</td><td>1. Tricylciques ou imiprami-niques</td><td>2. IMAO (inhibiteurs de la mono amine oxydase)</td><td>3. Anti-dépresseurs séroto-ninergiques</td><td>4. Autres</td></tr>
<tr><td>Anafranil®
Kinupril®
Laroxyl®
Pertofron®
Prothiaden®
Surmontil®
Tofranil®</td><td>Humoril®
Marsilid®
Niamide®
Tyciprine®</td><td>Deroxat®
Effexor®
Floxyfral®
Prozac®
Seropram®
Zoloft®</td><td>Athymil®
Survector®
Vivalan®</td></tr>
<tr><td>FORME</td><td colspan="4">Comprimés, gouttes buvables, injectable (IV lent).</td></tr>
<tr><td>DÉLAI D'ACTION</td><td colspan="4">Entre 7 jours et 4 semaines.
(Attendre 4 semaines avant de proposer un changement d'antidépresseur).</td></tr>
<tr><td>CONTRE-INDICATIONS</td><td colspan="4">IMAO
Alimentaires :
– fromages fermentés,
– viandes faisandées, sauces
– abats, avocats,
– banane
– chocolat
– vins et bières.
Médicamenteuses , association avec :
– les autres antidépresseurs
– certains médicaments sympathomimétiques.</td></tr>
<tr><td>EFFETS SECONDAIRES</td><td colspan="4">Tricycliques :
– Sécheresse de la bouche.
– Constipation.
– Hypotension orthostatique (risque de chutes).
– Tachycardie.
– Insomnie ou somnolence.
– Agitation.
– Levée des inhibitions.</td></tr>
</table>

4. LES ANTIDÉPRESSEURS (suite)

EFFETS SECONDAIRES (suite)	**IMAO** Modifications imprévisibles de la TA. Nausée, constipation, vertiges, céphalées, délire chez le patient psychotique. **Nouvelles molécules** Effets secondaires rares d'où leur confort d'utilisation.
ADMINISTRATION, SURVEILLANCE	**Tricycliques** – Surveillance des constantes. – Administration sur prescription de Surlfarlem S 25® ou d'Hept A Myl®. *Surveillance de la levée des inhibitions* **Il peut être craint un *risque de passage* à *l'acte suicidaire* après une semaine à 10 jours de traitement, à la suite d'une brusque inversion de l'humeur.** Le patient n'est alors pas complètement débarrassé de ses symptômes dépressifs, mais a retrouvé une force physique suffisante pour passer à l'acte. Il faut également essayer de trouver les éventuels moyens que le patient utiliserait pour se suicider et prévenir ce risque (Voir chapitre : Soins aux personnes souffrant de troubles dépressifs). *Surveillance clinique et biologique des antidépresseurs* – Rechercher la disparition des signes cliniques ; – contrôler le pouls, la tension artérielle, la diurèse et la qualité du sommeil. (Tolérance au traitement) ; – pratiquer un dosage plasmatique (sur prescription) si le patient marque une certaine résistance au traitement ; – si la résistance persiste, un changement de médicaments antidépresseurs peut-être prescrit ; bien souvent ce changement de traitement signifie un changement de famille d'antidépresseurs : appelé « relais ». Il faut alors respecter un intervalle entre l'arrêt du précédant médicament et l'administration du suivant selon le schéma suivant : Tricycliques ➔ IMAO : 5 jours IMAO ➔ Tricycliques : 15 jours IMAO ➔ Nouvelle molécule : 5 semaines Nouvelle molécule ➔ IMAO : 5 semaines. Pas de délai pour les autres antidépresseurs.
ÉDUCATION DU PATIENT ET DE LA FAMILLE	– Informer de la longue durée du traitement (plusieurs mois) ; – préciser que la guérison est conditionnée par le respect du traitement. Le pronostic est généralement bon ; – informer des effets secondaires qui sont souvent responsables d'un arrêt du suivi du traitement par le patient ; – informer des possibilités de changement de traitement ; – informer de la gratuité des soins.

4. LES ANTIDÉPRESSEURS (suite)

ÉDUCATION DU PATIENT ET DE LA FAMILLE (suite)	**Personnes traitées par IMAO** – Informer des contre-indications alimentaires et médicamenteuses; – informer de la conduite à tenir en cas de changement de traitement (aliments, associations médicamenteuses); – conseiller au patient de porter sur lui un document précisant qu'il est traité par IMAO.

5. LES THYMORÉGULATEURS

LES SELS DE LITHIUM, LE TÉGRETOL, LE DÉPAMIDE

INDICATIONS	Rechutes des troubles de l'humeur.	
FAMILLES	Carbonate de lithium ↓	Gluconate de lithium anhydre ↓
DÉNOMINATION COMMERCIALE	Teralithe® ↓	Neurolithium® ↓
FORMES	Comprimés 250 mg; ou LP 400 Mg en monoprise le soir.	Ampoules buvables de 10 ou 5 ml (1 gr)
CONTRE-INDICATIONS	**Insuffisance rénale et hépatique, grossesse.** *Associations médicamenteuses contre-indiquées avec :* – les diurétiques (lors d'un régime désodé); – les anti-inflammatoires non stéroïdiens; – les carbamazépines; – les inhibiteurs de l'enzyme de conversion; – les neuroleptiques; – la méthyldopa; – les IMAO.	
EFFETS SECONDAIRES	*Digestifs :* gastralgies, nausées, vomissements, diarrhées. *Neuropsychiatriques :* tremblement, confusion, asthénie. *Endocriniens* : prise de poids. *Cardiaques :* hypotension, troubles du rythme. *Urinaires :* polyurie (polydypsie, déshydratation). *Sexuels :* baisse de la libido. *Cutanés :* acnée, psoriasis.	
ADMINISTRATION	**Pratiquer les examens préalables à l'administration du médicament** – Clairance de créatine – recherche de proteinurie; } (Fonction rénale) – test de grossesse (préalablement à la mise en place d'une contraception);	

LES SELS DE LITHIUM, LE TÉGRETOL, LE DÉPAMIDE (suite)

ADMINISTRATION (suite)	– ionogramme sanguin; – recherche d'hypothyroïdie → T_3, T_4, TSH; – glycémie à jeun; – il est parfois pratiqué un dosage de lithiémie avant la mise en œuvre du traitement; – les apports sodés ne nécessitent pas de changement lors de l'administration du médicament. **Surveillance des effets du traitement** L'action du Lithium est efficace à partir du moment ou sa concentration dans le sang est située entre **0,5 et 0,8 mmol** par litre. Il est donc nécessaire de respecter un calendrier des dosages de lithiémie selon le schéma suivant : (soins sur prescription) – durant le 1er mois de traitement : à J 7, J 14, J 21, J 28; – durant le 2e mois de traitement : 1 prélèvement; – ensuite un prélèvement tous les deux mois; – réaliser le prélèvement avant la 1ère prise matinale.
ÉDUCATION DU PATIENT ET DE LA FAMILLE	**Éducation du patient** *Les éléments d'éducation porteront sur :* – le caractère itératif du traitement : la prise est quotidienne et à vie, – les effets secondaires : notamment : la prise de poids (courbe) la baisse de la libido les tremblements; – les dangers liés au surdosage : . desquels découle la nécessité des contrôles de lithiémie, . de ne pas dépasser la dose prescrite. **Éducation de la famille** *Les éléments d'éducation porteront sur :* – la reconnaissance des signes relatifs au surdosage (vertiges, tremblements, troubles de la vigilance, hypéreflexie, coma vigile); – et la conduite à tenir : alerter les secours et le médecin prescripteur.

Chapitre 14

LA DÉMARCHE DE SOINS ET LES DIAGNOSTICS INFIRMIERS EN PSYCHIATRIE

INTRODUCTION

La méthodologie de la démarche de soins en psychiatrie respecte le schéma suivant :

- recueil des données;
- analyse du recueil de données;
- élaboration du diagnostic :

> – Problème... lié à :
> – Facteurs favorisants... se manifestant par :
> – Signes : 3 signes minimum

- objectifs;
- actions : (Rôle propre de l'infirmière);
- évaluation;
- réajustements.

Remarque : Les éléments du recueil de données portent principalement sur les aspects psychologiques, relationnels et sociaux de la vie de la personne soignée sans omettre les éléments somatiques et biologiques (conception holistique). Afin de vous aider dans la réalisation de vos démarches de soins, nous vous proposons un exemple de recueil de données.
L'ensemble des informations recueillies par l'infirmière dans le cadre de son recueil de données doivent être notées dans le dossier de soins du patient.

A – LE RECUEIL DE DONNÉES

1. IDENTIFICATION DE LA PERSONNE

Nom :......................... Prénoms :.......................... Sexe : ....
Date de naissance : ....
Lieu de naissance : .... Pays : ....
Nationalité : ....
Profession : ....
Langue parlée : .... écrite : ....
Religion : ....
Adresse : ....
Prise en charge sociale : ....
N° de Sécurité sociale : ....
Situation familiale : ....
Personne à prévenir :.. Lien : ....
Groupe sanguin : ....

2. STATUT ADMINISTRATIF

Date d'entrée : ....
Statut administratif : HL HDT HO
Régime de protection :.. Depuis le : (date)
Tuteur ou curateur : Nom + coordonnées)

3. DESCRIPTION PHYSIQUE DE LA PERSONNE

- Tenue, présentation, expression, contact (facile, agressif...), vestimentaire;
- signes particuliers sur le plan physique;
- existence de prothèses (lunettes, appareil dentaire).

4. HISTOIRE DE LA PERSONNE

Cette rubrique du recueil de données relate le parcours de vie de la personne, de la naissance à aujourd'hui sur le plan familial, social, scolaire et professionnel (notifier les éléments les plus significatifs).

5. HISTOIRE DE LA MALADIE

- L'élément déclenchant : (dispute, perte d'emploi, etc...);
- la date de début des troubles;
- le lien avec la vie du patient (famille, activité professionnelle ou scolaire, religion, relation avec un tiers...);
- signes observés ou relatés :
  - Caractère
  - pensée,
  - humeur,
  - comportement;

  } les observations doivent signifier les évolutions constatées depuis le début des soins;
- le diagnostic médical :
  - le ou les diagnostics infirmiers,
  - le projet thérapeutique prévu : intra et extra hospitalier,
  - les traitements médicamenteux prescrits,
  - acceptation, tolérance, effets secondaires liés au traitement,
  - tests et examens réalisés : EEG, scanner, etc.,
  - problèmes sociaux,
  - observations diverses :
    . (problèmes somatiques associés),
    . autonomie.

6. LES ANTÉCÉDENTS

Sur le plan somatique

- Antécédents de pathologie;
- traitements;
- interventions chirurgicales;
- problèmes persistants;
- handicaps.

Sur le plan social

- Problèmes médico-légaux;
- relation avec l'employeur;
- ...

Sur le plan psychiatrique

- Hospitalisations antérieures :
  - motifs, statuts (HL, HDT, HO),
  - prises en charges réalisées,
  - résultats obtenus,

– épilepsie :
  . préciser le traitement en cours,
  . date de la dernière crise
  . le type.

Remarque : Il n'est pas nécessaire de relater tous les antécédents. Seuls ceux qui ont un lien avec la situation actuelle nous intéressent.

7. LES OBSERVATIONS INFIRMIÈRES AU QUOTIDIEN

Les observations réalisées quotidiennement mentionnent les progrès ou régressions du patient. Elles permettent d'opérer les réajustements dans la conduite des actions. Il est donc nécessaire de faire apparaître des indicateurs de mesures.

Nous vous proposons ci-dessous un exemple non exhaustif permettant d'évaluer les fonctions mentales du patient.

B – ÉVALUATION DES FONCTIONS MENTALES

1. AFFECTIVITÉ

Sommeil

- Insomnie :
  - endormissement,
  - matinale,
  - difficulté au réveil,
  - réveils dans la nuit,
  - turbulences nocturnes;
- Hypersomnie.

Alimentation

- Anorexie – boulimie.

Sexualité

- Impuissance – frigidité – hétéro, homo-sexualité;
- déviation : objets/modalités.

Anxiété

- Légère – modérée – grave – panique.

Émotivité, facticité, quête

Érotisation, autisme

2. MÉMOIRE

- Amnésie antérograde – rétrograde;
- DTS;
- apraxie – agnosie – aphasie;
- oublis – distraction;
- amnésie lacunaire (temps);
- amnésie élective (thème);
- fabulation;
- hypermnésie.

3. PENSÉE

- Délire – hallucination;
- parasitée – barrage;
- stéréotypée – volée – influencée;
- trouble du jugement;
- tachypsychie – bradypsychie;
- automatisme mental.

4. HUMEUR

- Exaltée – gaie – expansive – non sélective;
- triste – idées de mort;
- idées de suicide;
- stable – labile – oscillante.

5. MOTEUR

- Stabilité – agitation;
- compulsivité – agressivité – repli;
- passivité – « activisme »;
- asthénique – sthénique;
- autonomie sphinctérienne :
  – incontinence : urinaire - fécale;
- catatonie – négativisme.

6. CONSCIENCE

- Physique
  Schéma corporel : } membre fantôme, morcellement, autotopoagnosie;
- mentale :
  – dépersonnalisation,
  – déréalisation (étrangeté),
  – obnubilation,
  – stupeur,
  – absence – rêve,
  – coma – PC;
- conscience du trouble;
- inconscience du trouble;
- connaissance de la cause du trouble.

7. LANGAGE

- Mutisme – logorrhée;
- dyslexie – bégaiement;
- dysarthrie;
- variation de rythme.

8. COMMUNICATION

- Mode de communication – avec qui?
- ne comprend pas – n'écoute pas;
- interprète – abstraction;
- clarté, etc.

9. COMPORTEMENT vis-à-vis :

- de la maladie;
- des autres patients;
- de l'équipe soignante;
- du traitement;
- du projet de soins;
- du contrat de soins (anorexie, toxicomanie...);
- des visites, etc.

C – LES DIAGNOSTICS INFIRMIERS

La majorité des diagnostics infirmiers validés par l'ANADI (Association Nord Américaine des Diagnostics Infirmiers) sont utilisables auprès des patients souffrants de pathologies mentales. Nous proposons ci-après la liste d'un certain nombre d'entre eux dont la prévalence est plus fréquemment retrouvée dans les troubles et maladies psychiatriques.

- Altération de la communication verbale
- Altération de la mobilité physique
- Altération de la perception sensorielle (préciser : auditive, gustative, kinesthésique, olfactive, tactile, visuelle)
- Altération de l'élimination urinaire
- Altération des mécanismes de protection
- Altération des opérations de la pensée
- Anxiété modérée
- Anxiété sévère/extrême
- Atteinte à l'intégrité de la muqueuse buccale
- Atteinte à l'intégrité de la peau
- Atteinte à l'intégrité des tissus
- Chagrin (deuil)* dysfonctionnel
- Chagrin (deuil)* par anticipation
- Conflit décisionnel
- Conflit face au rôle parental
- Constipation
- Constipation colique
- Déficit de volume liquidien
- Déficit nutritionnel
- Dégagement inefficace des voies respiratoires
- Déni non constructif
- Détresse spirituelle
- Diarrhée
- Difficulté à se maintenir en santé
- Diminution du débit cardiaque
- Douleur aiguë
- Douleur chronique
- Dysfonctionnement sexuel
- Dysréflexie
- Excès nutritionnel
- Fatigue
- Gestion inefficace du programme thérapeutique (Prise en charge inefficace du programme thérapeutique)*
- Hyperthermie
- Hypothermie

– Isolement social
– Manque de connaissances (préciser)
– Manque de loisirs
– Mode de respiration inefficace
– Négligence de l'hémicorps (droit ou gauche)
– Non-observance (préciser)
– Perte d'espoir
– Incapacité d'organiser et d'entretenir le domicile
– Incapacité de s'adapter à un changement dans l'état de santé
– Incapacité (partielle ou totale) d'avaler
– Incapacité (partielle ou totale) de s'alimenter
– Incapacité (partielle ou totale) de se laver et d'effectuer ses soins d'hygiène
– Incapacité (partielle ou totale) de se vêtir et de soigner son apparence
– Incapacité (partielle ou totale) d'utiliser les toilettes
– Incontinence fécale
– Incontinence urinaire à l'effort
– Incontinence urinaire fonctionnelle
– Incontinence urinaire par réduction du temps d'alerte
– Incontinence urinaire réflexe
– Incontinence urinaire vraie (totale)
– Intolérance à l'activité
– Perturbation chronique de l'estime de soi
– Perturbation dans l'exercice du rôle
– Perturbation dans l'exercice du rôle parental
– Perturbation de la croissance et du développement
– Perturbation de la dynamique familiale
– Perturbation de la sexualité
– Perturbation de l'estime de soi
– Perturbation de l'identité personnelle
– Perturbation de l'image corporelle
– Perturbation des échanges gazeux
– Perturbation des habitudes de sommeil
– Perturbation des interactions sociales
– Perturbation situationnelle de l'estime de soi
– Peur
– Pseudo-constipation
– Réaction post-traumatique
– Recherche d'un meilleur niveau de santé (préciser les comportements)
– Rétention urinaire
– Risque élevé d'accident
–Risque élevé d'altération de la température corporelle
– Risque élevé d'aspiration (fausse route)
– Risque élevé d'atteinte à l'intégrité de la peau
– Risque élevé d'atteinte à l'intégrité des tissus
– Risque élevé d'automutilation
– Risque élevé de déficit de volume liquidien

- Risque élevé de difficulté dans l'exercice du rôle d'aidant naturel (Risque élevé de défaillance de l'entourage dans l'exercice du rôle soignant)*
- Risque élevé de dysfonctionnement neurovasculaire périphérique
- Risque élevé de perturbation dans l'exercice du rôle parental
- Risque élevé de suffocation de syndrome d'immobilité
- Risque élevé de trauma
- Risque élevé de violence envers soi ou envers les autres
- Risque élevé d'excès nutritionnel
- Risque élevé d'infection
- Risque élevé d'intolérance à l'activité
- Risque élevé d'intoxication
- Sentiment d'impuissance
- Stratégies d'adaptation défensives
- Stratégies d'adaptation familiale efficace (potentiel de croissance)
- Stratégies d'adaptation familiale inefficaces (absence de soutien)
- Stratégies d'adaptation familiale inefficaces (soutien compromis)
- Stratégies d'adaptation individuelle inefficaces
- Syndrome de déracinement
  (Syndrome de traumatisme au changement de milieu)*
- Syndrome du traumatisme de viol
- Syndrome du traumatisme de viol : réaction mixte
- Syndrome du traumatisme de viol : réaction silencieuse
- Thermorégulation inefficace

Chapitre 15

PRINCIPAUX TEXTES LÉGISLATIFS RELATIFS À LA PRISE EN CHARGE DES MALADES MENTAUX

INTRODUCTION

Le dispositif de soins et les malades mentaux sont régis par un ensemble de textes dont nous vous présentons les principaux. Le contenu de ce chapitre n'a pas un caractère exhaustif mais permet d'attirer votre attention sur le fait que les dispositions législatives en psychiatrie présentent un double versant :

- le versant sanitaire et social;
- le versant judiciaire.

Si au siècle dernier la législation psychiatrique avait un fort caractère judiciaire, lié à une volonté de protéger l'ordre public, les textes édictés de nos jours marquent plus l'accent sur la reconnaissance de la maladie mentale et des droits des malades.

A – LA LOI DU 27 JUIN 1990

Relative aux droits et à la protection des personnes hospitalisées en raison de troubles mentaux et à leurs conditions d'hospitalisation.

L'ensemble des établissements publics de santé (hôpitaux psychiatriques du service public) et certains établissements privés (cliniques) sont régis par la loi du 27 juin 1990.
Le texte de loi prévoit l'attribution d'un statut administratif à chaque patient admis dans l'établissement concerné. Nous pouvons ainsi distinguer :
les hospitalisations libres (HL), les hospitalisations à la demande d'un tiers (HDT) et les hospitalisation d'office (HO). Ces deux derniers statuts administratifs sont aussi appelés hospitalisations sans consentement.

L'HOSPITALISATION LIBRE (HL)

C'est le mode d'hospitalisation le plus employé. Ses modalités s'apparentent aux modalités de l'hospitalisation en hôpital général. Le patient demandeur de soins est admis après accord du médecin, et a la possibilité d'interrompre l'hospitalisation dès qu'il le désire :

- avec l'accord du médecin : c'est une simple sortie administrative;
- sans l'accord du médecin : c'est une sortie contre avis médical.

Remarque : le médecin a la possibilité de demander une transformation du statut d'hospitalisation libre en hospitalisation d'office ou à la demande d'un tiers s'il l'estime nécessaire pour le patient.

L'HOSPITALISATION À LA DEMANDE D'UN TIERS (HDT) ET L'HOSPITALISATION D'OFFICE (HO)

Les articles L 326 et suivants du Code de la Santé Publique précisent les conditions de l'hospitalisation des malades mentaux sans leur consentement.

Il faut pour hospitaliser un malade sans son consentement que soient réunies trois conditions (art L 333)

- Les troubles rendent impossible le consentement;
- l'état du patient impose des soins immédiats;
- assortis d'une surveillance constante en milieu hospitalier.

Il est évident qu'il vaudra toujours mieux, et encore plus que par le passé, négocier avec le malade et éviter une procédure aussi lourde.

Selon les situations, on aura recours à l'une ou l'autre des procédures.

Hospitalisation sur demande d'un tiers (HDT)

Cette procédure remplace l'ancien Placement Volontaire (PV).

1. Les pièces suivantes doivent être réunies *avant* l'hospitalisation :
 a) une demande d'admission manuscrite rédigée par :
 - soit un membre de la famille ou de l'entourage;
 - soit une personne susceptible d'agir dans l'intérêt du patient. Il peut s'agir ici d'un soignant, à la condition qu'il n'exerce pas dans l'établissement d'accueil;

 b) *deux* certificats médicaux concordants datant de moins de 15 jours attestant que les conditions ci-dessus sont remplies :
 - le premier certificat doit émaner d'un médecin n'exerçant pas dans l'établissement d'accueil;
 - le deuxième peut éventuellement émaner d'un médecin psychiatre de l'établissement d'accueil.

2. *Le directeur de l'établissement* d'accueil a le devoir de :
 a) *vérifier* avant l'admission du malade :
 - la conformité des pièces;
 - l'identité du demandeur et du malade;

 b) puis *transmettre* aussitôt les pièces :
 - au préfet;
 - à la commission départementale des hospitalisations psychiatriques (CDHP).

3. *Une procédure exceptionnelle* permet, en cas de péril imminent pour la santé du patient, de prononcer l'admission au vu d'un seul certificat.

4. Un *psychiatre* de l'établissement d'accueil (mais pas celui qui a rédigé le deuxième certificat) doit rédiger dans les 24 heures *un nouveau certificat médical* concluant à la nécessité de maintenir ou non l'hospitalisation sur demande d'un tiers (« certificat des 24 heures »).

5. Après un délai de 12 à 15 jours, un psychiatre de l'établissement (en principe celui du §4) doit rédiger un *nouveau certificat* (« certificat de quinzaine ») :
 - précisant si les conditions d'hospitalisation sont toujours réunies;
 - et concluant à la nécessité de prolonger ou non l'HDT.

 L'hospitalisation peut alors être maintenue pour des périodes d'un mois, renouvelables à chaque fois dans les mêmes conditions.

6. L'hospitalisation prend fin :
 a) Si les certificats (§5) ne sont pas produits;
 b) Dès que les conditions de l'HDT ne sont plus réunies :
 - si un psychiatre de l'établissement produit un certificat l'attestant;
 - si le préfet l'ordonne;
 - sur requête du curateur, ou du conjoint, des ascendants, descendants, de la commission départementale.

Hospitalisation d'office (HO)

Lorsque les troubles mentaux compromettent l'ordre public ou la sûreté des personnes, le préfet peut ordonner une hospitalisation d'office (art. L. 342 sq), anciennement Placement d'Office (PO) :

- au vu d'un certificat médical;
- par un arrêté précis et motivé;
- et en cas de danger imminent, par des mesures provisoires.

Le directeur a les mêmes obligations que pour les HDT.

Les certificats médicaux doivent être produits dans les mêmes conditions que pour les HDT (24 heures, quinzaine, 1 mois).

Les arrêtés préfectoraux peuvent maintenir l'HO pour des durées de 1 mois, puis 3 mois et 6 mois, mais en l'absence de décision préfectorale, la levée de l'HO est automatique.

Des dispositions communes prévoient

- Des sorties d'essai;
- de larges possibilités de pourvoi devant le tribunal en vue d'obtenir la sortie du malade (art. L 351);
- des peines très lourdes en cas de non respect de la loi :
  - pour les directeurs d'établissement,
  - pour les médecins, y compris ceux qui auraient omis d'établir les certificats médicaux.

Commentaires et conséquences pratiques

L'esprit de la loi s'inscrit dans un mouvement européen de défense des droits de l'homme, et en particulier des malades mentaux.

Il faut signaler cependant qu'elle :

- a été votée par le Parlement malgré l'opposition pour une fois presqu'unanime des psychiatres hospitaliers;
- témoigne d'un climat de suspicion pesant sur la profession;
- et comporte des aspects libéraux, mais d'autres très sécuritaires.

En pratique :

- il est souvent très difficile de trouver deux médecins qui acceptent, surtout en urgence, de rédiger les certificats nécessaires;
- il n'y a parfois personne pour rédiger la demande d'HDT;
- la famille ou l'entourage doit emmener le malade à l'hôpital, ce qui est souvent impossible;
- le psychiatre hospitalier est pris entre deux feux, et risque de se voir attaqué par la famille pour non assistance en personne en danger;
- cela rend pratiquement impossible l'isolement nécessité par certaines pathologies (paranoïaque quérulent, anorexie mentale grave, etc.);
- les malades mentaux relevant de la loi ne pourront être gardés en hôpital général;
- l'HO est levée en l'absence de décision préfectorale (elle était auparavant maintenue en l'absence de décision);

  par contre le libre choix est maintenu :
  - un patient reste libre de demander à être soigné dans un secteur donné,
  - mais le chef de secteur peut toujours refuser de prendre en charge un patient qui ne relève pas de son secteur.

Exemples de certificats

1. 1er ou 2e certificat (le 2e doit être concordant) en vue d'une HDT :

« Je soussigné, Dr Michel HANUS, neuropsychiatre, exerçant à Paris certifie avoir examiné ce jour à la demande de son épouse Marceline née W.

M. Roland Y. né le ... à ... et demeurant à ...

Il présente un état d'agitation anxieuse en rapport, dit-il, avec l'inconduite de sa femme. Dit que celle-ci couche avec tout le quartier et me soupçonne également. Paraît sous l'emprise de l'alcool, reconnaît avoir bu un litre de vin dans la soirée.

Refuse obstinément de recevoir des soins et d'aller à l'hôpital; cependant son état impose des soins immédiats assortis d'une surveillance constante en milieu hospitalier.

Il doit donc être hospitalisé selon les termes de l'article L 333.2 du code de la Santé Publique ».

On notera que :

- il n'y a pas de diagnostic de maladie, mais seulement une énumération des symptômes;
- les propos du malade lui sont attribués tels quels;
- ce qui n'a pu être vérifié est au conditionnel;
- la conclusion reprend les termes exacts de la loi et stipule que les conditions de l'HDT sont réunies;
- variante de la conclusion... « sur demande d'un tiers, selon les termes de la loi du 28 juin 1990 ».

2. Certificat des 24 heures :

« Je soussigné, Dr Olivier LOUIS, neuropsychiatre, exerçant au CHS de X certifie avoir examiné ce jour M. Roland Y né le ... à ... et demeurant à ...

Il présente un état d'alcoolisation aiguë (taux d'alcoolémie à l'entrée 2,40 g/l) sur fond d'alcoolisme chronique attesté par son aspect clinique (polynévrite des membres inférieurs, grosses parotides) et les anomalies biologiques (gamma GT 120 UI, VGM 103 mm3).

Il est agité malgré la thérapeutique et tient des propos de jalousie délirante (sa femme couche avec tout le quartier) et persécutoire (soupçonne également le médecin qui l'a vu, etc.). Le diagnostic de délire paranoïaque de jalousie chez un alcoolique chronique est confirmé par les propos de sa femme qui décrit des conduites typiques.

Refuse les soins et le séjour à l'hôpital; cependant son état impose des soins immédiats assortis d'une surveillance constante en milieu hospitalier.

Il doit donc rester hospitalisé selon les termes de l'article L 333.2 du code de la Santé Publique ».

On notera que :

- l'observation est plus détaillée, et comporte un diagnostic;
- les termes et le raisonnement clinique sont le plus clairs possibles : le préfet n'est pas médecin...;
- il s'agit d'un paranoïaque, c'est-à-dire d'un patient qui risque de porter plainte : cet exemple a été choisi à dessein, car le certificat doit être irréprochable du point de vue légal.

3. Certificat en vue d'une HO :

« Je soussigné, Dr Michel HANUS, neuropsychiatre, exerçant à ... certifie avoir examiné ce jour à la requête de M.... officier de police judiciaire.
M. Roland Y né le 6 février 1934 à Paris et demeurant à...
qui a été trouvé sur la voie publique en état d'agitation.
Crie que sa femme couche avec tout le quartier et me soupçonne également. Paraît sous l'emprise de l'alcool, reconnaît avoir bu un litre de vin dans la soirée. Menace de me faire la peau (sic) et de tuer sa femme.
Refuse obstinément de recevoir les soins et d'aller à l'hôpital; cependant son état compromet l'ordre public et la sûreté des personnes.
Il doit donc être hospitalisé d'office selon les termes de l'article L 342 du code de la Santé Publique, dans un établissement mentionnée à l'article L 331».

On notera que :
- l'origine de la requête est précisée (un officier de police, agissant par délégation du préfet);
- de même que la dangerosité;
- la conclusion est différente.

L'hospitalisation du malade se fait sous un régime particulier, qui était celui de l'internement

1. Mode particulier d'hospitalisation psychiatrique, caractérisée par son statut administratif dans un service fermé de l'hôpital psychiatrique. Le terme d'« internement », avec ses relents d'asile ancienne manière, doit être abandonné au profit de celui d'hospitalisation sans consentement.

2. Actuellement ce type de soin ne concerne qu'environ 10 % des malades admis en CHS (8 % d'HDT, 2 % d'HO), malgré des disparités locales importantes. En effet :
- en majorité, les malades mentaux ne sont dangereux ni pour autrui ni pour eux-mêmes;
- la loi de janvier 1968 sur les incapables majeurs permet des mesures d'assistance administrative des malades mentaux sans les hospitaliser (sauvegarde de justice, tutelle ou curatelle);
- la loi actuelle, nous l'avons vu, est très contraignante. En fait, la loi de 1838 n'était pas utilisée plus souvent.

INDICATIONS DES DIFFÉRENTS MODES D'HOSPITALISATION PSYCHIATRIQUE À TEMPS COMPLET

L'hospitalisation d'un malade mental n'est jamais systématique ; son indication est guidée par

1. Des raisons d'ordre médical :
le traitement d'attaque :
- des psychoses dissociatives (groupe des schizophrénies) ;
- des psychoses maniaco-dépressives, de certaines psychoses délirantes et hallucinatoires chroniques ;
- des bouffées délirantes polymorphes ;
- de certaines névroses graves (névroses obsessionnelles, névroses de conversion, etc.) ;

ne peut être efficacement mené que sous surveillance médicale spécialisée et quotidienne, et à l'écart du milieu habituel d'existence.

2. Des impératifs d'ordre social :
a) touchant au malade :
- danger pour l'intégrité physique du sujet ;
- danger pour sa situation sociale, que sa maladie va compromettre ;
- danger pour ses biens qu'il peut dilapider à l'occasion de ses troubles ;

b) intéressant l'entourage :
- danger de certains malades mentaux ;
- réactions pathologiques envers l'entourage, ou de l'entourage vis-à-vis du malade (séquestration, abus de confiance, propagation des troubles mentaux à d'autres membres de la famille) ;
- danger moral pour les enfants malades.

La décision prise, quel mode d'hospitalisation choisir ?

1. L'HO est un cas particulier qui échappe le plus souvent à l'influence des médecins. Le malade ayant perturbé l'ordre public est conduit par le commissaire de police à l'infirmerie spéciale.

2. L'hospitalisation en HDT comporte des inconvénients certains :
- séjour dans un service fermé où se côtoient toutes sortes de malades ;
- vétusté et surcharge de beaucoup de services psychiatriques.

Il est indiqué lorsqu'il convient d'associer un traitement psychiatrique majeur à des mesures de protection administratives.

Il est donc réservé à des malades mentaux gravement atteints (psychoses essentiellement).

3. L'hospitalisation libre est la meilleure solution pour le traitement des accidents aigus des maladies graves lorsque :
   - l'accord du malade et de sa famille est acquis;
   - l'accord du médecin hospitalier est obtenu, ce qui est souvent difficile à cause du nombre restreint de lits dans ces services;
   - les réactions du malade sont compatibles avec un tel service.
4. L'hospitalisation en clinique privée a l'avantage :
   - de permettre le traitement des maladies mentales sans trouble majeur du comportement;
   - dans un cadre hôtelier souvent meilleur que celui de l'hôpital psychiatrique.
5. L'hospitalisation en services d'hôpitaux généraux a des avantages certains :
   - élimination d'un processus organique alors qu'une symptomatologie subjective est au premier plan du tableau clinique;
   - traitement des troubles mentaux en rapport avec un processus organique (épilepsie par exemple), en particulier métabolique (éthylisme);
   - mise au repos, en observation avec séparation du milieu, plus facilement acceptée que l'hospitalisation en secteur spécialisé.

   Mais dans tous les cas :

   a) L'hospitalisation, actuellement, n'est jamais une thérapeutique isolée : elle permet la mise en œuvre des psycho- et chimiothérapies.

   b) L'hospitalisation n'est jamais une mesure suffisante. Dans l'immense majorité des cas, le trouble mental n'est pas une entité anatomoclinique, c'est un syndrome qui évolue avec la personne malade et qui mérite des soins de longue durée, si l'on veut éviter le cours naturel de la plupart des troubles mentaux : les rechutes et le passage à la chronicité.

Voir chapitre : « *Les soins en psychiatrie : prise en charge du patient quelle que soit sa pathologie* ». Paragraphe « *Admissions et préparation et accompagnement du patient en vue de sa sortie* ».

Les dispositions de l'article L 326-4 prévoient l'obligation d'informer la personne soignée de ses droits dès son admission, au cours de l'hospitalisation, à chaque fois qu'elle en fait la demande.

Chaque département français doit se doter d'une Commission départementale des hospitalisations en Psychiatrie (CDHP). Son rôle est d'examiner la situation des patients hospitalisés : cette disposition entre dans le cadre du respect des libertés individuelles et de la dignité de la personne.

La Commission départementale des hospitalisations se compose :
- d'un psychiatre désigné par le Procureur général;
- d'un magistrat désigné par le Procureur général;
- de deux personnalités qualifiées désignées par le Préfet et le Président du Conseil général; dont un psychiatre et un représentant des organisations représentatives des familles de malades mentaux.

B – LOI DU 3 JANVIER 1968

Protection des biens des incapables majeurs.
Toute personne atteinte de troubles psychiques (ou physiques dans certains cas) peut se trouver dans l'incapacité de gérer son patrimoine (argent, bien immobiliers, logement..., etc.) et s'exposer à de nombreux préjudices ou malveillances.
Dans le but d'éviter de telles nuisances, le législateur a créé trois régimes de protection qui sont les suivants :
- la sauvegarde de justice qui est une mesure temporaire;
- la curatelle et la tutelle qui sont des mesures permanentes.

1. LA SAUVEGARDE DE JUSTICE

a) Sur décision du Parquet

- La demande de sauvegarde de justice est réalisée par le médecin spécialiste qui adresse un certificat au Procureur de la République.
- Elle prend effet au jour de la demande.
- Sa durée est de deux mois renouvelables, mais n'excédera pas six mois.

b) Sur décision du Juge des tutelles

La sauvegarde de justice est demandée également pour protéger le patient durant la procédure de mise en place d'une mesure permanente de protection, (une demande ne prend pas effet immédiatement et nécessite un délai de procédure pour aboutir).

La personne protégée peut effectuer tous les actes qu'elle désire. Cependant ces actes peuvent être annulés s'ils sont reconnus avoir été préjudiciables à son encontre.

Dans la pratique, cette mesure permet aux proches du malade d'effectuer des actes conservatoires, c'est-à-dire des actes utiles, permettant de maintenir le capital et les biens de la personne en sécurité.

(Exemple : effectuer une réparation dans la maison de la personne afin de prévenir de dégâts plus importants ou d'un risque d'accident).

2. LA CURATELLE

C'est un régime d'*assistance*. La personne conserve une part d'autonomie mais a besoin d'être conseillée ou contrôlée pour certains actes. Ainsi elle peut effectuer seule les actes d'administration (gestion courante) mais doit requérir l'accord du curateur (personne qui assiste le malade) pour les actes de disposition (ex. : vente d'un bien immobilier) ou pour recevoir des sommes d'argents importantes et les employer, voire se marier.

Tout comme dans la sauvegarde de justice, les actes réalisés seuls par le patient peuvent faire l'objet d'une demande d'annulation s'ils lui sont préjudiciables.

Le curateur est nommé par le juge des tutelles. Ce peut être :

- un membre de la famille (conjoint, descendant...) à condition qu'il n'y ait pas de conflit d'intérêt ou de personne avec le majeur protégé;
- une association spécialisée (UDAF, etc.) ou un gérant d'exercice privé.

Chaque année, le curateur présente les résultats de sa gestion au Juge des tutelles (instance de contrôle).

3. LA TUTELLE

C'est le régime de protection le plus fort.

Il s'agit d'un régime de *représentation :* la personne protégée ne peut effectuer aucun acte de la vie civile sans avoir reçu l'accord de son tuteur (représentant la personne). La personne protégée perd également le droit de vote et d'éligibilité.

→ l'incapacité est totale.

Le rôle du tuteur est de gérer « en bon père de famille » les biens de la personne protégée. Une rémunération en pourcentage du capital géré est attribuée chaque année au tuteur.

Le tuteur est nommé par le Juge des tutelles et peut être, comme le curateur :

- un membre de la famille;
- un professionnel (personne morale) ou une association;
- un salarié de l'établissement de soins (le préposé de l'hôpital) où est soignée la personne. Dans ce dernier cas, les actes réalisés par le tuteur sont limités à une gestion courante. L'accord du Juge des tutelles est donc nécessaire pour réaliser un acte de disposition.

Le tuteur rend compte de sa gestion chaque année au juge des tutelles.

Remarque : Il n'existe aucune nécessité de faire correspondre un statut administratif (HL, HDT, HO) avec un régime de protection prévu par la loi du 3 janvier 1968. Ce sont uniquement les troubles de la personne qui sont pris en compte.

Aussi un patient hospitalisé en HL peut faire l'objet d'une procédure de mise sous tutelle. Une autre personne en hospitalisation d'office peut être exempte de tout régime de protection.

Les personnes souffrant de psychoses (schizophrénie, état maniaque ou mélancolique), de troubles neuropsychiatriques (états démentiels), d'arriération mentale, voire de certaines névroses graves peuvent faire l'objet d'une demande de protection.

On assiste actuellement à une augmentation considérable du nombre des mesures de protection : de 1990 à 1994, le nombre des mises sous curatelle a pratiquement doublé (de 11 000 à 20 600/an).

C – LA RESPONSABILITÉ DU MALADE MENTAL

En matière de responsabilité, le problème consiste à déterminer si une personne agissant sous l'emprise d'un trouble mental et/ou causant à autrui un préjudice, a obligation de réparer sa faute ou bien de subir une peine d'amende ou de prison. La réponse du législateur distingue la responsabilité civile de la responsabilité pénale.

Le malade mental est responsable civilement des actes qu'il réalise lorsqu'il a atteint sa majorité : selon l'article 489-2 du Code civil : « Celui qui a causé un dommage à autrui alors qu'il était sous l'empire d'un trouble mental, n'en est pas moins obligé à réparation ».

En revanche, au regard des dispositions prévues par l'article 122-1 du nouveau Code pénal : « N'est pas pénalement responsable la personne qui était atteinte, au moment des faits, d'un trouble psychique ou neuropsychique ayant aboli son discernement ou le contrôle de ses actes. La personne qui était atteinte, au moment des faits, d'un trouble psychique ou neuropsychique ayant altéré son discernement ou entravé le contrôle de ses actes demeure punissable; toutefois, la juridiction tient compte de cette circonstance lorsqu'elle détermine la peine et en fixe le régime ».

Santé publique L 348 : « La responsabilité pénale n'est pas retenue si la personne a entièrement perdu le contrôle de ses actes. Dans l'hypothèse où la perte de contrôle des actes n'apparaît que partielle, la personne peut être condamnée ».

Lorsque le verdict de la juridiction accorde l'irresponsabilité pénale de la personne, mais que cette dernière reste néanmoins dangereuse pour la sûreté des personnes ou l'ordre public, une information est envoyée au préfet qui, à son tour, établit une demande d'hospitalisation d'office (HO). Voir Loi du 27 juin 1990.

D – LOI DU 30 JUIN 1975

Loi d'orientation en faveur des personnes handicapées
Les dispositions prévues par la loi du 30 juin 1975 régissent le fonctionnement de deux commissions : la COTOREP et la CDES.

LA COTOREP (Source : *Législation psychiatrique,* R. Goumilloux, 2e édition, Masson.)

Ou Commission Technique d'Orientation et de Reclassement Professionnel

La COTOREP est composée de 20 membres titulaires et de 20 membres suppléants dont un conseiller général, le directeur départemental de l'action sanitaire et sociale (DDASS) et le directeur du travail.

La COTOREP est divisée en deux sections de 10 membres chacune.

1re SECTION

Elle est présidée par le directeur du travail et ses attributions sont les suivantes :

- attribution ou non de la **reconnaissance de travailleur handicapé;**
- classe le travailleur handicapé dans une catégorie relative à ses capacités professionnelles;
- propose une **orientation professionnelle** :
  - reclassement en milieu de travail différent,
  - réadaptation,
  - rééducation,
  - formation professionnelle,
  - atelier protégé,
  - centre de distribution de travail à domicile,
  - centre d'aide par le travail (CAT);
- attribution d'une **prime de reclassement** après rééducation;
- donner un avis favorable à un **prêt d'honneur** pour un travailleur handicapé envisageant d'exercer une profession indépendante;
- autoriser un employeur à réaliser un **abattement** sur le salaire du travailleur handicapé en raison d'un **rendement diminué.**

2e SECTION

Elle est présidée par le DDASS; ses attributions sont les suivantes :

- apprécier le **taux d'invalidité** des personnes;
- attribution de l'**Allocation aux Adultes Handicapés** (AAH).

Cette allocations est versée aux personnes :
- de nationalité française (ou bien étrangère si le pays a signé un accord de réciprocité avec la France),
- résidentes en France ou dans les départements d'outre-mer,
- âgées de plus de 18 ans (16 ans si elles ne sont plus à la charge des parents),
- ne percevant pas une autre allocation d'un montant supérieur à celui de l'AAH. Si cette allocation est d'un montant inférieur, il peut être attribué une allocation complétant la différence,
- avoir des ressources inférieures au plafond fixé chaque année,
- être reconnu par la COTOREP invalide à 80 % au minimum,
- l'allocation est attribuée pour une durée minimum d'un an et maximum de 10 ans,
- l'AAH donne accès à l'ouverture des droits à la Sécurité sociale;

- attribution de l'**allocation compensatrice** (pour aide d'une tierce personne ou pour les grands infirmes travailleurs);
- attribution de l'**allocation logement** aux personnes invalides à moins de 80 % ou dans l'impossibilité de trouver un emploi à cause de leur handicap ou bien pour les personnes ayant un handicapé à charge;
- **orientation** vers un établissement ou un service spécialisé : (maison d'accueil spécialisée (MAS) ou centre d'aide par le travail (CAT);
- attribution de la **carte d'invalidité.** Cette carte est délivrée par la DDASS après accord de la COTOREP.

  Cette carte est délivrée aux personnes reconnues invalides à au moins 80 % :
  - les mentions : « cécité, canne blanche ou station debout pénible » peuvent être ajoutées,
  - exonère de la vignette automobile si l'une des trois mentions, citées ci-dessus, est présente, si la personne handicapée est atteinte de surdité ou nécessite une aide pour ses déplacements,
  - exonère de la redevance télévision,
  - exonère des impôts sur le revenu,
  - donne priorité aux places réservées dans les transports en commun,
  - donne la gratuité du billet pour un accompagnateur dans les transports en commun si la mention « cécité » est mentionnée.

LA CDES

Ou Commission d'Éducation Spéciale est composée de 12 membres titulaires et 12 membres suppléants nommés pour trois ans par le préfet.

Deux commissions composent la CDES : la commission de l'enseignement préscolaire et élémentaire et la commission de l'enseignement secondaire;

leurs attributions sont les suivantes :

- orienter l'enfant :
  - vers une classe de cycle traditionnel,
  - un enseignement de soutien,

  - une classe spéciale,
  - un établissement spécialisé;
- attribuer des aides financières :
  - l'allocation d'éducation spéciale.

    Cette allocation est versée sans condition de ressources préalables, ni conditions de nationalité jusqu'à l'âge de 20 ans. En revanche, la personne qui perçoit l'allocation doit résider en France et avoir la charge réelle de l'enfant. L'enfant doit avoir une incapacité reconnue à 80 % au minimum (ou située entre 50 et 80 % si l'enfant est placé dans un établissement d'éducation spéciale; suit sa scolarité dans un établissement traditionnel; s'il est simplement chez ses parents, si les soins sont prescrits en ambulatoire).

    C'est en fait le mode de paiement de l'allocation qui varie selon que l'enfant est en semi-internat ou en internat.

    Un complément d'allocation est versé si l'enfant nécessite l'intervention d'une tierce personne (reconnue par la CDES) ou dans l'hypothèse où certains frais requis pour l'enfant n'étaient pas remboursés par la Sécurité sociale (ex. appareillages);
- donne son avis en ce qui concerne l'attribution d'une bourse pour un enseignement d'appoint;
- les décisions de la CDES peuvent être révisées dans une période de 1 à 5 ans.

E – LOI DU 31 DÉCEMBRE 1970 (J.O. du 2 et 3 janvier 1971)

Lutte contre la toxicomanie.

Les dispositions contenues dans ce texte distinguent l'usage des produits stupéfiants du trafic qui peut en être fait.

L'USAGE

L'usage de produit stupéfiant est puni par la loi d'une peine de prison de deux mois à un an et/ou d'une amende de 500 francs à 5 000 francs.

L'autorité judiciaire a également la possibilité d'enjoindre l'usager de stupéfiant de se faire soigner par le biais d'une cure de désintoxication ou d'une simple surveillance médicale.

La DDASS qui a reçu le signalement d'un toxicomane doit faire procéder à une enquête sur la vie familiale, sociale et professionnelle de l'individu afin « d'informer l'autorité judiciaire de la situation médicale et sociale de l'individu ».

Le toxicomane est tenu d'adresser à la DDASS un certificat médical précisant : le nom de l'établissement, le nom du médecin, la durée des soins et les modalités de prise charge (temps plein, temps partiel, soins en ambulatoire). Un certificat doit également être fourni à la fin des soins.

L'acceptation des soins empêche l'autorité judiciaire d'agir pénalement pour l'usage de stupéfiants si la cure est menée à terme.

Les poursuites peuvent être maintenues pour des actes de nuisance liés à l'usage des stupéfiants (vol, agression, etc.).

Dans l'hypothèse où le malade interrompt ses soins, le directeur de l'établissement ou le médecin responsable doit en informer immédiatement la DDASS qui préviendra à son tour l'autorité judiciaire qui pourra engager des poursuites.

Le texte prévoit également des mesures sanitaires.

Le toxicomane peut être lui-même demandeur de soins. Cette situation lui donne la possibilité d'être soigné anonymement (hospitalisation sous « x »), et lui confère la gratuité des soins (pris en charge par la DDASS).

Le toxicomane peut demander un certificat médical à la fin de la prise en charge. Ce certificat lui permet d'éviter des poursuites pour usage illicite de produits toxiques. Le certificat devra préciser le nom de la personne, la date, la durée, le lieu de prise en charge et la raison du traitement. Le certificat ne pourra être présenté comme faire valoir qu'une seule fois.

LE TRAFIC

La production, le transport, la détention, le commerce, l'achat de stupéfiants est puni d'une peine de prison de 2 ans à 10 ans et/ou d'une amende de 5 000 à 50 000 francs.

La loi prévoit également des sanctions à l'encontre de certains professionnels (médecins, pharmaciens) qui dérogeraient à la législation sur les stupéfiants.

Il sera également prononcé :

- une expulsion du territoire français si la personne appréhendée est étrangère. Cette expulsion est définitive en cas de trafic et de deux à cinq ans dans les autres situations;
- la fermeture d'un établissement recevant du public, si la complicité de l'exploitant est reconnue.

Remarque : Le rôle de l'autorité judiciaire est présent au regard des dispositions de cette loi. Nous pouvons toutefois noter que le toxicomane est avant tout considéré comme malade avant d'être « hors la loi ». Il y a donc bien une distinction entre l'usager et le trafiquant.

F – TRAITEMENT DE SUBSTITUTION

Depuis la circulaire DGS/SP3/95 n° 29 du 31 mars 1995, il est possible de fournir aux héroïnomanes un traitement de substitution : on utilise un produit qui a des effets opiacés, mais pour lequel la dépendance est moindre. C'est un traitement d'entretien *(maintenance)*, qui fait partie de la politique de réduction des risques, notamment face à l'infection par le VIH. Ce sont des stupéfiants (prescription sur carnet à souches), qui sont pris par voie orale, soit au « centre méthadone », soit en pharmacie.

Deux produits peuvent être utilisés :

- la méthadone : la prescription initiale est réservée à un médecin exerçant en centre de soins agréé, mais le relais peut être pris par un médecin choisi par le patient; la durée de prescription ne peut excéder 8 jours;
- le Subutex®: tout médecin peut le prescrire. L'ordonnance comporte notamment la voie d'administration (sub-linguale), la dose (8 mg/j en moyenne) et le nom de la pharmacie. La durée de prescription ne peut excéder 28 jours.

Comme toujours en psychiatrie, le médicament ne suffit pas. Il faut en particulier :

- négocier le traitement avec le patient, qui doit en accepter les contraintes;
- contrôler les prises (devant l'infirmière ou le pharmacien) et les urines (le toxicomane ne doit plus prendre d'héroïne), au moins au début;
- assurer un suivi médical : la réussite est liée au fait de prescrire des doses suffisantes, et de passer suffisamment de temps avec le patient;
- intégrer le traitement dans un programme de réhabilitation psycho-sociale.

Au bout de quelques mois, la socialisation est meilleure, la consommation de toxiques se réduit (80 % d'abstinence à 6 mois). Le risque d'infection par le VIH se réduit donc en proportion.

G – LOI DU 20 AVRIL 1954 CONCERNANT LES ALCOOLIQUES DANGEREUX

La loi du 10 avril 1954 prévoit un certain nombre de dispositions (signalement, procédure, orientation vers un centre de soins spécialisés) afin de permettre à la personne alcoolique de se soigner. Ce texte est devenu inapplicable car le dispositif de soins qui devait être développé ne l'a pas été suffisamment pour répondre aux besoins.

Les services de psychiatrie ont pallié ce manque, soutenus par les dispositions du Placement d'office (PO), (devenu aujourd'hui Hospitalisation d'Office avec la loi du 27 juin 1990), de la loi du 30 juin 1838.

Ce texte a néanmoins présenté l'avantage de reconnaître en tant que malade, la personne souffrant d'alcoolisme.

INDEX

Photocomposition : **SCM**, Toulouse